Donna Fisher

GESUND OHNE E-SMOG

NEUE STRATEGIEN ZUM SCHUTZ VOR DER LAUTLOSEN GEFAHR

Donna Fisher
Gesund ohne E-Smog
Neue Strategien zum Schutz vor der lautlosen Gefahr

Deutsche Erstausgabe, 2012

Deutsche Übersetzung: Nina Hawranke
Umschlaggestaltung: Gabriel Reinert
Layout: Inna Kralovyetts
Druck: Westkreuz-Druckerei Ahrens KG Berlin/Bonn

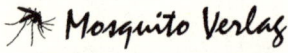

www.mosquito-verlag.de

© Copyright 2012 für die deutschsprachige Ausgabe
bei Mosquito Verlag Ltd & Co KG, Immenstadt

Titel der Originalausgabe: „Dirty electricity and elektromagnetic
radiation. Understanding electromagnetic energy."
© Copyright 2011 by Donna Fisher
Published by arrangment with Joshua Books, Queensland, Australia

Nachdrucke oder Kopien dieses Buchs, auch auszugsweise,
nur mit schriftlicher Genehmigung des Verlags.

ISBN 978-3928963-06-8

Dieses Buch ist den zahlreichen Wissenschaftlern gewidmet, die in ihrem Streben danach, der Menschheit zu helfen, unermüdlich geforscht haben. Die Geschichte zeigt, dass gerade besonders mutige Menschen – beispielsweise Wissenschaftler oder Ingenieure in Bereichen, in denen etablierte Ansichten gestürzt werden – oftmals geächtet und diffamiert werden.

Die vorliegenden Informationen verbreiten zu können, ist eine Erfahrung, für die ich überaus dankbar bin. Ich habe das Privileg genossen, dass sich einige Forscher dieser Bereiche Zeit für meine beharrlichen Fragen genommen und mir Antworten geliefert haben – wobei ihre Antworten durchaus weitere Fragen aufwerfen. Ich hoffe, den Bemühungen dieser Personen gerecht geworden zu sein.

Inhalt

Danksagung 9
Einführung 10
Die unterschwellige Bedrohung ist endlich enthüllt 10

Kapitel 1: Elektrizität und Krankheit 17
Krebscluster 20
Minderung der EMF-Belastung 21
Das Bindeglied zum Rauchen 22
Ursache und Wirkung 23
Eine andere Seite der Elektrizität 24
Extrem hohe elektromagnetische Strahlung 27

Kapitel 2: Krebs und schmutzige Elektrizität 33
La Quinta Middle School: Eine wegweisende
 Krebscluster-Studie 34
Eine australische Schule 39

Kapitel 3: Das fehlende Bindeglied 42
Die Messung von schmutziger Elektrizität 44
Eine kanadische Studie 47
Was die Verwendung von Filtern bewirkt 48
Spontane Fehlgeburten 49
Multiple Sklerose in Remission? 53

Kapitel 4: Typ-3-Diabetes 57

Kapitel 5: Schmutzige Elektrizität und Brustkrebs 61
Computer und Kinder 64
Risikobereiche 65
Die zahlreichen Formen von Strahlung 67
Neue Verfahren zum Aufspüren von Brustkrebs 69
Welche Folgen Unwissenheit im Hinblick
 auf Strahlung hat 70

Kapitel 6: Die drahtlose Revolution 76
Internationale Bewegung 80
Mobiltelefone 85
Alternativen zu Drahtlosgeräten 89
Kinderschutz in Russland 90
Dr. Robert C. Kane über Mobiltelefone 93
Schnurlos-Telefone 94

Drahtlose intelligente Stromzähler ... 96
Ein juristischer Präzedenzfall ... 98
Ganzkörper-Bildgebung an Flughäfen ... 99
Das Verschwinden von Vögeln und Bienen ... 99
Die Verschlechterung der Volksgesundheit ... 103
Einige Lösungen im Fokus ... 104
Internationale Autorität in Sachen Krebs – Mai 2011 ... 106
WLAN-Verweigerungsformular: Einführung ... 108

Kapitel 7: Autismus ... 127
Autismus und Schwermetalle ... 130
Impfstoffe ... 131
Schmutzige Elektrizität und Schwermetalle ... 133
Vorsichtsmaßnahmen ergreifen ... 134
Drahtlose Babysprechanlagen ... 134
Plötzlicher Kindstod/SIDS und EMF ... 136
Autismus ... 141
Zu Ehren des verstorbenen Robert C. Kane, PhD ... 143
Für jeden Bereich das richtige Instrument ... 151
Achten Sie auf elektromagnetische Strahlung
  in Ihrem Umfeld ... 152

Kapitel 8: Gene kontra Umwelt ... 155
Funkwellen und Lungenkrebs ... 158
Die Melanom-Verbindung ... 159
Alzheimer ... 161
Die heutige Welt ... 162
EMF-Auswirkungen auf Zellen und DNS ... 164

Kapitel 9: Was Sie tun können ... 170
Gutachten ... 174
Das elektromagnetische Spektrum ... 178

Kapitel 10: Bereinigung der Elektrizität ... 181
Solartechnik und Windenergieanlagen ... 184
Wegweiser ... 185
Gesundheitsschädigende Wirkungen ... 186
Ein neues Stromnetz ... 190
Ermutigende Signale ... 191

Nachwort **198**
    Die wissenschaftliche Beweislage ist
    absolut überzeugend 203
    Weiterführende Untersuchungen 204
    Nicht invasive Behandlungsmethoden –
    der Weg der Zukunft 205
    Nicht invasive elektromagnetische Energie 205
    Leiden/Krankheiten 205
    Warnung 207
    Verbesserte Lösungen 208
    Krebs 217
    Hirnkrebs 222
    Brustkrebs 224
    Die Zukunft 230

Anhang A: Rechtsauskunft an die Energieindustrie **234**

Anhang B: Schmutzige Elektrizität – eine Vertiefung **236**
    Das G/S-Messgerät 239

Anhang C: Wie sauber ist unsere Beleuchtung? **240**

Glossar **246**

Literaturverzeichnis **250**

Über die Autorin **254**

Danksagung

Mein aufrichtiger Dank gilt James Alward. Ohne seine Unterstützung und seinen Zuspruch wäre mein erstes Buch „Silent Fields:The Growing Cancer Cluster Story:When Electricity Kills" niemals veröffentlicht worden. Dieses Buch zu schreiben, das zahlreichen Menschen hilft, war eine anspruchsvolle Aufgabe. Auch danke ich ihm dafür, dass ich über ihn Geoff Robin kennen gelernt habe, der durch seine Dienste ebenfalls maßgeblich zur Fertigstellung von „Silent Fields" beigetragen hat. Vielen Dank an James Alward auch dafür, dass er mir ein Refugium zum Verfassen von „More Silent Fields" zur Verfügung gestellt hat.

Zudem möchte ich meinen drei Kindern danken, aus deren Mienen stets der Stolz darüber strahlt, dass ich ihre Mutter bin. Sie unterstützen meine durchaus provokante Recherchearbeit unentwegt, und das hilft mir, diesen schwierigen Weg fortzusetzen, den gehen zu dürfen ich mich geehrt fühle. Wann immer ich meine Kinder mit kleineren Aufgaben wie dem Erledigen von Einkauf, Kochen oder Post betraue, damit ich meine Forschungen nicht unterbrechen muss, beweisen sie durch ihre Unterstützung, dass sie intuitiv erfassen, welch Hilfe dies nicht nur für mich, sondern auch für viele andere darstellt.

Mein Dank erstreckt sich darüber hinaus auf die zahlreichen Menschen aus allen Lebensbereichen, die mir ihrerseits für meine Bücher danken und durch die ich immer wieder Inspiration erfahre. Ich lerne so einiges aus ihren traurigen Geschichten, von denen es nicht eben wenige gibt.

Außerdem möchte ich den Mitgliedern der gemeinnützigen Organisation DIRTY ELECTRICITY AND DISEASE Incorporated dafür danken, dass sie die Seuche, um die es sich bei der schmutzigen Elektrizität handelt, ins öffentliche Licht rücken. Die unerschütterliche, treue Rückendeckung der Mitglieder dieser Organisation animiert mich dazu, mich meinerseits stärker in die Öffentlichkeit zu wagen.

Einführung
Die unterschwellige Bedrohung ist endlich enthüllt

Im November 2009 wurde eine bahnbrechende Studie veröffentlicht, die sich mit der Geschichte der Elektrifizierung der USA befasst. Medizinprofessor Dr. Samuel Milham, Master of Public Health (MPH) und ehemals leitender Epidemiologe des Washington State Health Department untersuchte die Elektrifizierung von 48 US-Bundesstaaten und verglich den städtischen Bevölkerungsteil, der mit Elektrizität lebte, mit dem ohne Elektrizität lebenden ländlichen. Dabei stellte er fest, dass *die meisten Zivilisationskrankheiten des 20. Jahrhunderts – darunter Krebs, Herz-Kreislauf-Erkrankungen, Diabetes und Selbstmord – ihre Ursache in Feldern haben, die von elektrischen Leitungen ausgestrahlt werden.*

Milham gibt an, dass sich die Auswirkungen der Elektrifizierung auf Gesundheit und Sterblichkeit so schleichend und allumfassend eingestellt hätten, dass sie praktisch unbemerkt geblieben und die mit ihr einhergehenden gravierenden Erkrankungen letztlich als „normal" angesehen worden seien. „*Es mutet schier unglaublich an*", so Milham, „*dass eine derart drastische Veränderung in der Sterblichkeitsrate noch immer ein Rätsel darstellt, und das über 70 Jahre, nachdem erstmals darüber berichtet, und 40 Jahre, nachdem diesem Sachverhalt endlich Beachtung geschenkt wurde.*" Daten, die dies belegen, liegen seit 1930 vor, doch niemand ist der Möglichkeit nachgegangen, dass die Elektrifizierung die Ursache sein könnte.

Milham berichtet zudem, dass die Sterblichkeit durch Krebs, Herz-Kreislauf-Erkrankungen, Diabetes und Selbstmord – die sogenannten Zivilisationskrankheiten – seit 1900 ganz allmählich angestiegen sei. Dies steht in scharfem Kontrast zur graduellen Abnahme der allgemeinen Sterblichkeitsrate, in der sich die zunehmende Kontrolle von Infektionskrankheiten widerspiegelt.

Seit dem Jahr 1900 sind Herzerkrankungen die Todesursache Nummer eins in den USA – mit Ausnahme des Jahrs 1918, dem Jahr der großen Grippeepidemie.[1] Zudem verweist Milham auf eine gemeindebasierte epidemiologische Studie, die Mitte der 1980er Jahre im indischen Neu-Delhi sowie in einer 50 Kilometer entfernten ländlichen Region durchgeführt wurde. Untersucht wurde, ob städtische und ländliche Regionen unterschiedlich stark von koronarer Herzkrankheit betroffen sind und ob es Unterschiede im Hinblick auf die Risikofaktoren gibt.[2] Die Rate war bei der städtischen Bevölkerung dreimal so hoch wie bei der ländlichen, und dies obwohl die Landbewohner vermehrt rauchten sowie mehr Kalorien und gesättigte Fette zu sich nahmen. Ein Großteil der Risikofaktoren, die Herz-Kreislauf-Erkrankungen begünstigen, traten bei den Stadtbewohnern zwei- bis dreimal häufiger auf. Die elektrische Erschließung der untersuchten ländlichen Region ist noch immer nicht abgeschlossen.

Während seiner Zeit beim Washington State Department of Health führte Milham 2001 gemeinsam mit E. M. Ossiander eine Studie durch, in der die Geschichte der Elektrifizierung Großbritanniens und der USA untersucht wurde. Sie gelangten zu dem Schluss, dass sich der Höhepunkt im Auftreten von Leukämie im Kindesalter mit der Elektrifizierung der Wohngebiete deckt: 75 Prozent aller Fälle von akuter lymphatischer Leukämie (ALL) bei Kindern und 60 Prozent aller übrigen Fälle von Leukämie bei Kindern könnten somit verhindert werden. (Bereits 1957 wurde berichtet [Court-Brown und Doll], dass in den 1920er und 1930er Jahren in Großbritannien und den USA eine neue Leukämie-Ursache aufgetreten sei.)

Im Rahmen seiner bahnbrechenden Studie bemerkte Milham durch Sichtung wichtiger Statistiken aus den 1930er und 1940er Jahren, dass ein unmittelbarer Zusammenhang bestand zwischen der Elektrifizierung von Wohnarealen und der Sterblichkeitsrate durch diverse, bei Erwachsenen auftretenden Krebsarten, darunter Brustkrebs bei Frauen.[3] *Im Jahr 1930 lag die Zahl der Todesfälle durch Krebs in städtischen Gebieten um 58,8 Prozent höher als in ländlichen Gebieten, in denen es keine Elektrizität gab.*

Die Mortalitätsrate im Hinblick auf den Großteil der untersuchten Ursachen in ländlichen Regionen hing maßgeblich davon ab, wie stark die jeweiligen Wohngebiete durch den Staat elektrisch erschlossen worden waren.[4]

Die Amish in Holmes County, Ohio, sind die größte Amish-Gemeinde der Welt. Eine Gruppe des Ohio State University Medical Center hat jüngst eine Studie durchgeführt mit dem Titel „Low cancer incidence rates in Ohio Amish" [Niedrige Krebs-Inzidenzrate bei den Amish in Ohio].[5] Die Studie kommt zu dem Schluss, dass Krebs bei den Amish in Ohio vergleichsweise selten vorkommt, und den Daten, auf die sie sich stützt, ist zu entnehmen, dass sich dies nicht allein durch Tabakabstinenz und andere Faktoren erklären lässt. Die Amish, vor allem die Old Order Amish (OOA), leben ohne Elektrizität. An der Wende zum 20. Jahrhundert, als so gut wie alle US-amerikanischen Städte elektrifiziert wurden, betrug die durchschnittliche Lebenserwartung der US-amerikanischen städtischen Bevölkerung nicht einmal 50 Jahre. Die Lebenserwartung der Amish hingegen beträgt im Schnitt 70 Jahre, und dies hat sich seit 1890 nicht geändert.

Die ohne Elektrizität lebenden Amish in den USA und Kanada weisen ein Erkrankungs- und Morbiditätsmuster ähnlich dem der US-amerikanischen Landbevölkerung im frühen 20. Jahrhundert auf, die ebenfalls ohne Elektrizität lebte. Wie bei den frühen amerikanischen Landbewohnern ist auch bei den Amish die Rate an Krebs, Herz-Kreislauf-Erkrankungen und Selbstmord relativ niedrig. Und wie bei den US-amerikanischen Landbewohnern der 1940er Jahre war auch bei den männlichen Amish der 1970er Jahre die Sterblichkeit durch Krebs und Herz-Kreislauf-Erkrankungen überaus gering.[6] Zudem wiesen die untersuchten Amish eine niedrigere Brustkrebs- und Prostatakrebsrate auf.[7] Berichtet wurde auch, dass die Amish vergleichsweise selten von Alzheimer betroffen seien.

Eine kinderärztliche Gemeinschaftspraxis in Jasper, Indiana, die über 800 Amish-Familien betreut, hat bislang nicht bei einem einzigen Kind die Diagnose Aufmerksamkeitsdefizit-Hyperaktivitätsstörung (ADHS) gestellt. Milham sagt, dass Kinder durch schmutzige Elektrizität „aufgeputscht" würden. Auch Kinderfettleibigkeit kommt bei den Amish praktisch nicht vor.[8] Diabetes Typ II tritt bei den Amish nur etwa halb so häufig auf wie bei der nichtamischen US-Bevölkerung, wohingegen sich bei der Adipositas-Prävalenzrate kaum Unterschiede zeigen.

Mit Unterstützung der Aschkenasim-Juden wurde eine Studie durchgeführt, die sich mit durch Mutation der BRCA1- und BRCA2-Gene ausgelösten hereditären Mamma- und Ovarialkarzinomen befasste.[9] Die finnische Bevölkerung unterstützte eine Studie, in der das durch Mutation des MLH1-Gens verursachte hereditäre nichtpolypöse Kolonkarzinom (HNPCC) untersucht wurde. Keine der beiden genannten Gruppen hat sich jedoch die einzigartige Lebensweise bewahrt, die den Amish eigen ist, denn im Gegensatz zu den Amish hat sich keine von beiden nach der industriellen Revolution vom Rest der Bevölkerung abgesondert.

Unser Gehirn, unser Herz und die Billionen Zellen in unserem Körper sind darauf angewiesen, natürlich erzeugte elektrische und elektromagnetische Signale aussenden und empfangen zu können. Es ist ungemein wichtig, dass dieser Prozess weder verändert noch gestört wird. Die Herzfunktion ist davon abhängig, dass die inneren elektrischen Signale ununterbrochen übermittelt werden. Wenn die empfindlichen elektrischen Signale im Gehirn gestört werden, kann dies zu Depression führen, die wiederum Selbstmord nach sich ziehen kann. Millionen Menschen könnten feststellen, dass schmutzige Elektrizität die grundlegende Ursache ihres „Diabetes" ist und sie nicht länger „zuckerkrank" sind, wenn diese Ursache erst einmal behoben ist.

Mit dem Aufkommen der Elektrizität gegen Ende des 19. Jahrhunderts ging eine neue Lebensweise einher, die es uns inzwischen ermöglicht, 24-Stunden-Tage inmitten von künstlichem Licht und künstlich erzeugten elektromagnetischen Feldern zu leben. Mit dieser drastisch gewandelten neuen Lebensweise hielt auch eine neue Seuche Einzug – eine stille, unsichtbare Seuche –, die sich schließlich über den gesamten Planeten ausbreitete und viele der sogenannten Zivilisationskrankheiten mit sich brachte, die heute flächendeckend anzutreffen sind. Schmutzige Elektrizität ist eine Seuche der Gegenwart, die zu Beginn des 20. Jahrhunderts einsetzte und 100 Jahre lang praktisch unerkannt blieb. Im Vergleich zu ihr werden sich die Plagen der Vergangenheit wie auch andere, noch heute wütende Seuchen einst blass ausnehmen. Aufgrund der Übertragungsweise von Strom hat es schmutzige Elektrizität quasi von der Geburtsstunde der Elektrizität an gegeben.[10]

Das vergangene Jahrhundert hätte uns eigentlich aufgrund verbesserter Hygienemaßnahmen und der Fortschritte in der Medizin gesünder machen sollen, doch stattdessen sind wir zu einer Zivilisation verkommen, in der sich zahlreiche unterschiedliche Krankheiten entwickelt haben. Millionen sind an Krebs gestorben oder leben mit Krebs. Schmutzige Elektrizität stellt eine Seuche der Gegenwart dar, und wir dürfen sie nicht länger ignorieren und abtun und uns ihr ungeschützt aussetzen, ebenso wenig wie anderen künstlichen elektromagnetischen Feldern, die unser persönliches Umfeld unablässig durchdringen.

Endnoten

1. Elwardt, H. A., ND, PhD: „Let's Stop the No. 1 Killer of Americans Today. A Natural Approach to Preventing & Reversing Heart Disease". Author House, 2006. Anmerkung: Der Herzinfarkt ist nur eine von vielen Herz-Kreislauf-Erkrankungen. Zu den Herz-Kreislauf-Erkrankungen zählen auch: Arteriosklerose, koronare Herzkrankheit (KHK), plötzlicher Herztod (PHT), Stauungsinsuffizienz, Herzklappenerkrankungen, angeborene Herzfehler, Herzmuskel-Erkrankungen (Kardiomyopathie), Herzbeutel-Erkrankungen, Aortenaneurysma, Marfan-Syndrom, Karotisarterien-Erkrankungen, Gefäßerkrankungen, periphere arterielle Verschlusskrankheit (pAVK), Nierenarterien-Krankheit, Raynaud-Krankheit, Buerger-Krankheit, periphere Venenkrankheit, Krampfadern, tiefe Venenthrombose (TVT), Lungenembolie und Schlaganfall.
2. Chadna, S. L., Gopinath, N., Shekhawat, S.: „Urban-rural difference in the prevalence of coronary heart disease and its risk factors", Bull World Health Org. 1997, 75(1):31-8.
3. Milham, S.: „Dirty Electricity – Electrification and The Diseases of Civilization", iUniverse Publishing, 2010, S. 54.
4. Milham, S. xiii.
5. Westman et al.: „Low cancer incidence rates in Ohio Amish", Cancer Causes Control 2010, DOI: 10.1007/S10552-009-9435-7.
6. Hamman, R. F., Barancik, J. J., Lilienfeld, A. M.: „Patterns of mortality in the Old Order Amish", Am J. Epidemiol. 1981, 114(6):345-61.

7. Katz, M., Ferketich, A., Harley, A. et al.: „Cancer screening among Amish adults" (2000), in 29th Annual meeting of the American Society of Preventive Oncology 2005, San Francisco, Kalifornien.
8. Ruff, 2005.
9. Struewing, J., Abeliovich, D., Peretz, T. et al.: „The carrier frequency of the BRCA1 185DELag mutations in approximately 1 percent in Ashkenazi Jewish individuals", Nat. Genet. 1995, 11:198-200; Neuhausen, S., Gilewski, T., Norton, L. et al.: „Recurrent BRCA2 617delT mutations in Ashkenazi Jewish women affected by breast cancer", Nat. Genet. 1996, 13:126-128; Tonin, P., Weber, B., Offit, K. et al.: „Frequency of recurrent BRCA1 and BRCA2 mutations in Ashkenazi Jewish breast cancer families", Nat. Med. 1996, 2:1179-1183.
10. In den ersten Stromgeneratoren und elektrischen Motoren wurden Kommutatoren, Kohlebürsten und Spaltringe verwendet. Dadurch kam es zu Hochfrequenzspannungs-Transienten im erzeugten und abgegebenen 50/60-Hz-Strom.

Kapitel 1

Elektrizität und Krankheit

Im Rahmen meiner Kampagne für eine saubere Elektrizität stoße ich weiterhin tagtäglich auf Konflikte und Herausforderungen. Die Prämisse, dass stille, unsichtbare elektromagnetische Felder (EMFs), die von Elektrizität ausgehen, töten oder zumindest sehr krank machen können, hat so manchen schockiert. Doch viele Menschen, die bislang keine Ursache für ihre Erkrankung haben ausmachen können, erfahren endlich Linderung, wenn sie diesen durch Elektrizität generierten Feldern nicht länger in dem Maße ausgesetzt sind wie zuvor.

Fallgeschichte Nr. 1

Eine 66-jährige Dame, die grundsätzlich bei guter Gesundheit war, litt seit neun Jahren täglich unter lähmenden Kopfschmerzen und gelegentlichen Schwindelanfällen. Der neurologische Befund war unauffällig, und Computertomographie, Kernspintomographie und Elektroenzephalogramm ergaben ebenfalls normale Werte.

In einer auf chronische Schmerzen spezialisierten Klinik erhielt die Patientin narkotische Analgetika; die Diagnose lautete „Primary Pain Disorder" [Primärschmerz-Störung]. Eine mögliche Ursache konnte nicht festgestellt werden. Ermittelt wurde lediglich, dass die Patientin sechsmal täglich eine elektrische Zahnbürste verwendete, um ihre immer schlechter werdenden Zähne gründlich zu reinigen. Eine Gaussmeter-Analyse ergab, dass von der Zahnbürste ein ungewöhnlich hoher EMF-Wert (≥ 200 mG) ausging. Nachdem die Patientin die Zahnbürste sechs Wochen lang nicht benutzt hatte, klangen ihre Kopfschmerzen ab, und mit einiger Unterstützung konnte sie auch ihre Abhängigkeit von den verschreibungspflichtigen Analgetika rasch überwinden.

Fallgeschichte Nr. 2

Eine 33-jährige Frau, die sich eine große Familie wünschte, erlebte sechs Fehlgeburten in Folge. Nach zwei unkomplizierten Schwangerschaften mit Vaginalgeburt war die Patientin umgezogen, woraufhin sie drei Fehlgeburten während des ersten Trimenons erfuhr.

Sie wurde mehrmals von ihrem Hausarzt untersucht, sowie von einem Gynäkologen, einem Infertilitätsspezialisten, und ebenso in einer Klinikabteilung für Fortpflanzungsmedizin. Sie durchlief diverse Behandlungen, unter anderem mit Clomifen, Human-Choriongonadotropin-Injektionen, Progesteron und in Form von Beratungsgesprächen. Dennoch erlitt sie erneut drei Fehlgeburten, dieses Mal im zweiten Trimenon. Laut ihrer Fallgeschichte war der einzige Faktor, der sich seit den beiden erfolgreich verlaufenen Schwangerschaften geändert hatte, der Umstand, dass sie nun im Kellergeschoss ihres neuen Domizils als Schneiderin arbeitete und sich somit sechs Stunden täglich in Räumlichkeiten mit niedriger Decke und Leuchtstofflampen aufhielt.

Mittels eines Gaussmeters stellte die Frau bei angeschalteten Leuchtstoffröhren in Kopfhöhe ihres Arbeitsplatzes einen erhöhten EMF-Wert fest ($\geq$ 104 mG). Auch im Umfeld ihrer Nähmaschine war der EMF-Wert erhöht (~ 180 mG). Die Frau folgte dem Rat, die elektromagnetische Strahlung (EMR) zu minimieren, indem sie keine Leuchtstofflampen mehr benutzte und den Gebrauch der Nähmaschine einschränkte. Prompt wurde sie schwanger und trug das Kind auch aus.

Fallgeschichte Nr. 3

Ein 17-jähriger Junge litt seit drei Jahren an intrusiven Gedanken religiösen Inhalts. Der Junge glaubte, unverzeihliche Sünden begangen zu haben, und war überzeugt davon, dass der Teufel ihn zur Hölle zu schicken drohte. Der Jugendliche entwickelte nicht nur immer stärkere Symptome einer Depression, sondern zeigte sich auch zunehmend aggressiv gegenüber seinen Eltern. Die erklärtermaßen religiösen Eltern brachten ihren Sohn zu einer religiösen Beratungsstelle, jedoch ohne Erfolg. Die psychiatrische Diagnose umfasste den Befund, dass unter anderem eine Denkstörung vorliege. Psychopharmaka brachten die Symptome nicht unter Kontrolle, zogen aber zahlreiche Nebenwirkungen nach sich.

Eine Expositionsanalyse ergab einen extrem hohen Gauss-Wert (≥ 200 mG) am Kopfende vom Bett des Jungen, da sich die Stromzufuhr zum Haus unmittelbar neben seinem Zimmer und seinem Bett befand. Der Junge bezog ein anderes Zimmer, und alle übrigen EMF-Quellen wurden reduziert.

Nach zwölf Wochen befielen ihn die intrusiven Gedanken schon deutlich seltener, die affektive Symptomatik schwand, er nahm keine Medikamente mehr, und die Eltern gaben an, dass ihr Sohn nun ein freundlicher, motivierter Junge sei. Eine episodische Symptomverschlimmerung sollte noch erfolgen, und zwar unmittelbar nachdem der Junge vier Stunden lang im Computerraum einer Highschool im Internet gesurft hatte; doch die Symptome klangen ab, als er 72 Stunden lang bewusst elektromagnetische Felder mied.

EMFs beeinflussen unsere Neurochemie auf tief greifende Weise. Als der inzwischen verstorbene Dr. Neil Cherry noch außerordentlicher Professor an der Lincoln University in Neuseeland war, besuchte er Forschungskliniken weltweit und trug alle vorhandenen Daten zusammen. Er kam zu dem Schluss, dass EMFs die Melatonin-/Serotonin-Homöostase unseres Gehirns stören, die von wesentlicher Bedeutung für unsere körperliche, geistige und emotionale Gesundheit ist.

**

EMFs beeinflussen unsere Neurochemie auf tief greifende Weise. Als der inzwischen verstorbene Dr. Neil Cherry noch außerordentlicher Professor an der Lincoln University in Neuseeland war, besuchte er Forschungskliniken weltweit und trug alle vorhandenen Daten zusammen. Er kam zu dem Schluss, dass EMFs die Melatonin-/Serotonin-Homöostase unseres Gehirns stören, die von wesentlicher Bedeutung für unsere körperliche, geistige und emotionale Gesundheit ist.

Krebscluster

Auch nach Veröffentlichung meines ersten Buches „Silent Fields: The Growing Cancer Cluster Story: When Electricity Kills" ging mir das gehäufte Auftreten von Brustkrebs nicht aus dem Kopf, während ich weiterhin den oftmals steinigen Weg meiner Überzeugung beschritt, dass elektromagnetische Strahlung und unser elektrisches Umfeld allgemein erheblich zum drastischen Anstieg von Brustkrebs beitragen und der Grund für die hohe Brustkrebsstatistik sind.

Beim Fernsehsender ABC TV im australischen Toowong, einem Stadtteil von Brisbane, erkrankten 17 – inzwischen 18 – Frauen an Brustkrebs. Die lückenhafte Untersuchung dieses Brustkrebsclusters ließ mich zur Feder greifen und in „Silent Fields" erklären, weshalb sich bei diesen Frauen, die sich in einem räumlich sehr begrenzten Arbeitsumfeld bewegten, Brustkrebs entwickelte. Das vorliegende zweite Buch nun entspringt meiner Bestürzung darüber, dass die Erklärung, es handele sich bei der zunehmenden Zahl an Krebsclustern schlicht um „Zufall", noch immer Bestand hat! Sofern nicht die eigentliche Ursache von Krebsclustern bekämpft wird, werden solche Brustkrebscluster bedauerlicherweise auch weiterhin auftreten.

Ende November 2008 gab Professor David Roder, Leiter der Abteilung Research and Information Science des Cancer Council SA (South Australia), einen Bericht heraus, in dem es um die Untersuchung des Brustkrebsclusters im Women's and Children's Hospital im australischen Adelaide ging.

Anlass zur Sorge gab die Entbindungs- und Neugeborenenstation der Klinik. Inkubatoren können äußerst intensive EMFs ausstrahlen – ein Themenfeld, das für die Krebsforschung nach wie vor von Interesse ist. Nicht nur die Säuglinge, sondern auch das Pflegepersonal kann dieser EMF-Belastung ausgesetzt sein.

Die Zahl der von Professor Roder nachgewiesenen Fälle überstieg die Zahl, die für eine Belegschaft dieses Umfangs als normal gilt, um neun Erkrankungen. Er folgerte jedoch, dass die erhöhte Zahl ein willkürliches Ereignis darstelle und der erhöhten Fallzahl keine umfeldbedingte Ursache zu Grunde liege. Eine solche

Folgerung aber ist schlicht nicht gut genug, wenn das Leben so vieler Menschen auf dem Spiel steht. Im Jahr 2008 bestanden allein in den USA 108 Brustkrebscluster, und die Zahl der Cluster in Australien steigt stetig.

Erklärungen wie „willkürlich" und „Zufall" werden bei Weitem zu häufig geäußert in einem Zeitalter, in dem Bewusstsein und Integrität eigentlich willige Verbündete der Wissenschaft sein sollten, wenn es darum geht, die zunehmend umfangreicher werdende Krebscluster-Geschichte zu behandeln. Nicht nur die Felder von Starkstromleitungen sind bedenklich: ebenso Besorgnis erregend sind die elektrischen Leitungen in Häusern und Wohnungen, am Arbeitsplatz, in Schulen und in Krankenhäusern.

Minderung der EMF-Belastung

Stellen Sie sich ein schutzloses leukämiekrankes oder soeben genesenes Kind – oder einen beliebigen anderen Krebskranken – vor, und malen Sie sich aus, wie der Patient im Krankenhaus sowohl im Wachzustand als auch während des heilsamen Schlafs in hohem Maße den stillen EMFs ausgesetzt ist, die von medizinischen Geräten und elektrischen Leitungen ausgehen.

Oder stellen Sie sich ein Kind in der Schule vor oder einen Erwachsenen, der viele Stunden an seinem Arbeitsplatz verbringt. Sowohl Kind als auch Arbeitnehmer sind in erheblichem Maße stillen EMFs ausgesetzt, bedingt durch die Leuchtstofflampen und Stromkabel der jeweils unter ihnen liegenden Etage. Halten Sie sich auch Menschen vor Augen, in deren Heim der Zählerkasten direkt auf der anderen Seite der Schlafzimmerwand hängt oder die nahe dem Kopfende ihres Betts elektrische Geräte stehen haben. Auch eine Leuchtreklame unmittelbar vor der eigenen Wohnung oder dem Schlafzimmerfenster kann einen hohen EMF-Wert bedingen.

Die EMF-Belastung zu mindern, sollte eine Lebensart werden, denn die Exposition gegenüber diesen stillen Feldern erweist sich im Verbund mit anderen toxischen Faktoren als tödlicher Cocktail.

Auf eine Studie aus dem Jahr 2006 hin riefen Wissenschaftler, die sich seit Jahrzehnten besorgt gezeigt hatten, zu einer Senkung der EMF-Expositionsgrenzen auf. Eine Analyse von 65 Studien ergab, dass toxische Faktoren in Verbindung mit den stillen Feldern *noch schädlicher* wirken als ohne diese Felder.

Nehmen wir beispielsweise eine Friseurin, die einen Großteil des Tages mit chemischen Stoffen – unter denen auch giftige sein mögen – und einem Föhn hantiert. Während der Kunde sitzt, steht die Friseurin und hält den starke EMFs ausstrahlenden Föhn genau auf Brusthöhe. Schon ein Wert von nur 1,8 mG ist mit Leukämie bei Kindern in Zusammenhang gebracht worden – was mag da erst ein durchschnittlicher Föhn anrichten, der 70 mG aussendet?

Als weiteres Beispiel dafür, wie gefährlich das Zusammenwirken von EMFs und potentiell toxischen Stoffen ist, können wir eine Schwangere heranziehen, die tagtäglich stundenlang am Photokopierer oder einer Photoentwicklungsmaschine steht. Auch in diesem Fall ist die hohe Belastung durch EMFs bedenklich. Und vergessen Sie nicht die kombinierte Wirkung, die sich aus der Belastung durch diese Felder in Verbindung mit den potentiell toxischen chemischen Stoffen aus der Maschine ergibt.

Das Bindeglied zum Rauchen

Denken Sie an Raucher. Die chemischen Karzinogene im Zigarettenrauch führen zu „DNS-Brüchen", wodurch unsere wertvolle, lebensspendende DNS geschädigt wird. Eine geschädigte DNS erhöht das Krebsrisiko. Auch eine Exposition gegenüber EMFs erzeugt nachweislich DNS-Brüche.[1] Somit stellt es einen doppelten Schlag dar, beidem ausgesetzt zu sein! Zigarettenqualm und EMFs können schon jeweils für sich allein genommen die DNS schädigen, doch EMFs verstärken die toxische Wirkung von Zigaretten noch.

Im Januar 2009 fanden Wissenschaftler des Cancer Institute New South Wales heraus, dass Leukämie sowie Gehirn-, Nieren- und Augenkrebs häufig bei Kindern vorkommen, deren Mutter während der Schwangerschaft geraucht hat. Damit stellten sie erstmals eine direkte Verbindung zwischen Rauchen und Krebs her. (Das Institut nahm alle in New South Wales verzeichneten Geburten zwischen 1994 und 2005 und zog entsprechende Verbindungen zu den im selben Zeitraum gemeldeten Fällen von Krebs bei Kindern.)

Obwohl schon lange davon abgeraten wird, während der Schwangerschaft zu rauchen, haben Wissenschafter nie zuvor eine direkte Verbindung zu Krebs herstellen können. Ich hoffe, dass es nicht Jahrzehnte dauern wird, bis auch die Einsicht, dass man sich während der Schwangerschaft nicht unmittelbar EMFs aussetzen sollte, eine allgemein bekannte Tatsache ist. Zudem täten Frauen gut daran, während der Schwangerschaft kein Mobiltelefon zu verwenden.

Ursache und Wirkung

Als das California Department of Health Services 2002 einen Bericht herausgab, räumten Rechtsberater von Stromkonzernen weltweit ein, dass die Haltung der Energieindustrie sich wandeln müsse. Der Rechtsbeistand der Energieindustrie war der Ansicht, es sei „juristisch nicht ratsam", die pauschale Stellungnahme abzugeben, dass zwischen EMFs und Krankheiten keine Ursache-Wirkung-Beziehung bestehe.[2]

Die Russen schützen ihre Bevölkerung schon seit den 1950er Jahren vor EMFs, und die schwedische Regierung ergriff in den 1990er Jahren entsprechende Maßnahmen. Dänemark, Italien, die Schweiz, Israel, die Niederlande und Slowenien sind ebenfalls dabei, Maßnahmen umzusetzen.

Wissenschaftlich werden EMFs als „Extremely Low Frequency Electromagnetic Fields" (ELF-EMF) oder zu Deutsch als „niederfrequente elektromagnetische Felder" bezeichnet. Im Juni 2007 entschied die Weltgesundheitsorganisation, es sei angemessen und berechtigt, die Belastung durch von elektrischem Strom ausgehenden EMFs zu mindern, unter der Voraussetzung, dass der gesundheitliche, gesellschaftliche und wirtschaftliche Nutzen von elektrischer Energie dabei nicht gefährdet werde. Die Aussage bezieht sich auf die (in mG gemessene) Magnetfeldkomponente elektromagnetischer Felder, die von einem 50/60-Hz-Stromnetz generiert werden. Dies war Schwerpunkt meines ersten Buches „Silent Fields" und soll auch der Fokus dieses Kapitels sein.

Leider wird es Jahrzehnte dauern, bis diese Informationen in alle Regionen der Welt vorgedrungen sind.

Eine andere Seite der Elektrizität

Damit wollen wir uns nun einer anderen Facette der Elektrizität zuwenden, die in unserem Leben weit gefährlicher und verbreiteter ist. Schmutzige Elektrizität – ein weiteres Nebenprodukt der Stromerzeugung – ist ein unsichtbares und unerwünschtes Attribut, das auf ein schlecht gewartetes, längst überlastetes Stromnetz zurückzuführen ist.

Der Erste, der vor diesen Feldern warnte, war Dr. Robert O. Becker (der aufgrund seiner Erforschung der heilenden Eigenschaften dieser Felder zweimal für den Nobelpreis nominiert wurde). Becker glaubte, dass die zunehmende Verbreitung elektromagnetischer Felder eine größere Gefahr darstelle als die globale Erwärmung. Die von Elektrizität ausgehenden elektromagnetischen Felder beunruhigten ihn so sehr, dass er 1990 schrieb:

> „Es ist durchaus möglich, dass eine Dauerbelastung durch diese Felder maßgeblich zur Entstehung von Krebs beiträgt. Dies stimmt mit den jüngsten Daten überein, die darauf verweisen, dass bestimmte Krebstypen seit 1975 erheblich häufiger auftreten. Laut Dr. Samuel Epstein vom University of Chicago Medical Center:
>
> - haben Lymphome, Myelome und Melanome um 100 Prozent,
> - Brustkrebs um 31 Prozent,
> - Nierenkrebs um 142 Prozent,
> - und Darmkrebs um 63 Prozent zugenommen."[3]

Alarmierend ist, dass akute lymphatische Leukämie (ALL) bei Kindern zwischen 1973 und 1990 bei Jungen wie Mädchen um 27 Prozent zugenommen hat; inzwischen ist die Rate bei Jungen zurückgegangen, während sie bei Mädchen weiterhin steigt. Gehirnkrebs hat zwischen 1973 und 1994 um knapp 40 Prozent zugenommen. Die Zahl von Gehirn- und anderen Tumoren im Nervensystem von Kindern ist zwischen 1973 und 1996 um über 25 Prozent gestiegen.[4]

Da ein derart drastischer Anstieg der Krebsfälle seit 1975 überaus bedeutsam ist, fragte ich mich, was zu dieser Situation geführt haben mochte. Ein äußerst wichtiges Ereignis, das unsere Welt maßgeblich beeinflusst hat, trat Anfang der 1970er Jahre ein.

Während des Ölembargos 1973 sahen sich Gerätehersteller gezwungen, möglichst Energie sparende Produkte zu konzipieren. Eine Methode bestand darin, die Geräte von kontinuierlich fließendem auf intermittierenden Strom umzustellen. Leider führte dies zu einer Überlastung elektrischer Leitungen, wodurch in den späten 1970er sowie den 1980er Jahren zahlreiche Gebäude in Flammen aufgingen. Der überschüssige Strom in den Leitungen, die für eine solch hohe Ladung nicht ausgelegt waren, löste Brände aus. Dieser Wandel in der Fließart – von einem kontinuierlichen hin zu einem intermittierenden elektrischen Strom – brachte etwas Bezeichnendes mit sich.

Zwar gibt es schmutzige Elektrizität bereits seit der ersten Stunde der Elektrizität, doch nach besagtem Wandel wurde sie *en masse* erzeugt. Das führte dazu, dass die Menschen ihr nun in sehr viel höherem Maße ausgesetzt waren. Schmutzige Elektrizität ist nicht bezweckte, unerwünschte Hochfrequenzstrahlung (Radiowellen), die an potentiell allen elektrischen Leitungen sowohl in als auch außerhalb von Gebäuden entlangfließt. Diese Radiowellen durchdringen unseren Körper und schaden ihm. Schmutzige Elektrizität wird auch als Transienten oder transiente EMFs bezeichnet.

Neben dieser Entdeckung hatte ich das Glück, mich mit vielen führenden Spezialisten des Forschungsbereichs schmutzige Elektrizität austauschen zu können. Dabei erfuhr ich, dass diese Elektrizität eine weit heimtückischere Bedrohung darstellt, als ich angenommen hatte. Dank meiner kontinuierlich fortgesetzten Recherche kann ich inzwischen besser als früher nachvollziehen, weshalb Brustkrebs seit Aufkommen von Computern derart drastisch zugenommen hat.

Einen Abend vor der fälligen Abgabe meines ursprünglichen Manuskripts an meinen Verleger stieß ich bei Microwave News auf einen frisch geposteten Artikel,[5] in dem es um acht Frauen ging, die im Gebäude für Literaturwissenschaft der University of California am Standort San Diego (UCSD) arbeiteten. Alle acht Frauen waren zwischen 2000 und 2006 an Brustkrebs erkrankt. Cedric Garland, ein Epidemiologe der UCSD, berichtete, dass allein die Zahl der Brustkrebsfälle bedeutend höher sei, als dass man noch von Zufall sprechen könne. Garland merkte in seinem Bericht an, dass das Risiko des Personals im Literaturwissenschaftsgebäude, an invasivem Brustkrebs zu erkranken, offenbar vier- bis fünfmal höher sei als das Risiko der übrigen kalifornischen Bevölkerung. In seinem Bericht vom Juni 2008 an UCSD-Kanzlerin und Chemieprofessorin Marye Anne Fox richtete Garland sein besonderes Augenmerk auf die mögliche Rolle von EMFs, vor allem von „Transienten" – schmutziger Elektrizität –, die von den Aufzugsmotoren im Gebäude ausgingen.

Abschließend sei gesagt, dass die Zeit einfach reif ist für dieses Thema. Wie Shakespeare so treffend sagte: „Die Wahrheit ist eine Tochter der Zeit." Daher werde ich mich auch weiterhin in möglichst schlichten Worten darum bemühen, dass diesem Thema Beachtung geschenkt wird, und auf eine krankheitsfreie Welt hinarbeiten, in der ethisches Verhalten bei der Untersuchung von Krebsclustern Vorrang hat und Krankheitsprävention an erster Stelle steht.

Endnoten

1. Lai und Singh, O'Neill, Svedenstal, Rudiger, Schar.
2. Die vollständige Empfehlung der Anwaltskanzlei Watson and Renner aus Washington DC an die Stromversorger weltweit finden Sie in Anhang A. Die private, vertrauliche Empfehlung wurde auf legale Weise erworben.
3. Becker, R., S. 215.
4. Lantz, S., S. 43.
5. Es wurde auch über eine Hand voll weiterer Krebsarten berichtet, darunter Eierstock- und Speicheldrüsenkrebs; vgl. Louis Slesin, www.microwavenews.com.

Helens Geschichte

Extrem hohe elektromagnetische Strahlung

Könnten Sie eigentlich sagen, wie hoch die elektromagnetische Strahlung (EMR) in Ihrem Wohnumfeld ist? Und könnten Sie etwas damit anfangen, wenn ich Ihnen mitteilte, dass der Wert tagsüber zwei mG nicht überschreiten sollte? Vermutlich nicht, doch lassen Sie mich diese Aussage in einen Zusammenhang bringen.

Wenn der im Wohnumfeld gemessene Wert auf nur vier mG steigt, zeigen sich erste Krankheitsbilder. So nimmt das Leukämierisiko für Kinder ab vier mG zu. Zwischen sechs und zwölf mG wird der Melatoninspiegel so stark beeinflusst (Melatonin ist ein Hormon), dass Brustkrebszellen sich nicht mehr regenerieren können.

Doch vorab ein paar Worte über mich. Nachdem wir 2002 geheiratet hatten, zogen mein Mann und ich in ein altes viktorianisches Haus in Flemington. Wir führen ein gesundes Leben, sind Vegetarier und trinken und rauchen nicht. Zudem habe ich mich eingehend mit sehr alternativen Gesundheitsbereichen befasst, und so überraschte es mich, als ich mit einem Mal merkwürdige Symptome entwickelte.

Zunächst verstand ich nicht, weshalb ich ständig müde war. Ich schob es auf die Hochzeitsvorbereitungen und den Umstand, dass ich zehn Jahre Schichtarbeit hinter mir hatte. Eines Samstagnachmittags versuchte ich es mit einem Nickerchen, doch es gelang mir nicht, tief einzuschlafen. Stattdessen glitt ich in einen traumartigen Zustand ab, der eine Mischung aus Wachen und Schlafen war. Im Jahr 2004 begann ich, Baubiologie zu studieren, wenngleich nicht, um meine Probleme zu lösen – deren Ursache hatte ich ironischerweise noch nicht ermittelt. Ich erfuhr ein wenig über EMR, ein Thema, dem ich mich erst 2005 zuwandte.

Was ich an Informationen in Erfahrung brachte, behielt ich im Hinterkopf.

In dieser Zeit kam es immer wieder zu kleineren Vorkommnissen, die mir die richtige Richtung wiesen. So bekam ich beispielsweise recht häufig einen elektrostatischen Schlag, und als ich mich Ende 2004 in einem Kleinstadt-Motel einquartierte und mit angeschalteter Heizdecke ins Bett legte, hatte ich das Gefühl, als bekäme mein gesamter Körper einen Schlag.

Irgendwann wurde mir bewusst, dass an meinem Arbeitsplatz keinen Meter von meinem Rücken entfernt zwei Computer standen. Zwischen mir und den Geräten, die in meine Richtung wiesen, befand sich nur eine dünne Trennwand. Wenige Meter entfernt lag ein Raum, in dem eine Reihe von etwa 60 Kofferradios stand, die vor sich hin summten. Zu dieser Zeit litt ich an seltsamen Kopfschmerzen, die mit Benommenheit einhergingen, und dabei war ich nie der Typ Mensch gewesen, der Kopfschmerzen hatte. Meine ständige Müdigkeit machte mich launisch und brachte Stimmungsschwankungen mit sich, sehr zum Leidwesen meines geplagten Mannes, der sich fragte, was nur aus seiner gelassenen, beherrschten Frau geworden war.

Zu dieser Zeit wünschten wir uns auch ein Kind. Medizinische Tests ergaben, dass eine Schwangerschaft so gut wie gewährleistet sei, doch ich wurde einfach nicht schwanger. Wir suchten Hilfe bei mehreren natürlichen Methoden zur Förderung der Fruchtbarkeit, und tatsächlich – es klappte! Allerdings währte unsere Freude nicht lange, denn Anfang 2005 – zehn Wochen zu früh – erlitt ich eine Fehlgeburt. Wie ich später erfuhr, war auch dies eine Folge der hohen EMR-Belastung.

Mitte 2005 begann ich mit der Elektrobiologie-Komponente meines Kurses. Mit meiner Gesundheit ging es zusehends bergab. Ich hatte starke Gelenkschmerzen, Tinnitus, Herzrasen und mehr. Meine Fähigkeit, in Zusammenhängen zu denken, nahm immer weiter ab, und ich bin mir sicher, dass ich nicht eben leicht zu ertragen war. Doch die neue Komponente nun erwies sich als Geschenk des Himmels, denn durch sie ging mir auf, was all diese merkwürdigen Symptome und bizarren Verhaltensweisen auslöste.

Kurz zuvor hatte ich das erste Stück meiner Messausrüstung erworben: ein Messgerät, mit dem ich die Stärke der EMR bestimmen konnte, die von Elektrohaushaltsgeräten und Kraftfeldern ausgeht. Ich testete das Gerät überall im College, um ein Gefühl dafür zu bekommen, was es konnte, ehe ich es zu Hause ausprobierte.

Als ich es zu Hause einschaltete, riss ich die Augen auf. Das kann nicht sein, dachte ich, hier stimmt doch etwas nicht. Ich eilte mit dem Gerät durchs ganze Haus, doch der Wert von zwölf mG blieb stabil an jenem Samstagnachmittag. In den folgenden Wochen fügten sich die einzelnen Teile zusammen: die Müdigkeit, die geistige Labilität, die Gelenkschmerzen usw.

Ich war so elektrosensibel (ES) geworden, dass ich schon Herz-stechen bekam, wenn ich nur unter der Citylink-Mautbrücke (Melbourne, Australien) hindurchfuhr, und diese Schmerzen hielten noch bis zu fünf Stunden lang an. Das Mautbrückensystem funktioniert, ähnlich einem Mobiltelefon, auf Basis von Mikrowellenenergie.

Nach drei Jahren des Suchens hatte ich die Übeltäter endlich ausfindig gemacht: zwei Strommasten, von denen ungewöhnlich intensive Felder ausgingen, die bis in mein Haus drangen. Bei den Feldern handelte es sich um 50-Hz-Magnetfelder, wobei es allerdings noch viele weitere EMR-Arten gibt.

Leider ist es nicht leicht, sich vor Magnetfeldern abzuschirmen, doch nachdem wir eine Menge Geld und Mühe in die Renovierung gesteckt hatten, wollten wir das Haus ungern aufgeben. Also begann ich, zahlreiche Geräte und Methoden auszuprobieren und zu testen, um den Großteil meiner Symptome zumindest zu lindern. Ich experimentierte mit einer Kombination aus Apparaturen, Techniken und Nahrungsergänzungsmitteln, und dieser Prozess ist bis heute nicht abgeschlossen.

Durch meine Recherche erfuhr ich, dass mit den meisten Arten von EMR-Feldern eine Komponente einhergeht, die oft als „schmutzige Elektrizität" bezeichnet wird. Als ich die schmutzige Elektrizität in meinem Haus maß, stellte ich die höchsten Werte in der Nähe von Haushalts- und anderen Elektrogeräten fest. Ich verwende Elektrogeräte nur begrenzt, jedoch im gesamten Haus, und aufgrund der hohen Strahlung, die von den Strommasten in unser Heim drang, lag das Maß an schmutziger Elektrizität im Haus im toxischen Bereich.

Um der Strahlung entgegenzuwirken, verwendete ich G/S-Filter. Die Filter sind speziell dafür konzipiert, die toxische Belastung zu mindern, die Stromleitungen, Kabel und Elektrogräte in Form von schmutziger Elektrizität ins Haus bringen.

Als Erstes stellte ich fest, wie ruhig sich mein Körper plötzlich innerlich anfühlte. Aufgrund der intensiven Magnetfelder, die bis dahin immerzu durch meinen Körper geströmt waren, waren meine Muskeln wie verspannt gewesen, und häufig bin ich nachts aufgewacht und habe gespürt, wie mein Körper, bedingt durch die Elektrizität, regelrecht vibriert hat. Nun da die Verspannung – die sich mit der Zeit normal angefühlt hatte – verschwunden war, spürte ich, wie mich Ruhe überkam. Ich schlief besser, und auch die Gelenkschmerzen, die recht beeinträchtigend geworden waren, klangen ab. Später erfuhr ich, dass EMR durch das Knochenmark fließt und dabei Entzündungen hervorruft und Kalziumionenbindungen zerstört.

Zudem besserte sich meine Fähigkeit, in logischen Zusammenhängen zu denken. EMR und schmutzige Elektrizität haben einen tendenziell störenden Effekt auf Geist und Gehirn, was überaus lähmend wirken kann. Es ist schwer, anderen begreiflich zu machen, was in einem geschieht, wenn man nach außen hin normal erscheint – obwohl man Schwierigkeiten hat, einen verständlichen Satz hervorzubringen, weil der Geist keinen solchen zusammensetzen kann, auch wenn ihm die einzelnen Wörter bekannt sind. Und auch an der korrekten Aussprache hapert es.

Interessanterweise litt auch meine Hündin Brigette, ein 40 Kilogramm schwerer Briard, unter den Magnetfeldern und der schmutzigen Elektrizität. Jedes Mittel, das ich an mir testete, probierte ich auch an ihr aus. Als ich die Filter installierte, war Brigette acht Jahre alt und konnte aufgrund starker Beinschmerzen kaum einmal um den Block laufen. Um kein falsches Bild entstehen zu lassen: Wir kümmern uns gut um das Tier, und Brigette bekommt hauptsächlich frisches Fleisch vom Schlachter sowie rohes Biogemüse zu fressen. Brigette reagierte recht rasch auf die Filter, und bald schon lief sie wieder mehrere Kilometer pro Tag mit mir.

Ich war überrascht und begriff, dass sich das wenig bekannte Phänomen der schmutzigen Elektrizität unzweifelhaft auf den Körper von Mensch und Tier auswirkt, wenngleich dies von vielen Medizinexperten, Wissenschaftlern und – allen voran – den Energieversorgern nicht anerkannt wird.

Seitdem habe ich zahlreiche Domizile auf schmutzige Elektrizität hin untersucht, und bislang habe ich noch keines gefunden, in dem ein für die Gesundheit optimaler Wert herrscht.

Heute, im Jahr 2009, ist meine Gesundheit so weit wiederhergestellt, dass ich geistig wie körperlich einigermaßen normal funktioniere – dank G/S-Filtern und Rohkostdiät.

> Unter den gegebenen Umständen kann ich meine Gesundheit nur auf diese Weise aufrechterhalten, obwohl es so eigentlich nicht sein sollte.

„Jüngste Forschungsergebnisse weisen darauf hin, dass so gut wie alle im 20. Jahrhundert entstandenen Seuchen der Menschheit – wie die weit verbreitete akute lymphatische Leukämie bei Kindern, Brustkrebs bei Frauen, maligne Melanome und Asthma – auf einen Aspekt zurückgeführt werden können, der mit unserer Verwendung von Elektrizität einhergeht. Es ist dringend notwendig, dass Regierungen wie auch jeder Einzelne Maßnahmen ergreift, um sowohl die kollektive als auch die persönliche EMF-Belastung zu senken."

Medizinprofessor Samuel Milham, MD, MPH, Washington State Department of Health, USA, 2008

„Die im 20. Jahrhundert aufgekommene Epidemie der sogenannten Zivilisationskrankheiten – darunter Herz-Kreislauf-Erkrankungen, Krebs, Diabetes und Selbstmord – wurde durch die Elektrifizierung und nicht etwa durch unsere Lebensweise ausgelöst. Ein Großteil dieser Erkrankungen könnte daher verhindert werden."

Medizinprofessor Samuel Milham, MD, MPH, Washington State Department of Health, USA: „Historical evidence that electrification caused the 20th century epidemic of diseases of civilization", 2009

„Es ist durchaus möglich, dass eine Dauerbelastung durch diese Felder maßgeblich zur Entstehung von Krebs beiträgt."

Dr. Robert O. Becker, der zweimal für den Nobelpreis nominiert wurde, 1990

Kapitel 2

Krebs und schmutzige Elektrizität

Als zwei hoch qualifizierte führende Experten auf ihrem Gebiet aus Sorge um die Menschen ihren Ruhestand aufgaben, kamen neue Informationen ans Licht, die gewichtig genug waren, einen Paradigmenwechsel einzuleiten. Einige Lehrer der La Quinta Middle School in Kalifornien hatten eine größere Zahl von Krebserkrankungen gemeldet und mehrmals ein Gutachten unter Mitwirken besagter Experten gefordert. Obwohl die kommunale Schulverwaltungsbehörde die Ersuche abgelehnt hatte, lud die Lehrerin Gayle Cohen die beiden nach dem Unterricht in die Schule ein, um die elektrische Belastung messen zu lassen, was die beiden auf eigene Kosten auch taten.

Die beiden Forscher gaben ihren Befund an den Schulbezirksvorsteher weiter. Der drohte den beiden hoch angesehenen Doktoren daraufhin mit einer Klage wegen „unbefugten Eindringens", und die Lehrerin erhielt eine schriftliche Verwarnung. Dabei hatten die beiden mutigen Männer ehrenvolle Absichten und verfügten über eindrucksvolle Referenzen. Milham, der den renommierten Ramazzini Award gewonnen und mehr als 100 Krebscluster untersucht hat, war der Erste, der im Jahr 1982 die erhöhte Leukämierate bei Arbeitern, die EMFs ausgesetzt waren, mit eben diesen Feldern in Verbindung brachte. L. Lloyd Morgan, BS, ist Elektroingenieur und ein engagierter Pionier auf dem Gebiet der Erforschung von Hirntumoren, die mit EMFs in Zusammenhang stehen. Darüber hinaus war Morgan Direktor des Central Brain Tumour Registry der USA, des US-amerikanischen Zentralregisters für Hirntumoren.

Die Lehrer reagierten ihrerseits mit einer Beschwerde an die kalifornische Abteilung der Arbeitsschutzbehörde Occupational

Safety and Health Administration (OSHA). Das führte dazu, dass schließlich auch das California Department of Health Services, das kalifornische Gesundheitsministerium, eingeschaltet wurde. Das Ministerium erfasste die Magnetfelder (in mG) sowie die schmutzige Elektrizität (in G) in der Schule und lieferte damit die für die La-Quinta-Studie notwendigen Expositionsdaten. Durch das beherzte Handeln dieser Personen sowie die Auswertung der Daten wurde das fehlende Bindeglied einmal mehr für plausibel befunden.

Eine Studie von 1994, bei der kanadische und französische Beschäftigte von Elektrizitätswerken untersucht wurden, wartete mit einem viel versprechenden Indiz für die Karzinogenität von Transienten auf. Die vom Energieunternehmen Hydro Quebec geförderte Studie ergab ein 15-fach erhöhtes Lungenkrebsrisiko bei Arbeitern, die gepulsten Hochfrequenzfeldern ausgesetzt waren, wobei die Zahl der Erkrankungen zunahm, je höher die Dosis ausfiel. Derart hohe Risikoquoten finden sich fast nie in Studien, in denen Magnetfelder (mG) als Messgröße herangezogen werden. Die Ergebnisse kamen unabhängig von den Rauchgewohnheiten der Arbeiter zu Stande. Bedauerlicherweise beschlagnahmte Hydro Quebec die Daten und ließ das Positronen-Messgerät verschwinden,1 mit dem die Belastung gemessen worden war, sodass die Studie weder wiederholt werden noch eine Nachuntersuchung erfolgen konnte.2 (Werden die Frequenzen gepulst oder moduliert, scheinen sie bioaktiver zu werden.) Das fehlende Bindeglied – schmutzige Elektrizität – wurde als höchst störend empfunden, zum einen aufgrund der Auswirkungen auf Gesellschaft und Energieunternehmen und zum anderen wegen der Implikationen in Hinblick auf Krebs und die Zunahme von Krankheiten.

La Quinta Middle School: Eine wegweisende Krebscluster-Studie

Ausschlaggebend für die Krebscluster-Untersuchung an der La Quinta Middle School, die zu einer bahnbrechenden, 2008 veröffentlichten Studie führte, waren frühere Forschungsarbeiten über die Wirkung schmutziger Elektrizität auf die menschliche Gesundheit, durchgeführt von Dr. Magda Havas, einer außerordentlichen

Professorin an der Fakultät für Umwelt- und Ressourcenstudien der Trent University, Ontario.

Zwischen 1988 und 2005 beschäftigte die La Quinta Middle School insgesamt 137 Lehrer. Wie eine Untersuchung der 18 nachgewiesenen Krebsarten ergab, lag die Wahrscheinlichkeit, dass die Erkrankungen auf Zufall zurückzuführen waren, bei 1:10.000. Es gab fast dreimal so viele Krebsfälle wie gewöhnlich. Bei den 18 Krebsarten, die bei den 16 betroffenen Lehrern festgestellt worden waren, handelte es sich um:

- vier maligne Melanome,
- zwei Fälle von Brustkrebs bei Frauen,
- zwei Fälle von Schilddrüsenkrebs,
- zwei Fälle von Uteruskrebs,
- ein Burkitt-Lymphom (das zu den Non-Hodgkin-Lymphomen zählt),
- einen Fall von Polyzythämie,
- ein multiples Myelom,
- ein Leiomyosarkom,
- einen Fall von Darmkrebs,
- einen Fall von Bauchspeicheldrüsenkrebs
- und einen Fall von Kehlkopfkrebs.

Die Autoren kamen zu dem entscheidenden Schluss, dass die Krebsrate unter den Lehrern der Schule ungewöhnlich hoch sei und in erheblichem Maße mit schmutziger Elektrizität in Zusammenhang stehe. Die Studie wurde im renommierten American Journal of Industrial Medicine veröffentlicht. Als ich Milham fragte, weshalb darin zu lesen sei, dass die Krebsrate „in erheblichem Maße mit schmutziger Elektrizität in Zusammenhang" stehe und nicht etwa von schmutziger Elektrizität ausgelöst werde, erklärte er, dass gewisse Umstände es verböten, die Formulierung „die Krebsfälle wurden ausgelöst von" zu verwenden: der Druck komme von „oben", die Redakteure von Fachzeitschriften fänden an Wendungen wie „Krebs auslösend" keinen Gefallen. „Donna, sagen Sie jedem, der es hören will, dass Transienten Krebs auslösen", so Milhams mahnende Worte.

Die Autoren gaben an, dass es sich bei schmutziger Elektrizität um ein universales Karzinogen handeln könnte, ganz ähnlich ionisierender Strahlung, die bekanntermaßen Krebs auslöst. Studien über ionisierende Strahlung haben gezeigt, dass diese für ein verstärktes Auftreten verschiedener Krebsarten verantwortlich ist. Von Bedeutung ist, dass auch die Studie über die La Quinta Middle School ein verstärktes Auftreten verschiedener Krebsarten nachgewiesen hat.

Es sei klar ersichtlich, so Milham, dass drei Jahre an der La Quinta Middle School sowohl zeitlich als auch im Hinblick auf die Höhe der Belastung genügten, um bei Lehrern wie auch bei Schülern Krebs auszulösen.[3]

Am wichtigsten ist jedoch der Umstand, dass das Krebsrisiko an der La Quinta Middle School vergleichbar ist mit dem Lungenkrebsrisiko durch Zigarettenrauch, vor allem, da es in diesem Fall keine unbetroffene Bevölkerungsgruppe gibt.[4]

Die Autoren merkten an, dass die relativ kurze Latenzzeit bei Melanomen und Schilddrüsenkrebs darauf verweise, dass diese Krebsarten womöglich sensibler auf die Auswirkungen von Hochfrequenz-Transienten – schmutziger Elektrizität/transienten EMFs – reagierten als die übrigen innerhalb dieser Gruppe vertretenen Krebsarten. Von Interesse ist auch, dass maligne Melanome und Schilddrüsenkrebs zu den Krebsarten gehören, die in der Bevölkerung der westlichen Welt am rasantesten zunehmen.[5]

Milham hat einige Lehrer und Schüler der La Quinta Middle School auch nach dem Zeitraum des Krebsclusters im Auge behalten. Im April 2008 wurde bei drei ehemaligen Schülern, die inzwischen Mitte 20 waren, Schilddrüsenkrebs festgestellt. Eine weitere ehemalige Schülerin starb an Brustkrebs. Eine 30-jährige Frau entwickelte zwei invasive maligne Primärmelanome, und 2009 wurden ihr beide Brüste amputiert (eine vorbeugend), da in einer Brust Krebs festgestellt worden war. Noch ein Lehrer aus der Gruppe erkrankte an Polyzythämie (PV). Er litt zudem an einem Burkitt-Lymphom, an dem er starb. Milham gibt an, dass in der Lehrergruppe insgesamt zwei Fälle von PV auftraten – was etwa dem Sechzigfachen der für gewöhnlich auftretenden Fallzahl entspricht.

Wie aber sorgt schmutzige Elektrizität dafür, dass sich Krebs entwickeln kann? Milham und Morgan nehmen an, dass die schmutzige Elektrizität der Klassenzimmerverkabelung, deren Wirkung auf kapazitive Kopplung zurückgehe, elektrischen Strom durch den Körper der Lehrer habe fließen lassen. Zur Erläuterung: Jeder Mensch ist aufgrund von Erdströmen Teil eines Stromkreises. Darüber hinaus ist jeder ein Teil des Energietransfers innerhalb eines elektrischen Netzwerks, wobei der Transfer zwischen den Leitungen in Wänden, Fußböden und Decken der Gebäude stattfindet, in denen wir arbeiten oder wohnen.

Wichtig zu wissen ist, dass ein von schmutziger Elektrizität geprägtes Umfeld nicht nur Cluster derselben Krebsart, sondern auch Cluster mit einer ganzen Bandbreite an verschiedenen Arten hervorrufen kann. Dies vollzieht sich seit Jahrzehnten im Stillen. In einer Welt voller Krebs, in der die Diagnose Krebs keine Seltenheit darstellt, ist das gebündelte Auftreten dieser Erkrankung nicht einfach nur eine statistische Anomalie, die auf zusammenhanglosen Zufallserscheinungen basiert. Inzwischen ist bekannt, dass schmutzige Elektrizität sowohl Krankheitsprozesse als auch Krebscluster und -einzelfälle maßgeblich begünstigt.

Leukämie wie auch Hirntumoren spielen im Hinblick auf Elektrizität in der immer umfangreicher werdenden Krebs-Geschichte eine wesentliche Rolle. Die Studie richtet ihr Augenmerk auch auf die Elgin-Millville High School in Minnesota, an der ein Lehrer, der in einem stark durch schmutzige Elektrizität belasteten Klassenzimmer unterrichtet hatte, an Hirntumoren gestorben war. Ein Lehrer, der in einem angrenzenden Raum gearbeitet hatte, starb an Leukämie. Beide Krebsarten finden sich häufig in der Geschichte der schmutzigen Elektrizität. Für die Studien werden deshalb Lehrer herangezogen, da sie normalerweise in einem jeweils ähnlichen Arbeitsumfeld anzutreffen sind. Das Muster sich häufender Krebserkrankungen an der La Quinta Middle School deckt sich mit dem, das im Rahmen einer umfangreichen Studie ermittelt wurde, bei der Ende der 1990er Jahre die Krebsrate unter Mitgliedern der California Teacher Association (CTA) untersucht wurde (Reynolds et al., 1999).

Milham und Morgan gaben an, dass diese Studie keinerlei Verbindung zwischen (in mG gemessenen) Magnetfeldern und der Krebsinzidenz aufzeige.Wenn wir uns jedoch eingehender mit der Entstehung von schmutziger Elektrizität und der Weise befassen, auf die sie eine Rolle bei Krebs und Krankheitszuständen spielen kann, stellen wir fest, dass die Schuld sehr wohl bei unserer alltäglichen Nutzung von Elektrogeräten und Elektronik liegt.

Endnoten

1. Armstrong, B. et al.: „Association between exposure to pulsed electromagnetic fields and cancer in electric utility workers in Quebec, Canada and France", American Journal of Epidemiology 1994, 140, (9):805-820.
2. Milham, S., S. 59.
3. Milham, S., S. 67.
4. Gespräch der Autorin mit Dr. Milham.
5. Milham, S., S. 92.

Eine australische Schule

Ende Februar 2009 wurde das elektromagnetische Milieu der Hazelwood School in Moonah, Tasmanien, untersucht. Die Schule steht in der Nähe einer Überlandleitung, die eine Zinkhütte mit Strom versorgt. Hinzu kommt, dass sich im Keller der Schule eine Transformatorenstation befindet. Die Wasserrohre korrodierten unverhältnismäßig stark, was auf elektrische Streuströme im Wassersystem hindeutete. Am wohl bedeutsamsten war jedoch, dass das Schwimmbecken geschlossen und abgelassen werden musste, da Schwimmer einen elektrischen Schlag erhielten, sobald sie ins Wasser stiegen.

Das australische Department of Health and Community Services – das Ministerium für Gesundheit und kommunale Dienstleistungen – führte eine Untersuchung durch, in deren Rahmen die EMR-Werte mittels neuartiger Geräte genauestens bestimmt wurden. Zahlreiche Stellen in Klassenzimmern und Büroräumen wurden über längere Zeit hinweg geprüft, um das Ausmaß der Belastung zu ermitteln. Die EMR-Werte seien niedrig, hieß es. Auch die tasmanische Gesundheits- und Umweltbehörde Public and Environmental Health Service suchte nach auslösenden Faktoren und umweltgefährdenden Aspekten.

Der EMR-Gutachter Don Maisch von der tasmanischen Beratungsfirma EMFACTS Consultancy hatte angeboten, die Untersuchung kostenlos zu begleiten. Maisch hat die Inspektion somit eingehend verfolgen können und gab an, sie habe erst begonnen, nachdem in der Schule umfangreiche elektrotechnische Instandsetzungsmaßnahmen durchgeführt worden seien, um das Erdkriechstrom-Problem und die daraus resultierenden intensiven Magnetfelder im Gebäude zu beheben. Weiter berichtete er, ein Lehrer des Schulkollegiums habe gesagt, dass das Bildungsministerium etwa zwei Wochen vor der Überprüfung großflächige

Elektroarbeiten im Schulgebäude habe durchführen lassen, in deren Rahmen unter anderem die Leiterplatten ausgetauscht worden seien. Maisch merkte an, wie interessant es doch sei, dass die Ausbesserungen gerade zu dem Zeitpunkt stattgefunden hätten, als ein ehemaliger Lehrer der Schule sehr zur Sorge des Ministeriums gerichtliche Schritte in Erwägung gezogen habe.

Zu den Krebsarten, von denen das Lehrerkollegium betroffen war, gehörten Brustkrebs (acht Fälle), Darmkrebs, Lungenkrebs, Hautkrebs, Gebärmutterhalskrebs und hämopoetischer Krebs (darunter Lymphome). All diese Krebsarten tauchen häufig in Umfeldern auf, die stark durch schmutzige Elektrizität belastet sind.

Weiter berichtete Maisch, dass die Schüler nicht untersucht worden seien, unter anderem deshalb, weil sie als Gruppe eine ganze Bandbreite an schwer wiegenden Erkrankungen aufgewiesen hätten. Die genetische Veranlagung mancher der Kinder habe auf ein erhöhtes Krebsrisiko hingewiesen, darunter auf die Gefahr, schon in jungen Jahren an Leukämie zu erkranken. Wenn EMR-Belastung diese Prädisposition fördert, so könnte auf vorbeugender Ebene gewiss mehr unternommen werden, um zu gewährleisten, dass sich diese Kinder in einem sauberen elektrischen/elektromagnetischen Umfeld aufhalten.

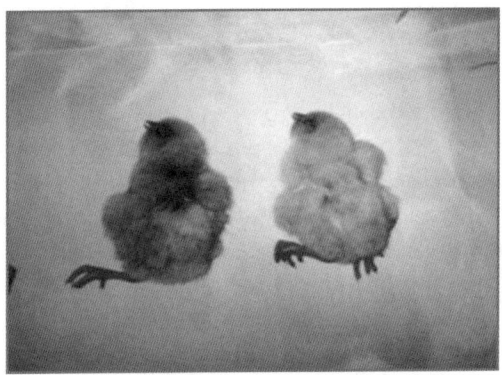

Die abgebildeten Küken wurden im Brutkasten ausgebrütet. Das rechte Küken zeigt, wie ein Küken aussieht, das keiner schmutzigen Elektrizität ausgesetzt worden ist. Das linke Küken veranschaulicht, wie ein Küken aussieht, das am zehnten Tag 30 Minuten lang schmutziger Elektrizität ausgesetzt worden ist. Deutlich sind Missbildungen und Brandspuren zu erkennen.

Kapitel 3

Das fehlende Bindeglied

Dave Stetzer, ein Experte, wenn es um die mangelhafte Stromqualität in den USA geht, erforscht schmutzige Elektrizität schon seit Jahrzehnten. Er wurde von den russischen Behörden genauestens überprüft, ehe man ihm gestattete, zusammen mit den Spitzenfachleuten Russlands und Kasachstans weitere Studien durchzuführen. Unter Einbeziehung ukrainischer Forschungsarbeiten bestätigten die Experten durch ihre gemeinsame Studie, dass der Frequenzbereich zwischen vier und 100 kHz *„biologisch aktiv"* ist: Das heißt, dass die Stoffwechselaktivität lebender Zellen – eine lebenswichtige Funktion, die allen wesentlichen körperlichen Prozessen zu Grunde liegt – anfällig für Manipulation ist.

Schmutzige Elektrizität ist deshalb eine solche Bedrohung, weil praktisch alle heutigen Energie sparenden Apparaturen und Elektrogeräte innerhalb dieses Frequenzbereichs liegen: die meisten Laptops und Computer generieren 12,5 bis 25 kHz, und Drucker, Photokopierer, PlayStations und die meisten übrigen Elektrogeräte erzeugen zehn bis 100 kHz. Es wurde festgestellt, dass diese Felder deshalb besonders schädlich sind, weil ihre elektromagnetische Energie mit einer Frequenz von 1,7 kHz in den menschlichen Körper eindringt – einer Frequenzstärke, die in etwa die untere Grenze des unerwünschten Hochfrequenzstrahlungsbereichs markiert.

Von immenser Bedeutung ist auch, dass diese Geräte nicht nur für Verzerrungen im elektrischen System eines Gebäudes sorgen, sondern auch die elektrischen Systeme unseres Körpers stören. Durch schmutzige Elektrizität werden die Elektronen im Körper angeregt, sodass sie auf der Frequenz der schmutzigen Elektrizität schwingen. Dadurch werden zellschädigende innere Felder erzeugt, und die induzierten Ströme wirken sich störend auf die interzellulären Kommunikationsprozesse aus.[1] Die beiden Deutschen Dr. Paul Gerhardt Seeger und Dr. Johanna Budwig haben nachgewiesen, dass Krebs vor allem das Ergebnis eines gestörten Energiestoffwechsels im Kraftwerk der Zellen ist – in den Mitochondrien.

Erzeugt wird dieser schädliche Strom durch Computer und andere elektrische Geräte, die immer stärker zum Einsatz kommen. Die Leitungen in Gebäuden wirken wie Antennen für den Strom, und dieser wirkt sich unbemerkt auf diejenigen aus, die im Gebäude arbeiten, leben und schlafen. Die Kabel, die Elektrizität überallhin transportieren, fungieren quasi als Leiter für die schädliche Energie. Wir sind umgeben von diesen Feldern, die heutzutage von allen elektrischen Leitungen ausgehen. Bei einem solchen EM-Strahlungs-Burst – „Burst" bezeichnet eine schnelle transiente Störgröße – wird innerhalb kurzer Zeit eine geballte Ladung an Energie freigesetzt.

Ein Plasmafernseher beispielsweise strahlt seine schädliche Energie nach außen ab, in den Raum hinein, wo sie vom Körper absorbiert wird. Intensive Magnetfelder (in mG gemessen) sind schon lange ein Problem, das mit allen elektrischen Dingen einhergeht, doch für gewöhnlich nimmt die Intensität rasch ab, sobald man sich von der Quelle entfernt. Transiente EMFs hingegen reichen weiter, und ist eine Person im selben Raum noch von anderen Elektrogeräten umgeben, ist das Feld umso konzentrierter.

Zu den Störquellen gehören:

- Fernsehgeräte;
- Drucker;
- Computer;
- Elektrowerkzeuge;
- Photokopierer;
- Faxgeräte;
- Dimmerschalter;
- Leuchtstofflampen;
- Medizinische Geräte;
- Unterhaltungselektronik;
- Regelmotoren;

- Energiesparlampen;
- Energieeffiziente Haushaltsgeräte;
- Überlandleitungen, die gerissen sind oder Bäume berühren;
- Mobilfunkmasten, Sendemasten (sofern diese über keine ausreichende Filterung verfügen).

Die Messung von schmutziger Elektrizität

Bis vor Kurzem wurde schmutzige Elektrizität noch auf herkömmliche Weise mit einem Oszilloskop gemessen, das etwa 5.000 Dollar kostet und Spannungsspitzen (schmutzige Elektrizität) graphisch darstellt. (Die Elektroindustrie bezeichnet schmutzige Elektrizität als „Dirty Power", also als „schmutzigen Strom".) Die graphische Darstellung auf dem Oszilloskop wird von einem Elektroingenieur ausgewertet. Die kasachischen Wissenschaftler erkannten, dass es dringend angezeigt war, allen Menschen zu ermöglichen, ihr Zuhause und den Arbeitsplatz auf schmutzige Elektrizität hin zu prüfen. Martin Graham ist emeritierter Professor für Elektrotechnik und Computerwissenschaften an der University of California, Standort Berkeley, USA. Aufgrund seiner besonderen Fähigkeiten wurde er gebeten, ein Messgerät zu entwickeln, mit dem sich das tatsächlich gegebene Maß an schädlicher elektrischer Belastung erfassen lässt. Das G/S-Messgerät misst die mit schmutziger Elektrizität einhergehende Energie in der Einheit GS (Graham-Stetzer). Das Gerät misst einen Bereich bis zu 1.999 GS. Bei jedem Wert über 1.999 GS – bei jedem Wert also, der über die Skala hinausgeht – erscheint die Ziffer „1" auf dem Bildschirm. Die vom G/S-Messgerät angezeigte Zahl entspricht dem Schwingungsverlauf des Oszilloskops. Jeder kann dieses Messgerät ganz einfach in eine Wandsteckdose einstecken und so herausfinden, wie hoch das Maß an schmutziger Elektrizität im persönlichen Umfeld ist. Die Informationen, die ein Oszilloskop in Diagrammform liefert, werden vom G/S-Messgerät in vereinfachter Form durch eine Zahl und in Echtzeit wiedergegeben.

Schmutzige Elektrizität wird inzwischen also in GS-Einheiten gemessen – in Graham-Stetzer-Einheiten. Mit diesem in der Welt der Elektrik neuen Begriff sollen die beiden Schöpfer (Martin Graham und Dave Stetzer) des G/S-Systems geehrt werden, die sich beharrlich mit diesem ernsten Problem auf dem Gebiet des öffentlichen Gesundheitswesens befasst haben – einem Problem, das nach Meinung medizinischer Experten das Zigarettenrauch- und Asbestproblem in den Schatten stellen wird. Das Messgerät, mit dem wir dieser ernst zu nehmenden Gesundheitsbedrohung begegnen können, ist leicht zu bedienen.

- Das Messgerät misst einen Bereich zwischen einem und 150 kHz.
- Diese Energie dringt mit 1,7 kHz in den Körper ein.
- Sorgen Sie dafür, dass in Ihrem Umfeld nicht mehr als 30 GS nachzuweisen sind, um zu verhindern, dass Ihr Körper hochfrequente Energie absorbiert.
- 50 GS entsprechen ungefähr zwei kHz.

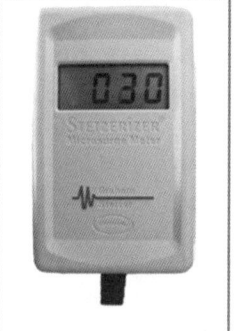

Das G/S-Messgerät auf diesem Photo zeigt 30 GS an.

Die Messung eines Magnetfelds erfolgt in Milligauss, einer Einheit, die ebenso wie das Gaussmeter nach Carl Gauss benannt ist. Die Einheit Mikrotesla wurde nach Nikola Tesla benannt, und einige Länder verwenden sie zu seinen Ehren anstelle von Milligauss. Die Herausforderung, die es dargestellt hat, das G/S-Messgerät zu konzipieren, wird heute endlich anerkannt, und im künftigen Geschichtsverlauf wird man die bahnbrechende Leistung von Martin Graham und Dave Stetzer noch zu würdigen wissen.

Auffällig ist das vermehrte Auftreten von Krebs an Schulen und Arbeitsstätten, denn nicht nur herrscht in diesen Gebäuden eine höhere Personendichte vor, sondern zudem tritt schmutzige Elektrizität, so wurde festgestellt, verstärkt in Umfeldern mit einer hohen Dichte an Leuchtstofflampen und Computern auf. Auch Milham und Morgan verwendeten für die an der La Quinta Middle School durchgeführte Studie das G/S-Messgerät (das in der Studie als GS Microsurge Meter bezeichnet wird). Im Schulgebäude wurden in 25 Prozent aller Räume erhöhte Werte gemessen.

Durch den Einsatz dieses Messgeräts bei der Untersuchung des Krebsclusters an der La Quinta Middle School wurde noch einmal bestätigt, welche Gefahren mit der Belastung durch schmutzige Elektrizität einhergehen. Darüber hinaus lieferte das Gerät elementare Informationen, die wir im alltäglichen Leben berücksichtigen sollten.

Von wesentlicher Bedeutung ist, dass schmutzige Elektrizität in positiver Korrelation zur Verbreitung von Krebs an dieser Schule steht:

War ein Lehrer ein Jahr lang einer Belastung von 1.000 GS ausgesetzt, erhöhte sich sein Krebsrisiko um 13 Prozent.

Arbeitete ein Lehrer ein Jahr lang in einem Raum mit einer übermäßig hohen Belastung von mehr als 2.000 GS, stieg sein Krebsrisiko um 26 Prozent.[*]

Ein einziges Jahr lang an dieser Schule zu arbeiten, ließ das Krebsrisiko eines Lehrers um 21 Prozent ansteigen.

Dass Lehrer derart hohen GS-Werten ausgesetzt sind, obgleich eine Belastung von maximal 30 GS empfohlen wird, verdeutlicht, wie wichtig eine Sanierung unseres elektrischen Umfelds ist. Es gibt keinen sicheren Expositionsgrenzwert. *Werte über 50 GS (im Industriewesen) gelten in der Republik Kasachstan als unzumutbar.*

Graham und Stetzer haben in Form des G/S-Filters eine Lösung gefunden. Der kompakte GS-Filter wurde eigens dafür entworfen, um schädliche elektrische Belastung zu beheben. Die Filter sind für den Bereich zwischen einem und 400 kHz ausgelegt, wobei die optimale Filterleistung zwischen vier und 150 kHz liegt. Dies ist der Frequenzbereich, vor dem man sich laut Waffenexperten schützen sollte. Wenn Sie in Ihrem Zuhause eine entsprechende Zahl an Filtern in die Steckdosen stecken, wird die schmutzige Elektrizität beseitigt.

---

[*] Um die 26 Prozent in einen kontextuellen Rahmen einzubetten: Menschen mit Mutationen an den Genen BRCA1 und BRCA2 zählen zur Personenkategorie mit dem höchsten Brustkrebsrisiko. Frauen, die Mutationen an diesen Genen aufweisen, entwickeln im Laufe ihres Lebens ein Brustkrebsrisiko von 40 bis 70 Prozent. Eine Steigerung von 26 Prozent innerhalb eines Jahres ist daher extrem hoch, selbst ohne weitere Jahre mit einzubeziehen.

Die Untersuchung des Krebsclusters an der La Quinta Middle School zieht Konsequenzen für die Welt und jeden von uns nach sich. Die Forscher griffen dabei zu den äußersten Mitteln, weil Milham Folgendes herausgefunden hatte:

„Ist man 180 Tage im Jahr täglich sechs Stunden lang schmutziger Elektrizität ausgesetzt, nimmt das Krebsrisiko wie folgt zu:

- Um 25 Prozent, sofern die Belastung bei über 2.000 GS liegt.
- Um 15 Prozent, sofern die Belastung bei über 1.000 GS liegt."

Es ist ratsam, in einem Umfeld zu leben, zu arbeiten und vor allem zu schlafen, das eine Belastung von höchstens 30 GS aufweist.

Die zunehmende Verbreitung von Hochfrequenzstrom – schmutziger Elektrizität – fällt mit einem alarmierenden Anstieg der folgenden Gesundheitsstörungen zusammen:
- Asthma;
- Aufmerksamkeitsdefizit-/Hyperaktivitätsstörung (ADS/ADHS);
- Multiple Sklerose;
- Chronisches Erschöpfungssyndrom;
- Fibromyalgie.

Eine kanadische Studie

Dr. Havas zählt zu den führenden Experten im Forschungsbereich schmutzige Elektrizität, und ihre gemeinsam mit Stetzer durchgeführten Studien weisen zunehmend darauf hin, dass schmutzige Elektrizität:
- sich auf die Bildung an Schulen auswirkt und Verhaltensprobleme bei den Schülern fördert;[2]
- die Symptome von Personen verschlimmert, die an Tinnitus oder Multipler Sklerose leiden;
- Elektrohypersensibilität fördert (die Empfindlichkeit gegenüber elektromagnetischer Strahlung). Zu den am meisten ver-

breiteten Symptomen zählen Müdigkeit und mentale Beeinträchtigungen (Gedächtnisstörungen, Konzentrationsstörungen und eine verminderte Klarheit des Denkens); zudem klagen Betroffene über heftige Kopfschmerzen, einen veränderten Schlafrhythmus, verschwommenes Sehen, Hautausschlag und Schmerzen.

Was die Verwendung von Filtern bewirkt

Durch die Verwendung von G/S-Filtern wurden schon eindrucksvolle Ergebnisse erzielt. So haben Personen mit Multipler Sklerose berichtet, ihre Symptome hätten abgenommen, ihr Gleichgewichtssinn habe sich gebessert und sie litten weniger stark unter Muskelzittern. MS-Patienten, die auf einen Gehstock angewiesen waren, konnten schon wenige Tage oder Wochen, nachdem in ihrem Zuhause Filter installiert worden waren, wieder ohne Gehhilfe laufen. Bereits Stunden nach Montage der Filter waren massive Veränderungen spürbar. Mehrere Personen mit Tinnitus, die G/S-Filter testeten, gaben an, dass sich die Lautstärke ihres Ohrensausens bedeutend vermindert habe. Einige haben herausgefunden, dass das Sausen besonders laut ist, wenn das Maß an schmutziger Elektrizität im Wohnumfeld hoch ist.

Schulen, in denen diese Filter installiert wurden, haben berichtet, dass Kopfschmerzen seltener und weniger stark als früher aufträten, die Menschen lebendiger seien und die Zahl der Krankheitsausfälle gesunken sei. Auch wurde vermeldet, dass sich das Verhalten von Schülern mit ADHS gebessert habe. Das eindrucksvollste Ergebnis an diesen Schulen zeigte sich jedoch an Schülern mit Asthma. Nachdem die Filter in einer Schule in Wisconsin installiert worden waren, benötigten von den 37 Schülern, die bis dahin täglich Asthmaspray verwendet hatten, nur noch drei dieses Spray, und dies auch nur aufgrund eines sportbedingten Asthmaanfalls. In einer anderen US-amerikanischen Schule wurden die Filter ebenfalls eingebaut, in diesem Fall wegen des sogenannten Sick-Building-Syndroms. Daraufhin zog die Lehrergewerkschaft ihre bereits angestrengte Klage wieder zurück. Die La Quinta Middle School investierte letztlich ein kleines Vermögen, um den

Raum Nr. 304 vor intensiven Magnetfeldern abzuschirmen. Dabei hätte man für etwa 5.000 Dollar die gesamte Schule filtern und die von der schmutzigen Elektrizität ausgehende Gefährdung bannen können.

Spontane Fehlgeburten

Der in Wisconsin lebende Stetzer untersuchte Bankangestellte in seiner Region und fand heraus, dass die weiblichen Bankmitarbeiter Schwierigkeiten hatten, schwanger zu werden, und spontane Fehlgeburten unter ihnen verbreitet waren. Er überprüfte das Bankgebäude, stellte ein hohes Maß an schmutziger Elektrizität fest und senkte dieses durch G/S-Filter. Etwa ein Jahr darauf rief ihn der erboste Bankmanager an und beschwerte sich darüber, dass zahlreiche Angestellte zeitgleich in Mutterschaftsurlaub gegangen seien.

Als Milham sich mit der Geschichte der Elektrifizierung der USA beschäftigte, fiel ihm auf, dass die Fruchtbarkeits- und Geburtsrate mit zunehmender Elektrifizierung sank. An einem Ort nahm die Geburtenrate innerhalb nur eines Jahres nach Einführung der Elektrizität ab. Woanders war die Geburtenrate unter den verhütenden Frauen einer elektrifizierten Ortschaft geringer als die unter den verhütenden Frauen eines nicht elektrifizierten Dorfes.[3]

Nachdem Stetzer eine Schule im Mittleren Westen der USA mit Filtern ausgestattet hatte, bemerkte ein Milchbauer einen knappen halben Kilometer entfernt, dass jede seiner Kühe durchschnittlich zehn Pfund mehr Milch täglich gab, und zwar von dem Tag an, da die Schule mit Filtern versehen worden war. Damit reagierten die Kühe darauf, dass die schmutzige Elektrizität aus den Streuströmen gefiltert wurde. Ein Großteil der Elektrizität fließt nämlich über den Erdboden ab und nicht über den Neutralleiter. In der Abhandlung „Dirty Electrical Power Affects Cows" [Schmutziger Strom beeinflusst Kühe] wird nachgewiesen, dass die Zahl der Hochfrequenzereignisse in engem Zusammenhang mit der Milchproduktion etc. steht: Eine erhöhte Zahl an Hochfrequenzereignissen ging mit einer verminderten Milchproduktion einher, und eine niedrige Zahl an Hochfrequenzereignissen fiel mit einer ergiebigeren Milchproduktion zusammen.[4]

Stetzer fungiert bei Gerichtsprozessen als Sachverständiger für Landwirte, die schmutzige Elektrizität dafür verantwortlich machen, dass ihre Kühe weniger Milch geben und missgebildeten Nachwuchs zur Welt bringen. Auch die Familien dieser Landwirte sind krank. Dies gab Stetzer den Anstoß, schmutzige Elektrizität zu erforschen.

Weitere Fachleute, die sich mit schmutziger Elektrizität befassen, sind:

- Dr. Donald Hillman, emeritierter Professor, Michigan State University, USA;
- Dr. Magda Havas, außerordentliche Professorin, Trent University, Peterborough, Kanada;
- Dr. Art Hughes, PhD, Elektroingenieur, Texas;
- Dr. Yuri Grigoriev, PhD, Moskau, Russland;
- Dr. Nikitina Valentina, Ärztin, Sankt Petersburg, Russland;
- Dr. Vitaly Resnik, PhD, Republik Kasachstan.

Milham zufolge liefert schmutzige Elektrizität eine Erklärung dafür, dass Akademiker und Büroangestellte eine höhere Krebsrate aufweisen, dass Personen, die im Innern von Gebäuden arbeiten, häufiger von malignen Melanomen betroffen sind und dass Melanome allgemein auch an Körperarealen auftreten können, die nie dem Sonnenlicht ausgesetzt sind.

Die bahnbrechende Studie an der La Quinta Middle School – eine der bemerkenswertesten Studien unserer Zeit – verweist eindringlich darauf, dass es durchaus angezeigt ist, die Prüfung und Filterung von Gebäuden weltweit gesetzlich vorzuschreiben. Um zu untermauern, wie wichtig die Beseitigung von schmutziger Elektrizität ist, und um den Stellenwert von Grahams Mitwirken hierbei hervorzuheben, sei noch gesagt, dass Graham nicht nur das G/S-Messgerät mitsamt Filtertechnik entwickelt hat, sondern darüber hinaus auch das Lenksystem der Interkontinentalrakete (ICBM, für engl. „Intercontinental Ballistic Missile"), die eine höhere Geschwindigkeit und Reichweite besitzt als alle vorangegangenen Technologien.

„Schmutzige Elektrizität übt einen nachteiligen Einfluss auf das Leben von Millionen Menschen aus."

Dr. Magda Havas und Dave Stetzer in einem Vortrag auf der WHO-Konferenz zum Thema Elektrohypersensibilität, Prag, 2004

„Durch die Filterung von schmutziger Elektrizität wird die Belastung auf unter 30 GS gesenkt, und der Patient erfährt innerhalb einer Woche, wie sich sein Schlafrhythmus drastisch und dauerhaft bessert."

Dr. Genuis, Medizinische Fakultät der University of Alberta, Edmonton, Kanada, Journal of the Royal Institute of Public Health, 2007

„Drei Tage, nachdem 16 GS-Filter in seinem Zuhause installiert worden waren, begannen seine Symptome abzuklingen. [...] Er schob dies auf eine spontane Genesung seines Körpers, doch da bei ihm eine progressive und nicht etwa eine schubförmig remittierende multiple Sklerose diagnostiziert worden war, war eine spontane Genesung in seinem Fall unwahrscheinlich."

Dr. Magda Havas, Electromagnetic Biology and Medicine, 25:259, 2007

„Bei einer Lehrerin an der schließlich mit Filtern versehenen Schule in Wisconsin wurde Multiple Sklerose (MS) diagnostiziert. Sie litt unter extremer Müdigkeit, Doppelsichtigkeit und kognitiven Störungen und konnte sich die Namen ihrer Viertklässler nicht merken. Im Laufe des Sommers besserte sich ihre Gesundheit, doch im September kehrten ihre Symptome zurück. Sie nahm an, dass ihre Probleme auf Schimmelpilze zurückzuführen seien, doch die Symptomatik bestand weiter, nachdem die Schule von Schimmelpilzen befreit worden war. Als in der Schule Filter installiert wurden, verschwanden ihre Beschwerden schließlich."

Dr. Magda Havas, Electromagnetic Biology and Medicine, 25:259, 2007

„Einige derzeit im Entstehen begriffene Forschungsarbeiten über elektromagnetische Sensibilität legen ihren Schwerpunkt auf das hochfrequente ‚Rauschen', das von Stromleitungen ausgeht. [...] Die Graham-Stetzer-Filter werden in Steckdosen gesteckt und beseitigen so die Hochfrequenzen aus den Leitungen. [...] Bei diversen Krankheitsverläufen wurde über Besserungen berichtet, darunter Verhaltensstörungen und Asthma bei Schulkindern, Multiple Sklerose und Diabetes."

The Canadian Human Rights Commission: „Medical Perspective on Environmental Sensitivities", 2007

Endnoten

1. Diese Effekte auf elektrischer und biomolekularer Ebene werden durch technische Abhandlungen unbestreitbar belegt. Eine neuere wissenschaftliche Arbeit von Ozen hat nachgewiesen, dass Transienten den menschlichen Körper einer weit höheren Stromdichte aussetzen als das 60-Hz-Signal des US-amerikanischen Stromnetzes. In einem anderen Fachbeitrag werden die Forschungsergebnisse des Autors diskutiert: dass nämlich über Stromleitungen übertragene Hochfrequenz-Kommunikationssignale sehr viel stärkere elektrische Ströme im menschlichen Körper erzeugen als ein Niederfrequenz-Signal derselben Stärke. Die induzierten Ströme stören die normalen interzellulären Kommunikationsprozesse. Vgl. Ozen, S.: „Low-frequency Transient Electric and Magnetic Fields Coupling to Child Body, Radiation Protection Dosimetry", 2007, S. 1-6; Vignati, M., Giuliani, L.: „Radiofrequency exposure near high-voltage lines", Environ. Health Perspect. 1997, 105 (Anhang 6):S. 1569-1573.
2. Havas, M., Olstad, A., S. 1f. Derzeit abrufbar unter www.dirtyelectricity.ca/images/08_HavasOlstad_schools1.pdf.
3. Milham, S., S. 58.
4. Hochfrequenzbelastung sorgt nicht nur unmittelbar für Gesundheitsprobleme, sondern bringt zudem eine weitere Problemquelle mit sich: Streuströme. Näheres zu diesem Thema in „Relationship of Electric Power Quality to Milk Production of Dairy Herds" von Donald Hillman, Dave Stetzer, Martin Graham, Charles L. Goeke, Kurt Mathson, Harold H. VanHorn und Charles J. Wilcox.

Steves Geschichte

Multiple Sklerose in Remission?

Stellen Sie sich vor, Sie wachen eines Morgens auf und stellen fest, dass Sie Multiple Sklerose (MS) haben. Stellen Sie sich weiter vor, Sie werden am Tropf in die Notaufnahme eingeliefert und sind sehr, sehr krank.

Schmerzen, Kopfweh, Schwindel, Depression, verschwommenes Sehen, extreme Müdigkeit – dies waren nur einige der Symptome, die mir seit Jahren zusetzten. Normal? Nein. Die Symptome signalisierten mir, dass ich unter der Autoimmunkrankheit MS litt.

Eine Kernspintomographie enthüllte später Markscheidenschäden und Plaques, die als großflächige Läsionen im Gehirn und im zentralen Nervensystem zu sehen waren. Verdauungssystem und Darmfunktion brachen zusammen, und der Zustand von beidem verschlechterte sich weiter.

Würde ich so sterben? Das fragte ich mich. Der Gedanke an den Tod machte mir große Angst, sowohl psychisch als auch emotional. Ich wusste, dass die Chance auf Genesung von dieser Degenerationskrankheit bestenfalls minimal war.

Hier nun ist meine Geschichte, in der ich berichten möchte, wie ich mithilfe von G/S-Filtern die angeblich irreversiblen Auswirkungen und Symptome von MS habe beheben können.

Das A und O meiner Geschichte sind GS-Filter sowie Energie für den Darm durch regenerierende Bionahrung (Darmgesundheit), wobei ich Letzteres der biochemischen Sachkenntnis meines Freundes und Kollegen Professor Bill Rock aus Sydney, Australien, verdanke.

Zwar hatte ich schon von MS gehört, mich aber nie eingehend damit befasst. Ich habe gesehen, unter welch schrecklichen Symptomen und Schmerzen die Betroffenen leiden, hätte jedoch nie gedacht, dass ich mich eines Tages selbst dem Tode nahe in einem Krankenhausbett im Royal North Shore Hospital wiederfinden würde.

Dies geschah im November 2001. Glücklicherweise war ich durch Recherche auf einen wirkungsvollen Fruchtsaft aus Tahiti gestoßen, und nachdem ich genug davon getrunken hatte, konnte ich das Krankenhaus nach etwa vier Wochen verlassen. Doch ich war immer noch sehr schwach und angeschlagen.

Ungefähr im Januar 2006 hörte ich, dass G/S-Filter halfen, MS-Symptome zu beheben. Ich las Peer-Review-Studien und Artikel im La Crosse Tribune und sah mir die Dokumentation „Beyond Coincidence" an, in der ausführlich beschrieben wird, was von schmutziger Elektrizität und MS Betroffene in den USA und Kanada erlebten, nachdem sie die Filter installiert hatten.

Zu diesem Zeitpunkt glaubte und verstand ich noch nicht so recht, dass ein Zusammenhang zwischen elektromagnetischen Feldern/Hochfrequenzstrahlung und MS besteht. Das änderte sich, als ich meine Wohnung auf „Microsurges" bzw. Mikroimpulse (hochfrequente Energie) im 50-Hz-Wechselstromnetz des Gebäudes hin untersuchen ließ.

Anstelle des von den Russen als „sicher" eingestuften Werts von maximal 50 GS wies das G/S-Messgerät von Graham und Stetzer in meiner Wohnung 560 GS nach!

US-amerikanischen Forschungsarbeiten zufolge verweist ein derart hoher GS-Wert auf einen möglichen Krebscluster. Ich war in der Vergangenheit schon einmal kurz davor gewesen, Prostatakrebs zu entwickeln, worauf ein erhöhter PSA-Wert hingedeutet hatte. Ich war wirklich krank und wurde immer kränker.

Mochte die Lösung für mein Dilemma und die Chance auf eine Kehrtwende in meinem MS-Krankheitsbild in der Senkung der Hochfrequenzstrahlung liegen, die von den elektrischen Leitungen in meiner Wohnung ausging? War ich etwa elektrisch verstrahlt durch die allgegenwärtige hochfrequente Energie, die von Mobiltelefonen, Radioweckern, Heizdecken, Fernsehgeräten, Computern und darüber hinaus auch von den Kabeln im Gebäude ausgesendet wurde? Sollte dies die Ursache für all mein Leiden sein?

Ich installierte elf G/S-Filter in meiner Wohnung in St. Leonards, und dadurch sank der Wert auf 60 bis 80 GS. Nur 24 Stunden später war ich zum ersten Mal seit sechs Jahren nahezu symptomfrei. Ich konnte etwas besser gehen, stolperte nicht mehr so oft, und auch mein Appetit kehrte zurück. Zudem war ich endlich wieder in der Lage, längere Autofahrten zu unternehmen.

Später erhöhte ich die Zahl der GS-Filter in meiner Wohnung auf 20, und dadurch fiel der Wert auf 24 bis 35 GS. Die Ausprägung meiner MS-Symptome nahm umgehend ab. Wie es aussah, wurde ich umso gesünder, je niedriger die GS-Werte waren.

Im Jahr 2008 unterzog ich mich einer zweiten Kernspintomographie, und mein Neurologe verkündete, ich befände mich in Remission, wenngleich ich noch nicht vollständig geheilt sei. Zu dieser Diagnose gelangte er, weil die demyelinisierenden Plaques geschrumpft und nicht mehr so ausgeprägt waren. Dies also ist mein aktueller Stand, und es geht mir zusehends besser.

Ich habe medizinische Berichte verfasst und kann meine Behauptungen durch die Kernspintomographien belegen. Doch was weit mehr zählt, ist, dass ich zu einem gänzlich neuen, gesunden Leben gefunden habe, und das verdanke ich Dave Stetzer und Professor Martin Graham von der University of California in Berkeley.

Dank auch an Donna Fisher dafür, dass sie mich diesen Bericht mit anderen teilen lässt. Ich hoffe, der Bericht hilft so manchem zu begreifen, dass es Hoffnung jenseits von Betaferonen und anderen Medikamenten gibt und dass Menschen, die von MS, Diabetes, Krebs oder Schlaganfall betroffen sind, durchaus zuversichtlich in die Zukunft blicken dürfen. Vielleicht ist Ihr Problem auf elektromagnetische Hypersensibilität zurückzuführen, ohne dass Ihnen dies bewusst ist. Ich hoffe und bete, dass auch Sie eine Kehrtwende erleben, wie sie mir vergönnt war.

„Dass zwischen der Belastung durch künstliche elektromagnetische Strahlung hoher wie niedriger Frequenzen und den gesundheitlichen Veränderungen bei Diabetikern und MS-Betroffenen eine Verbindung besteht, ist eine anerkannte Tatsache, die durch zahlreiche wissenschaftliche Studien hinreichend bewiesen wurde."

Dr. Magda Havas: „Diabetes and ElectroMagnetic Fields: the evidence", Next-up Organization

Kapitel 4

Typ-3-Diabetes

Die Zahl der Diabetiker hat weltweit drastisch zugenommen, wie die folgenden Angaben zeigen:

1985	30 Millionen
1995	135 Millionen
2000	177 Millionen
2008	250 Millionen
2025	300 Millionen (geschätzt)

Das Voranschreiten einer Erkrankung vollzieht sich oftmals unbemerkt, doch im Fall von Diabetes lassen sich die Auswirkungen von schmutziger Elektrizität auf die Gesundheit messen. G/S-Messgerät und G/S-Filter zeigen mathematisch und wissenschaftlich – Methoden, die einem anerkannten Gütesiegel gleichkommen –, wie schmutzige Elektrizität die Körperprozesse beeinflussen kann. So wurde beispielsweise nachgewiesen, dass der Blutzuckerspiegel bei Betreten eines elektrisch belasteten Raums steigen und bei Verlassen dieses Raums wieder sinken kann.

Messgerät und Filtersystem sind nützliche Werkzeuge, mit denen das Sinken des Blutwertes nach Einstecken des Filters in die Steckdose *mathematisch* nachgewiesen werden kann. Misst das Gerät vor Einstecken des Filters beispielsweise 1.700 GS, zeigt es hinterher einen Wert von vielleicht nur noch 1.300 GS an. Werden an den richtigen Stellen im Gebäude weitere Filter angebracht, kann der Wert noch stärker in Richtung null gedrosselt werden. Die folgende Studie zeigt, wie schmutzige Elektrizität *wissenschaftlich* nachgewiesen werden kann. Im Jahr 2004 legten Havas und Stetzer der Weltgesundheitsorganisation das folgende Modell vor:

Insulin	Woche	Schmutzige Elektrizität in GS-Einheiten	Blutzucker	
			(mmol/l)	(Einheiten)
Mit schmutziger Elektrizität	1	800	9,4	36
Ohne schmutzige Elektrizität	2	13	6,4	9
Rückgang (%)		(98 %)	(32%)	(75%)

PPG [Postprandialer Blutzucker]: Ein Wert von ≥ 7 mmol/l wird von der American Diabetes Association als diabetisch angesehen.
Modell: Electrical Pollution Taskforce, Markham, Februar 2005, Dr. Magda Havas.
(Anmerkung der Autorin: In einer neuen, jüngst im *Journal of the National Cancer Institute* veröffentlichten Studie[1] wurde berichtet, dass bei übergewichtigen Frauen mit einem erhöhten Insulinspiegel ein größeres Brustkrebsrisiko besteht.)

Das oben aufgeführte Modell, das die Diskrepanz zwischen einem elektrisch belasteten (800 GS) und einem gefilterten (13 GS) Umfeld zeigt, lässt zwei wichtige Schlüsse zu:

- Es könnte sein, dass einige Diabetiker überdosieren.
- Es könnte sein, dass manche Personen, bei denen Diabetes diagnostiziert wird, gar keine Diabetiker sind.

Mitte 2008 gab Havas dem unweltbedingten Diabetestyp den Namen „Typ-3-Diabetes". Der Blutzuckerspiegel des Typ-3-Diabetikers wird auch durch Umweltfaktoren beeinflusst, zum Beispiel durch schmutzige Elektrizität, die bei diesem Diabetestyp sowohl Blutzucker als auch Insulin ansteigen lässt. Havas hat durch ihre Studien nachgewiesen, dass die Symptome nachlassen, wenn das Maß an schmutziger Elektrizität im Wohnumfeld von Diabetikern gesenkt wird. Diabetiker mit Elektrohypersensibilität (EHS) haben einen erhöhten Plasmaglukosespiegel und benötigen mehr Medikamente, wenn sie schmutziger Elektrizität ausgesetzt sind.[2]

Auch andere Studien zeigen, dass in einem elektrisch sauberen Umfeld:

- Typ-1-Diabetiker weniger Insulin benötigen;
- Typ-2-Diabetiker einen niedrigeren Plasmaglukosespiegel aufweisen.

Havas zufolge könnte schmutzige Elektrizität erklären, weshalb Brittle-Diabetiker Schwierigkeiten mit der Regulierung des Blutzuckerspiegels haben. Sie berichtet auch, dass Diabetiker, die nahe einer Relaisantenne leben, die schädlichen Auswirkungen von künstlicher hochfrequenter Mikrowellenstrahlung leicht überprüfen könnten, da ihr Blutzuckerspiegel in der Nähe der Strahlungsquelle eklatant ansteige. Dieser Anstieg lasse sich leicht aus den Werten ersehen, die der Diabetiker in seinem persönlichen Glykämie-Tagebuch vermerke.

Havas hat zudem gezeigt, dass einige Personen, die der Strahlung von DECT-Telefonen (Digital Enhanced Cordless Telecommunications) ausgesetzt sind, umgehend mit einer Veränderung von Herzschlagfrequenz und Herzrhythmus reagieren. Milham gibt an, dass die hohe Mortalitäts- und Morbiditätsrate unter Diabetikern auf die rasche Zunahme von Herz-Kreislauf-Erkrankungen zurückzuführen sei. Er geht davon aus, dass *die Blutzucker-Verbindung erklären könnte, weshalb schmutzige Elektrizität für ein gehäuftes Auftreten von Herz-Kreislauf-Erkrankungen sorgt.*[3]

In Schweden ist EHS als Behinderung anerkannt – das heißt, sie ist von staatlicher Seite voll als funktionelle Einschränkung anerkannt. Seit Kurzem ist das auch in Kanada der Fall. In Großbritannien wird EHS als „Leiden" geführt. Ebenfalls anerkannt wird sie vom United States Access Board, einer unabhängigen US-Bundesbehörde, deren vorrangige Mission die Barrierefreiheit für Menschen mit Behinderung ist. Im September 2008 hat auch das Europäische Parlament das Auftreten von EHS anerkannt.

Die Weltgesundheitsorganisation (WHO) organisierte in Prag ein internationales Treffen mit Seminaren und Arbeitsgruppen rund um das Thema EMF-Hypersensibilität. Auf diesem Treffen wurde EHS wie folgt definiert:

> „[EHS ist] ein Phänomen, bei dem Personen in der Nähe von Geräten, die elektrische, magnetische oder elektromagnetische Felder (EMFs) ausstrahlen, gesundheitliche Beein-

trächtigungen erfahren. [...] Was auch immer die Ursache ist – fest steht, dass EHS für die Betroffenen ein reales und manchmal einschränkendes Problem darstellt. [...] Ihre Belastungsgrenze liegt im Allgemeinen um ein Vielfaches unterhalb der Grenzen des international akzeptierten Standards."

Dr. Olle Johansson, Neurowissenschaftler am renommierten Karolinska Institute in Stockholm, geht davon aus, dass 50 Prozent der Bevölkerung in der industrialisierten Welt bis zum Jahr 2017 von EHS betroffen sein werden.

„Drei Prozent der Bevölkerung sind laut Philips und Philips (2006) von elektromagnetischer Hypersensibilität (EHS) betroffen und 35 Prozent zeigen EHS-Symptome. Wendet man diese Prozentsätze auf Diabetiker an, bedeutet dies, dass fünf bis 60 Millionen Diabetiker weltweit auf die mangelhafte Energiequalität in ihrem Umfeld reagieren [...]."

Dr. Magda Havas, Electromagnetic Biology and Medicine, 25:259, 2007

„GS-Filter könnten sich auch bei der Linderung anderer medizinischer Leiden bewähren, so bei Hyperlipidämie und Hypercholesterolämie. Wir haben schon erlebt, dass sich die Blutbeschaffenheit von Probanden verändert hat."

Studie an der Natural Clinic, Yoyogi, Tokio; Preventive Healthcare, Sugimoto, 2006

Endnoten

1. Gunter, M., Strickler, H. und Kollegen am Albert Einstein College of Medicine, New York.
2. Havas, M., Olstad, A., S. 1f.
3. Milham, S., S. 80.

Kapitel 5

Schmutzige Elektrizität und Brustkrebs

„Eine beträchtliche Menge an wissenschaftlichen Beweisen deutet darauf hin, dass die Exposition gegenüber häufig verwendeten Chemikalien wie auch gegenüber Strahlung – sowohl gesondert als auch im Zusammenspiel – zur wachsenden Brustkrebsrate beiträgt, die seit einigen Jahrzehnten zu beobachten ist."

Janet Gray, Nancy Evans, Brynn Taylor, Jeanne Rizzo, Mariza Walker: „State of the Evidence: The Connection Between Breast Cancer and the Environment", 2010

Im Jahr 1968 – 25 Jahre nach Abwurf der Atombomben 1945 – wurde bestätigt und quantifiziert, dass die durch die Bomben freigesetzte ionisierende Strahlung (Gammastrahlung) Brustkrebs verursachen kann.[1] Jedoch sollten noch viele Jahre vergehen, bis die westliche Wissenschaft anerkannte, dass die daraus resultierenden Erkrankungen auf die von den Bomben ausgegangene Strahlung zurückzuführen waren. Und viele Jahrzehnte sollten ins Land ziehen, bis die Wissenschaft verstand, inwiefern diese Strahlung unseren Körper beeinflusst.

Die Verbindung zwischen Brustkrebs bei Frauen und EMFs (nicht ionisierender Strahlung) wurde heiß diskutiert, seit ein solcher Zusammenhang 1982 erstmals in der westlichen Welt in einer Untersuchung herausgestellt worden war. Ursprünglich hatte mit dieser Studie das allgemeine Krebsrisiko bei Erwachsenen untersucht werden sollen, doch stattdessen zeichnete sich eine beschleunigte Entwicklung und Zunahme von Brustkrebs ab, vor allem bei Frauen unter 55 Jahren.[2] (Ebenfalls ersichtlich war ein übermäßig hoher Anstieg von Krebs im Nervensystem, Uteruskrebs und lymphoiden Tumoren bei Erwachsenen.) Inzwischen sind 27 Jahre vergangen, und Millionen Menschenleben sind dieser verheerenden Krankheit sowie anderen Krebsarten zum Opfer gefallen.Wie viele Menschen müssen noch sinnlos sterben, ehe schmutzige Elektrizität endlich als ein Faktor anerkannt wird, der zur Entwicklung von Brustkrebs beiträgt?

Im Jahr 2001 traten in einem kleinen Büro in Albuquerque drei Fälle von Brustkrebs bei Männern auf. Milham sagte für die Männer aus und brachte vor, dass der Krebs zumindest teilweise durch EMFs (etwa 92 mG) hervorgerufen worden sei. Die EMFs gingen ihm zufolge von einem elektrischen Betriebsraum aus, der sich neben dem Souterrain-Büro befand, in dem die Männer arbeiteten. 2006 erklärte Milham, dass die Verbindung zwischen EMFs und Brustkrebs bei Männern erstmals 1991 von Gene Matanoski hergestellt worden sei und dass seitdem 14 weitere Studien einen vergleichbaren Zusammenhang aufgezeigt hätten. Dr. Thomas Erren vom Institut und der Poliklinik für Arbeitsmedizin, Sozialmedizin und Sozialhygiene der Universität Köln führte 1997 eine weitere Untersuchung durch und kam zu einem Ergebnis, dass den Zusammenhang zwischen EMFs und Brustkrebs bei Männern stützte.[3] Milham äußerte 2010, dass 15 Studien durchgeführt worden seien, in denen Brustkrebs bei Männern mit EMF-Belastung in Verbindung gebracht worden sei. Brustkrebs bei Männern, so Milham weiter, sei so ungewöhnlich und trete so konsequent im Zusammenhang mit EMFs auf, dass er *diesen Krebs als eine Krebsart betrachte, die ebenso auf EMF-Belastung verweise wie ein Mesotheliom auf Asbestbelastung.* Bei Frauen ist die EMF-Verbindung aufgrund des vor allem auf Reproduktionsfaktoren zurückgeführten Brustkrebsrisikos leichter zu kaschieren.

Seit den 1970er Jahren hat die Zahl der Brustkrebsfälle in Großbritannien um 80 Prozent zugenommen.[4] Zwischen 1973 und 1998 ist die Brustkrebsrate in den USA um mehr als 40 Prozent gestiegen.[5] Der Gebrauch von Computern – und das damit einhergehende Auftreten von schmutziger Elektrizität – hat seit den 1970er Jahren ebenfalls drastisch zugenommen. Als zusätzliche Umweltbedrohung wird auch weiterhin die Prävalenz verschiedener chemischer Stoffe erforscht, wobei – wie bereits diskutiert – nachgewiesen wurde, dass EMF-Belastung die von anderen toxischen Stoffen ausgehende Schädigung noch steigert.

Die Energie schmutziger Elektrizität verteilt sich mit 1,7 kHz im menschlichen Körper. Wenn Sie also an einem an eine Wandsteckdose angeschlossenen Computer sitzen, befinden Sie sich in einem Feld aus schmutziger Elektrizität, da ein Computer für gewöhnlich 12,5 bis 25 kHz aussendet. Dieser Bereich liegt im Rahmen der „biologisch aktiven" Skala von vier bis 100 kHz.

Wenn jemand am Computer arbeitet, fließt der Kontaktstrom Stetzer zufolge am Muskelgewebe entlang die Arme hinauf bis zu den Schultern. Der Strom folgt den Muskeln, die sich an der Brust verzweigen und in mehrere Richtungen auseinanderlaufen, ehe er die Beine und letztlich den Boden erreicht. Während er durch die Brustmuskeln fließt, ist die Brust dem hochgefährlichen Strom ausgesetzt. Es ist hinreichend bekannt, dass das Brustgewebe das empfindlichste Gewebe im Körper ist. Trägt eine Frau einen Bügel-BH, werden die Felder noch verstärkt und verdichtet: der Strom/die Energie konzentriert sich im Bereich des Metalls.

Erreicht der von der Tastatur ausgehende Kontaktstrom die Brust, fließt er weiter zum Bauch. Dies ist von immenser Bedeutung für Schwangere, da Fötusgewebe sehr anfällig und darüber hinaus empfindlich gegenüber künstlicher Strahlung ist. Wie man mir mitteilte, dürfen sich Frauen in Schweden, die am Computer arbeiten und schwanger werden, in andere Aufgabenbereiche versetzen lassen.

Es ist gar nicht einmal viel Strom nötig, um auf zellulärer Ebene Schaden anzurichten. Ist man der Belastung länger als drei Stunden ausgesetzt, kann das Immunsystem die durch die Felder hervorgerufene Schädigung nicht mehr beheben. Für jüngere Menschen und solche, die nicht bei bester Gesundheit sind, ist dies ein Worst-Case-Szenario.

Eine kluge Vorsichtsmaßnahme bestünde darin, einen Laptop im Akkubetrieb zu nutzen und eine Pause einzulegen, wann immer der Akku aufgeladen wird. Und trotz des Namens dieses Geräts ist es keineswegs ratsam, ihn auf dem Schoß zu haben.

Computer und Kinder

Dr. Vladimir Kozlovsky, BSE [Bachelor of Science and Engineering], ist ein hoch angesehener Medizinprofessor sowie stellvertretender wissenschaftlicher Direktor bei Infracos-Ecos in Almaty, Kasachstan. Er hat eine Liste an Normen zusammengestellt, die umgesetzt werden sollten, um die Belastung von Kindern durch Computer einzuschränken. Die Normen berücksichtigen das Alter der Kinder.[6] Kozlovsky empfiehlt:

- Kinder unter sieben Jahren sollten Computern nicht länger als fünf Minuten ausgesetzt werden.
- Kinder im Grundschulalter sollten Computern nicht länger als zehn Minuten ausgesetzt werden.
- Kinder der fünften Klasse oder darüber sollten Computern pro Tag nicht länger als eine halbe Stunde ausgesetzt werden.
- Jugendliche über 16 Jahren sollten Computern pro Tag nicht länger als drei Stunden ausgesetzt werden.
- Schwangere sollten Computern überhaupt nicht ausgesetzt werden.[7]

In Israel wurde eine Studie durchgeführt, in der die Brustkrebsrate bei älteren Frauen untersucht wurde. Verglichen wurden ein früherer Zeitraum (1978 bis 1990) und eine jüngere Periode (1991 bis 2003).[8] Die spätere Periode unterschied sich von der früheren durch die ausgiebigere Nutzung von Computern (mehr als drei Stunden pro Tag), Mobiltelefonen, Fernsehgeräten und anderen Elektrohaushaltsgeräten.

Die Studie griff auf Krankenakten zu, die einen Zeitraum von 26 Jahren abdeckten und über 200.000 untersuchte Fälle umfassten. Unter den älteren Frauen, die innerhalb des ersten Zeitrahmens Brustkrebs entwickelten, waren 20 Prozent regelmäßig Wechselspannungsfeldern ausgesetzt gewesen. In der jüngeren Phase waren 51 Prozent der Frauen solchen Feldern ausgesetzt gewesen, hauptsächlich durch den Gebrauch von Computern. Die Autoren gelangten zu dem Schluss, dass „elektromagnetische Felder einen statistisch signifikanten Einfluss auf die Bildung aller beobachteten epithelialen Mammatumoren der zweiten Gruppe" genommen hätten. Dies stellte eine Zunahme um mehr als das Doppelte dar, was als überaus bedeutsam angesehen wurde.

Risikobereiche

Inzwischen werden Computerhersteller dazu angehalten, die Stärke der von den Geräten ausgestrahlten Magnetfelder zu minimieren. Von weit größerer Bedeutung ist jedoch der Abstand zur schmutzigen Elektrizität. So wie ein Babyfon das gesamte Haus mit Hochfrequenzstrahlung stören kann, können die gefährlichen Frequenzen von Computern in Callcentern oder an anderen Arbeitsplätzen, die Bereiche mit vielen elektronischen Geräten aufweisen, den gesamten Raum stören. Callcenter sind wahre Brutstätten für erhöhte Brustkrebsraten. Die meisten Frauen wissen gar nicht, dass sie zu einem Brustkrebscluster an ihrem Arbeitsplatz gehören. Prostatakrebs steht in Wechselbeziehung zu Brustkrebs, und daher ist es ebenso wichtig, dass auch Männer sich des elektrischen Umfelds an ihrem Arbeitsplatz bewusst sind.

Stetzer warnt davor, dass Hochfrequenzfelder auch dadurch konzentriert werden können, dass wir auf einem Metallstuhl vor dem Computer sitzen. So entsteht ein weiteres Feld, das ein Risiko für den Lendenbereich darstellt. Dieser Umstand gibt Anlass zu höchster Besorgnis und könnte als ein bedeutsamer Faktor erklären, weshalb Unfruchtbarkeit, Fehlgeburten, Geburtsdefekte, Autismus, Veränderungen in Spermienqualität und -quantität, Gebärmutterhalskrebs, Eierstockkrebs und Prostatakrebs heute so weit verbreitet sind.

Ebenfalls von Belang ist, dass diese unsichtbaren, stillen Felder unseren Körper permanent durchdringen, und das nicht nur, wenn wir am Computer sitzen. Sie gehen auch von den Leitungen aus, die die Wände von Arbeitsplätzen, Schulen, Krankenhäusern und Wohnungen durchziehen. Es handelt sich um eine heimtückische, allgegenwärtige Gefahr, die nach und nach unsere Gesundheit und ganz besonders die Gesundheit unserer Brust zersetzt.

Früher war Brustkrebs eine Krankheit, die fast ausschließlich Frauen nach den Wechseljahren betraf. Heute hingegen erhalten auch Frauen in den Zwanzigern oder Dreißigern diese Diagnose. Daraus lässt sich schließen, dass das Brustkrebsrisiko umso stärker zunimmt, je jünger die Frau ist, die der Belastung durch schmutzige Elektrizität ausgesetzt ist. Der Einfluss, den schmutzige Elektrizität auf die Entstehung von Brustkrebs in jungen Jahren nimmt, ist enorm.

Jüngere Kinder, eine weitere anfällige demographische Gruppe, verbringen oft in der Schule – und später an der Universität – einen Großteil des Tages vor dem Computer. Sie sind Computern und anderen Arten von elektrischen Geräten bis in die Nacht hinein ausgesetzt.

In der Musikindustrie wird schmutzige Elektrizität als „Dirty Power" bezeichnet und stellt eine wohl bekannte Bedrohung dar, da sie empfindliche elektrische Ausrüstung beschädigen kann. Sänger, die das Mikrophon auf Brusthöhe vor sich haben, können ebenfalls schmutziger Elektrizität ausgesetzt sein.

Jedwede Exposition der Brust gegenüber künstlich erzeugter Strahlung sollte so gering wie möglich gehalten werden, vor allem bei Frauen mit stillen Trägergenen – oder Mutationen bestimmter Gene. Es sollte berücksichtigt werden, dass derart betroffene Frauen besonders anfällig für die Auswirkungen von Brust-Karzinogenen sind. Die angeborenen stillen Trägergene verursachen Brustkrebs nicht etwa – doch sie erhöhen das Risiko, daran zu erkranken. Daher müssen wir die Ursachen angehen: die schädlichen Umweltfaktoren, die für eine derart drastische Steigerung des Risikos von Frauen gesorgt haben, im Laufe ihres Lebens an Brustkrebs zu erkranken. Während die Wahrscheinlichkeit in den 1940er Jahren noch bei 1:22 lag, betrug sie 2004 bereits 1:7 (US-Statistik).

Unsere Geschichte beweist, dass Brustgewebe überaus anfällig gegenüber der von uns erzeugten elektromagnetischen Strahlung ist, die auch als ionisierende Strahlung bezeichnet wird. Es steht zweifelsfrei fest, dass der Abwurf der Atombomben über Nagasaki und Hiroshima einen dramatischen Anstieg von Brustkrebs bei den Überlebenden nach sich gezogen hat. Die höchste Brustkrebsrate wiesen dabei Frauen unter 20 Jahren auf. Berichtet wurde auch über eine signifikante Verbindung zu Brustkrebs bei

Männern sowie über ein vermehrtes Auftreten von Leukämie und Speicheldrüsenkrebs (der inzwischen kennzeichnend für den Gebrauch von Mobiltelefonen ist).

Es zeichnet sich immer deutlicher ab, dass wir alle uns unablässig jedweder Form von künstlicher Strahlung bewusst sein sollten, und Frauen sollten darüber hinaus noch im Auge behalten, wie empfindlich ihr Brustgewebe ist.

Die zahlreichen Formen von Strahlung

Die folgenden Punkte veranschaulichen, wie wichtig es ist, die unterschiedlichen Arten von künstlicher Strahlung zu verstehen, denen wir ausgesetzt sind:

- Ionisierende Strahlung umfasst Gammastrahlung von Atombomben, Röntgenstrahlung, Computertomographien und Mammographien. Abgesehen von nuklearem Fallout kann man eine Belastung durch diese Strahlung vermeiden.

- Zur nicht ionisierenden Strahlung zählen von elektrischen Leitungen ausgehende ELF-EMF-Strahlung, transiente EMFs durch schmutzige Elektrizität sowie Hochfrequenz-EMFs von Kommunikations- und Funkquellen.

Die Belastung durch ein hohes Maß an ELF-EMFs und transienten EMFs kann ebenso wie die Strahlung im Rahmen von Mammographien, Röntgenaufnahmen des Brustbereichs und Computertomographien das Wachstum von Brustkrebs stark anregen. Wir können und *müssen* unsere Exposition gegenüber solcher Strahlung ganz bewusst in Grenzen halten.

Nicht selten erweist sich eine neue Technologie, die als die beste Erfindung ihrer Zeit angekündigt wird, später als etwas, das von unerwünschten Nebenwirkungen begleitet wird. Künstlich erzeugte Strahlung stellt hier keine Ausnahme dar. Röntgenaufnahmen (auch Mammogramme), einst für harmlos erachtet, erfolgen inzwischen nur noch unter gesicherten Bedingungen. Wenn heute eine Röntgenaufnahme gemacht wird, dann nur unter Schutzvorkehrungen für Patient und Anwender. Auch das Maß an Strahlung, dem eine Frau im Rahmen einer Mammographie ausgesetzt ist, wurde drastisch reduziert: von durchschnittlich zwei Rad im Jahr 1976 auf heute nur noch 0,2 Rad, was einem Zehntel des ursprünglichen Wertes entspricht. Wie in „Silent Fields" eingehender ausgeführt wird, gelten Mammographien, insbesondere bei jüngeren Frauen, als überaus bedenklich. Mammographien sind deshalb umstritten, weil sie Brustkrebs nicht nur aufspüren, sondern auch verursachen können. Obwohl das Bewusstsein für Brustkrebs zugenommen hat, Vorsorgeuntersuchungen durchgeführt werden und bessere Behandlungsmethoden zur Verfügung stehen, nimmt die Zahl der Brustkrebsfälle stetig zu.

Zu den tonangebenden Mammographie-Gegnern gehört Dr. John W. Gofman, PhD. Ihm zufolge sind etwa 75 Prozent aller Brustkrebsfälle in den USA auf eine frühere Belastung durch ionisierende Strahlung – vorrangig medizinische Röntgenstrahlung – zurückzuführen.[9] Ein weiterer Gegner ist Dr. Samuel Epstein, Vorsitzender der Cancer Prevention Coalition und emeritierter Professor für Umwelt- und Arbeitsmedizin an der University of Illinois School of Public Health in Chicago.

Kürzlich erschien im *British Medical Journal* der Artikel „Breast Screening: The Facts – Or Maybe Not" [Brustkrebs-Screening: Die Fakten – oder auch nicht] von Peter Gotzsche und Kollegen vom Nordic Cochrane Centre. Die Autoren befanden, dass Frauen einseitige Informationen über Vorsorgeuntersuchungen erhalten würden. In dem Artikel hieß es, dass die Broschüre, die Frauen ausgehändigt werde, nicht in adäquatem Maße über die Risiken informiere, die mit der mammographischen Früherkennung einhergingen.

Ferner wandte sich Dr. Michael Baum, emeritierter Professor für Chirurgie am Londoner University College, mit einem Brief an die Zeitung *The Times*, in dem er die Informationen kritisierte, die Frauen erhielten, wenn sie zur Brustkrebs-Vorsorgeuntersuchung des National Health Service (NHS) angehalten würden. Der Brief wurde von 22 weiteren Personen unterzeichnet, unter denen Vertreter aus den Bereichen öffentliche Gesundheit, Onkologie, Allgemeinmedizin und Epidemiologie sowie Patienten waren.[10] In dem Brief hieß es, dass Frauen in Großbritannien nicht genügend Informationen über die potentiellen Schäden erhielten, die mit einem Brustkrebs-Screening einhergingen. Von jeweils 2.000 Frauen, hieß es weiter, profitiere eine (für die sich das Screening als lebensrettend erweise), wohingegen zehn unnötig behandelt und weitere 200 aufgrund einer falschen Krebsdiagnose in Angst versetzt würden. Allerdings, so wird in dem Brief eingeräumt, ließe sich über die Zahlen streiten. Professorin Julietta Patnick, Direktorin des NHS-Krebsvorsorgeprogramms, wandte ein, dass sich die Vorsorge Schätzungen zufolge eher in vier bis fünf Fällen als lebensrettend erweise und nur vier bis fünf Frauen unnötig behandelt würden.

Dr. Paul Pharoah von der University of Cambridge ist Wissenschaftler der gemeinnützigen Organisation Cancer Research UK. Er sagte, eine Neufassung der NHS-Broschüren über die Brustkrebs-Vorsorgeuntersuchung sei „unerlässlich". Derzeit werden die Broschüren tatsächlich überarbeitet.

Je stärker der Trend in die Richtung geht, die weibliche Brust nicht mehr zu bestrahlen, desto mehr revolutionäre Technologien – die Mammographie-Methode ist über 40 Jahre alt – werden verfügbar. Anlass zur Sorge gibt nicht nur, wie vielen Rad-Einheiten jemand ausgesetzt ist; auch die Expositionsdauer ist von Bedeutung. Sowohl festes Gewebe als auch Knoten erscheinen auf dem Mammogramm weiß.

Neue Verfahren zum Aufspüren von Brustkrebs

Die Mammographie ist deshalb umstritten, weil sie Brustkrebs nicht nur aufspüren, sondern auch auslösen kann. Dr. Baum, einst einer der ersten, die sich in Großbritannien über den NHS für die Mammographie ausgesprochen haben, gibt heute offiziell zu, sich geirrt zu haben. Derzeit verwenden Baum und sein Kollege Dr. Jayant Vaidya das strahlungsfreie SureTouch Visual Mapping System,11 dessen Anwendung sie zunehmend befürworten. (Das SureTouch-Verfahren wird eingehend im Abschnitt „Nicht invasive Behandlungsmethoden: Der Weg der Zukunft" erklärt.)

Welche Folgen Unwissenheit im Hinblick auf Strahlung hat

„Forschungsergebnisse weisen darauf hin, dass Brustkrebs hauptsächlich aus vier Ursachen heraus entsteht: Genmutation, veränderte Genexpression, veränderte Zellinteraktion oder Belastung durch Stoffe, welche die körpereigene Produktion von Östrogen und anderen Hormonen beeinflussen.[12]

Neueste die Gene betreffende Daten zeigen, dass das Krebsrisiko bei Frauen mit bestimmten Genmutationen (z.B. ATM, TP53 und BRCA1/2) erhöht ist und sie zudem anfälliger für die Krebs auslösenden Einflüsse ionisierender Strahlung sind (Andrieu, 2006; Berrington de Gonzales, 2009a; Turnbull, 2006).

Durch eine Röntgenuntersuchung von Wirbelsäule, Herz, Lunge, Rippen, Schultern und Speiseröhre wird immer auch ein Teil des Brustbereichs der Strahlung ausgesetzt. Im Rahmen von Röntgenaufnahmen und Fluoroskopien bei Kleinkindern wird stets der gesamte Körper bestrahlt (Gofman, 1996). Jahrzehntelange Forschungen haben bestätigt, dass eine Verbindung besteht zwischen Brustkrebs bei Frauen und der Bestrahlung, die diese Frauen aufgrund zahlreicher Beschwerden erhalten haben, darunter Tuberkulose (MacKenzie, 1965), gutartige Veränderungen in der Brust (Golubicic, 2008; Mattson, 1995), akute postpartale Mastitis (Shore, 1986), eine Vergrößerung der Thymusdrüse (Adams 2010; Hildreth, 1989), Hämangiome auf der Haut (Lundell, 1999), Skoliose (Morin-Doody, 2000), Hodgkinsche Krankheit (Bhatia, 2003; Guibout, 2005; Horwich, 2004; Wahner-Roeller, 2004), Non-Hodgkin-Lymphome (Tward, 2006) und Akne (El-Gamal, 2006). Auch hier deutet die Beweislage bei fast allen Beschwerden darauf hin, dass die Exposition gegenüber ionisierender Strahlung während Kindheit und Jugend besonders gefährlich ist, da sie das Risiko erhöht, in späteren Jahren an Brustkrebs zu erkranken.[13]

Eine beträchtliche Menge an Beweisen belegt, dass medizinische Röntgenstrahlung (wie sie u.a. bei Mammographie, Fluoroskopie und Computertomographie auftritt) ein wesentlicher und kontrollierbarer Auslöser von Brustkrebs ist (Gofman, 1999; Ma, 2008). Und obwohl die Exposition gegenüber ionisierender Strahlung durch einzelne Röntgenaufnahmen in den vergangenen Jahrzehnten deutlich abgenommen hat, zeigt ein kürzlich erschienener Bericht, dass die Strahlungsbelastung durch medizinische Quellen insgesamt von Mitte der 1980er Jahre bis 2006 einschließlich um das Siebenfache angestiegen ist, wobei vor allem der zunehmende Einsatz von Computertomographie und Nuklearmedizin zur Belastung beiträgt (NCRP, 2009). Im Jahr 2007 wurden in den USA etwa 72 Millionen Computertomographien durchgeführt (Berrington de Gonzales, 2009b). Bei einer Computertomographie des Brustbereichs erhält der Patient eine Strahlungsdosis, die der Menge von 30 bis 442 Röntgenaufnahmen entspricht (Redberg, 2009). Jüngste Modelle lassen darauf schließen, dass allein die in 2007 vorgenommenen Computertomographien und CT-Angiographien in den kommenden zwei bis drei Jahrzehnten zu 5.300 zusätzlichen Fällen von Lungen- und Brustkrebs führen werden (Berrington de Gonzales, 2009b). Andere Modelle deuten darauf hin, dass eine von 150 Frauen, die sich im Alter von 20 Jahren einer CT-Angiographie der Brust unterziehen, Krebs im Brustbereich entwickelt, u.a. Brustkrebs; bei Frauen insgesamt liegt die Zahl bei einer von 270 (Smith-Bindman, 2009).[14]"

Der zukunftsweisende Breast Cancer Fund USA – dessen umfangreichem Forschungsmaterial die oben abgedruckte Passage entstammt – unterstützt den „BioInitiative Report",[15] eine wissenschaftliche Publikation, die mehr als 2.000 Studien in sich vereint. In dem Bericht wird geäußert, dass die wissenschaftliche Beweislage ausreiche, um behördliche Maßnahmen in Bezug auf ELF-EMFs zu rechtfertigen, und zudem gewichtig genug sei, um Präventivmaßnahmen gegen hochfrequente EMFs zu treffen. Transiente EMFs (schmutzige Elektrizität) weist besondere Merkmale auf, umfasst jedoch auch Charakteristika von ELF-EMFs und hochfrequenten EMFs. Oft sind wir im Alltag sich überlagernden ELF-EMFs, transienten EMFs und hochfrequenten EMFs ausgesetzt. Auf diese kürzlich ans Licht gekommenen Erkenntnisse über schmutzige Elektrizität hin müsste im Grunde eine aktive, kluge Reaktion auf Gesellschafts- wie Regierungsebene erfolgen. Die Exposition gegenüber toxischen Stoffen im Mutterleib wird inzwischen als Saat für die Entstehung von Brustkrebs in späteren Jahren betrachtet.

Dr. Andrew Goldsworthy, Privatdozent am Londoner Imperial College, merkte dazu an:

> „Zusammenfassend lässt sich sagen, dass sich die genschädigende Wirkung durch Exposition gegenüber elektromagnetischer Strahlung fast unmittelbar auf die Fruchtbarkeit auswirken kann, wohingegen sich der Schaden am Nachwuchs vielleicht erst mehrere Generationen später zeigt. Wenn wir nichts tun, um die Belastung durch elektromagnetische Strahlung zu verringern, lässt sich schon heute voraussagen, dass die Lebensfähigkeit des menschlichen Erbguts im Laufe vieler künftiger Generationen nach und nach abnehmen wird. Es ist schon ironisch, dass wir uns daranmachen, das Humangenom systematisch zu zerstören, kaum dass wir es entdeckt haben."

Das Risiko, an Brustkrebs zu erkranken, ist in den Industriestaaten etwa fünfmal so hoch wie in den Entwicklungsländern, in denen Elektrizität nicht so weit verbreitet ist. Es ist bekannt, dass Brustkrebs verstärkt bei Frauen auftritt, die in wohlhabenden Gegenden leben; ein komfortablerer Lebensstil geht häufig mit Computern und mehr Elektrohaushaltsgeräten einher, die wiederum zur schmutzigen Elektrizität beitragen. Sofern wir unser elektrisches Umfeld nicht sachgemäß bereinigen, wird die Brustkrebsrate weiterhin steigen, ganz besonders bei jüngeren Frauen.

Aufgrund des äußerst hohen Brustkrebsrisikos bei Frauen ist Prävention von entscheidender Bedeutung. Dieses die allgemeine Gesundheit betreffende Problem ist so gravierend, dass es umgehend angegangen werden muss. Ein jeder muss unbedingt erkennen, wie unzumutbar Computerarbeit in einem Umfeld ist, das nicht durch Filter von Hochfrequenzfeldern bereinigt ist.

Schmutzige Elektrizität ist das fehlende Bindeglied, das den drastischen Anstieg in der Brustkrebsstatistik nachvollziehbarer macht. Ausgehend von diesen Forschungsergebnissen wäre es innerhalb einer Welt, die Brustkrebs dezimieren oder optimalerweise gänzlich ausmerzen will, in jedem Fall eine vernünftige, intelligente und weise Entscheidung, die Belastung durch künstliche elektromagnetische Strahlung auf null zu senken.

Elektromagnetische Strahlung scheint auch das hormonelle Gleichgewicht zu stören, indem sie den Östrogenspiegel im Menschen steigen lässt. Dieser Umstand ist nicht nur im Hinblick auf Brustkrebs von Belang, sondern könnte nach unserem derzeitigen Wissensstand auch folgende Probleme nach sich ziehen: männliche Neugeborene mit weiblichen Merkmalen; hermaphroditische Eigenschaften; und möglicherweise die Störung des ausgewogenen Verhältnisses zwischen männlichen und weiblichen Neugeborenen, sodass vermehrt weibliche zur Welt kommen.

Derzeit kursieren Berichte über eine Brustkrebs-Epidemie auf dem Marine Corps Base Camp Lejeune, einem Marine-Stützpunkt in North Carolina. Die Marines haben 55 Fälle von Brustkrebs bei Männern festgestellt und sind zunächst davon ausgegangen, dass die Epidemie durch eine Lösungsmittel-Kontamination des Trinkwassers auf dem Stützpunkt ausgelöst worden sei. Milham, dessen Arbeit ausschlaggebend auf diesem Gebiet ist und dessen Forschungen in diesem Buch immer wieder auftauchen, merkt hingegen an, dass es zwar Studien gebe, die Lösungsmittel mit einigen Krebsarten in Zusammenhang brächten, dass jedoch der wahrscheinlichere Grund in EMFs zu suchen sei.

„Der durch Strahlung verursachte Schaden an den Genen summiert sich im Laufe des Lebens."

Boice, 2001

„Eine wiederholte Belastung durch niedrige Dosen kann im Laufe der Zeit denselben schädlichen Effekt haben wie eine einzige hoch dosierte Exposition."

„State of Evidence: The Connection Between Breast Cancer and the Environment", 2010

„Brustkrebs erfolgreich zu verhindern, stellt eine der größten Herausforderungen der Wissenschaft dar und hält einen Gewinn für die Menschheit bereit, der eines Tages auf derselben Stufe stehen wird wie die Errungenschaften der Weltraumforschung."

Cedric Garland, DPH, Epidemiologe und außerordentlicher Professor an der Fakultät für Familien- und Präventivmedizin, Cancer Prevention and Control Program, University of California

Endnoten

1. Gofman, J., S. 4; Wanebo, C. K. und Kollegen, anknüpfend an McKenzie, I., 1965.
2. Wertheimer, N., Leeper, E.: „Adult cancer related to electrical wires near the home", Int. J. Epidemiol. 1982, 11:345-355.
3. Erren in Stevens, R. G., Wilson, B. W., Anderson, L. E., S. 731.
4. Henshaw, D., S. 6.
5. Gray, J., 2008, S. 6.
6. Kozlovsky stellte diese Normen im Rahmen der internationalen Konferenz im September 2003 vor, durch die Kasachstan dazu bewogen wurde, im November 2003 einen Hygienestandard zum Schutz der Bürger einzuführen.
7. Maret, K., S. 5.
8. Johansson, O., Absatz 6.
9. Gofman, J., S. i.
10. Lister, S.; die vollständige Liste der Unterzeichner des Briefes „Breast cancer screening peril – Negative consequences of the breast screening programme" an die *Times* finden Sie unter www.timesonline.co.uk/tolcomment/letters/article5761650.ece.

11. Die SureTouch-Methode (2004) wird inzwischen von der australischen Regulierungsbehörde Therapeutic Goods Administration als ein „Palpations-Bildgebungsverfahren für die klinische Brustuntersuchung" anerkannt. Von der US-amerikanischen Food and Drug Administration wurde die Methode zur Dokumentation ertastbarer Brustläsionen zugelassen. Auch in Europa ist sie inzwischen anerkannt, seit ihr die CE-Kennzeichnung zugestanden wurde. Zudem wird sie im Register des neuseeländischen Gesundheitsministeriums geführt, und vor Kurzem wurde sie auch von der staatlichen Arzneimittelzulassungsbehörde Chinas als Screening-Verfahren genehmigt.
12. Evans, N., 2004, S. 4.
13. Gray, J., 2010, S. 62.
14. Gray, J., 2010, S. 63.
15. „The BioInitiative Report", 2007.

Kapitel 6

Die drahtlose Revolution

Seit Jahrzehnten tauchen immer mehr gesundheitliche Auswirkungen auf, die mit diesem EMF-Bereich in Zusammenhang stehen. In den 1950er und 1960er Jahren erkrankten Arbeiter, die Radarausrüstung installierten, überprüften und reparierten, an etwas, das später die Bezeichnung „Radiowellen-Krankheit" erhielt. Die Russen sahen sich veranlasst, dies eingehend zu untersuchen. Während des Kalten Krieges wurde der russischen Regierung vorgeworfen, die US-Botschaft in Moskau mit Hochfrequenz-/Mikrowellenstrahlung zu beschießen. Der amerikanische Botschafter wurde krank, und die Diagnose lautete Leukämie. Auch sein Nachfolger erkrankte an Leukämie. Andere Botschaftsmitarbeiter wurden ebenfalls krank und litten unter Fertilitätsproblemen.

Im Jahr 1976 war die Beweislast, die für die genotoxische Wirkung von Hochfrequenz-/Mikrowellenstrahlung sprach, derart erdrückend, dass der Umstand als „feststehende Tatsache" bezeichnet werden konnte. Als genotoxisch gilt jede Substanz, die DNS oder Chromosomen schädigt. Eine genotoxische Substanz ist mutagen, karzinogen und teratogen. Genotoxische Stoffe können Krebs und Nervenschäden verursachen und sich auf die Fruchtbarkeit auswirken. In Russland wurden Mikrowellenherde 1976 gesetzlich verboten, nachdem festgestellt worden war, dass das Erhitzen von Speisen in einem solchen Gerät Zellinformationen verändert und Vitamine zerstört. Darüber hinaus beschlossen die Russen Richtlinien einzuführen, um die von Sendemasten ausgehende Hochfrequenz-/Mikrowellenstrahlung zu vermindern.

Als dem Vatikan Studien vorgelegt wurden, die nachwiesen, dass die vom Vatikan ausgehende Strahlung die vom italienischen Gesetz festgelegten Grenzwerte überschreitet, beriefen sich die Vatikan-Behörden darauf, dass das Areal Hoheitsgebiet sei und man

Kapitel 6: Die drahtlose Revolution

die Auflagen daher nicht erfüllen müsse – und dies, obwohl medizinische Berichte belegen, dass die Leukämierate bei Kindern innerhalb eines Zwei-Kilometer-Umkreises rund um die Sendeanlage des Vatikan sechsmal so hoch wie der Landesdurchschnitt war und auch die Tumorrate bei Erwachsenen weit jenseits der Norm lag.

Im Juli 2010 wurde im Rahmen einer gerichtlich angeordneten Studie festgestellt, dass die Anwohner im Umkreis der Antennen von Radio Vatikan aufgrund der ausgestrahlten elektromagnetischen Wellen ein erhöhtes Krebsrisiko aufwiesen. Italiens renommierteste Krebsforschungsklinik, das von Andrea Micheli geleitete Nationale Tumorinstitut in Mailand, räumt inzwischen ein, dass eine Verbindung besteht zwischen Funk- und Mikrowellenstrahlung und einem gehäuften Auftreten von Krebs. Damit bietet das Institut den Bewohnern Cesanos Rückhalt, denen zufolge Kinder, die innerhalb eines Zwölf-Kilometer-Umkreises der Antennen leben, ein höheres Risiko aufwiesen, an Leukämie oder einem Lymphom zu sterben. Den Richtern zufolge legitimiert der Bericht die laufende Ermittlung, die gegen sechs Radio-Vatikan-Mitarbeiter wegen Totschlags geführt wird.[1]

Leukämiecluster unter Kindern sind auch in der Nähe militärischer Fernmeldesender mit hoher Leistungsfähigkeit (eine Million Watt) auf Hawaii, auf Guam und in Schottland aufgetreten. Auch im Umfeld mehrerer anderer Sendeanlagen weltweit hat es solche Cluster gegeben. Das „Precision Acquisition Vehicle Entry, Phased-Array Warning System", kurz PAVE PAWS, auf dem US-Luftwaffenstützpunkt im Barnstable County auf Cape Cod, Massachussetts, USA, war Gegenstand mehrerer Krebscluster-Studien. Untersucht wurde unter anderem ein erhöhtes Auftreten des seltenen Ewing-Sarkoms (das ist ein maligner Tumor, der sich oft im Knochen findet und meist zwischen dem zehnten und 20. Lebensjahr auftritt). Auf Nantucket Island vor der Küste von Cape Cod – auf der die leistungsstarke LORAN-C-Antenne steht – ist die Zahl an Krebserkrankungen insgesamt sowie an malignen Melanomen, Brustkrebs bei Frauen, Darm-/Mastdarmkrebs und Prostatakrebs deutlich erhöht. Milham hat die Prognose abgegeben, dass die Krebsrate auf Nantucket Island allmählich sinken werde, da die

LORAN-C-Antenne im Februar 2010 abgeschaltet wurde. Nantucket und Barnstable befinden sich von allen 14 Verwaltungsbezirken Massachusetts an erster und zweiter Stelle, wenn es um die Zahl aller Krebserkrankungen sowie um Brustkrebs bei Frauen, Darm-/Mastdarmkrebs und Prostatakrebs geht.[2]

Im Rahmen einer Studie über 92 aktive US-Luftwaffenstützpunkte, die schon zwischen 1950 und 1969 in Betrieb gewesen sind, wurde festgestellt, dass landesweit die Verwaltungsbezirke mit Luftwaffenstützpunkt in den Jahren 1950 bis 1989 eine signifikant höhere Krebssterblichkeit zu verzeichnen hatten als Bezirke ohne Luftwaffenstützpunkt. Die Autoren der Studie mutmaßen, dass die schwache Mikrowellen-Dauerbelastung durch Spitzenimpuls-Muster, wie sie für Radar charakteristisch sind, die Immunabwehr beeinflussen und für die hohe Krebssterblichkeit im Umfeld von Luftwaffenstützpunkten verantwortlich sein könnte. Sie führen eine Studie aus dem Jahr 1979 von Meecham und Shaw an, in der belegt wird, dass die Anwohner im Radius von drei bis fünf Kilometern um den LA International Airport eine um 20 Prozent höhere Sterblichkeitsrate aufweisen als die Bevölkerung einer Wohngegend, die 13 bis 15 Kilometer vom Flughafen entfernt liegt. Darüber hinaus wurde berichtet, dass es bei Flughafen-Anrainern in Japan und Großbritannien verstärkt zu Geburtsdefekten und Nervenzusammenbrüchen kommt.[3] Inzwischen verfügen Flughäfen und Luftwaffenstützpunkte über weit mehr Sendeanlagen und Frequenzen als damals. Wer auf einem Flughafen oder Luftwaffenstützpunkt oder in der Nähe arbeitet, ist Radarstrahlung ausgesetzt. Havas konnte im Zimmer eines Hotels, das mehrere Kilometer vom Toronto International Airport entfernt lag, immer noch das Flughafenradar messen. Die Hotelangestellten führten die Schlafprobleme ihres Gastes auf den Fluglärm zurück. Der polnische Forscher Stanislaw Szmiegelski berichtete 1996, dass Militärangehörige, die Radarstrahlung ausgesetzt waren, eine hohe Leukämie- und Lymphomrate aufwiesen.

Dr. Robert Davis war Mitverfasser eines Fallberichts, in dem nachgewiesen wurde, dass das Hodenkrebsrisiko bei Polizisten, die Radarpistolen in Schoßhöhe halten, um etwa das Siebenfache erhöht ist.[4] Radar ist nur eine andere Bezeichnung für Hochfrequenzstrahlung. Der Begriff „Radar" ist ein Akronym für „Radio Detecting and Ranging" [Funkortung und -abstandsmessung]. Einige Radargeräte sind in demselben Frequenzbereich aktiv wie Mobiltelefone; andere Radarsysteme wiederum nutzen höhere Frequenzen von etwa 2.000 MHz.

Im Juli 2010 berichteten Forscher aus Cordoba über die Belastung durch Laptops, die an ein WLAN angeschlossen sind. Beobachtet wurde, dass die Spermienmobilität ab- und die Schädigung der Spermien-DNS zunimmt. Dies ist die erste Studie weltweit, die sich mit diesem Thema befasst.Vorgestellt wurde sie auf dem Kongress der American Society for Reproductive Medicine (ASRM) in Denver, Colorado, USA, der vom 23. bis zum 27. Oktober 2010 stattfand.[5] (WiMax-Sender decken eine Fläche von gut fünf Quadratkilometern ab, ein WLAN hingegen im Schnitt einen Radius von knapp 100 Metern.)

Während ich in meinem ersten Buch „Silent Fields" ausführlich auf die Magnetfeldkomponente (50/60 Hz) von Elektrizität eingehe, liegt der Schwerpunkt dieses Buches eher auf dem höherfrequenten Feld (zwischen einem und 100 kHz). Dr. Neil Cherry hat behauptet, dass die Strahlung jenseits des nicht ionisierenden elektromagnetischen Spektrums zum Anstieg zahlreicher Krebsarten beigetragen habe, vor allem zum Anstieg von Brustkrebs, Hirntumoren und Leukämie. Zu dieser Bandbreite des elektromagnetischen Spektrums gehört auch der Hochfrequenz-EMF-Bereich (bis zu 300 GHz), der von unseren Drahtlostechnologien genutzt wird.

Jedes Kommunikationsgerät, das nicht über ein Kabel mit der Wand verbunden ist, gibt Strahlung ab. Zum Beispiel:

- Die Basisstation von schnurlosen DECT-Telefonen strahlt immer, auch wenn das Telefon gerade nicht benutzt wird. (Schnurlose analoge Basisstationen geben hingegen nur dann Strahlung ab, wenn das Telefon aktiv ist.)
- Auch ein angeschaltetes, aber nicht benutztes Mobiltelefon strahlt. (Die maximale Sendeleistung eines Mobiltelefons ergibt sich, wenn ein Anruf aufgebaut oder die Verbindung getrennt

wird, wenn es klingelt, wenn eine SMS-Nachricht übermittelt wird und wenn es an- bzw. ausgeschaltet wird.)
- Mobilfunkmasten strahlen permanent.
- Drahtlosnetzwerke für Computer geben Strahlung ab.
- Kabellose Mikrophone für Hörgeschädigte strahlen ebenfalls.
- Drahtlose Babysprechanlagen strahlen.

Die von drahtlosen Technologien ausgehende Hochfrequenzstrahlung (HF-EMF), die durch die Luft übertragen wird, wird problemlos vom elektrischen Leitungsnetz in Gebäuden aufgefangen und weitergeleitet. Dadurch entsteht noch mehr schmutzige Elektrizität. Da ein elektrisches Leitungsnetz kontinuierlich als Antenne fungiert, nimmt auch die Belastung zu, der wir durch diese Strahlung ausgesetzt sind.

Von Mobilfunk- und Rundfunkmasten geht, sofern sie nicht hinreichend gefiltert sind, ebenfalls ein hohes Maß an schmutziger Elektrizität aus, das über das elektrische Netz in angrenzende Gebäude und Wohnhäuser übertragen wird.

Internationale Bewegung

In ihrem Artikel „Cancer Trends During the 20th Century"[6] [Krebs-Tendenzen im 20. Jahrhundert] schreiben Örjan Hallberg und Olle Johansson (außerordentlicher Professor), dass sich die Sterblichkeitsrate durch Hautmelanome sowie Blasen-, Prostata-, Darm-, Brust- und Lungenkrebs in den USA, Schweden und dutzenden anderen Ländern ziemlich genau mit der Radiowellen-Exposition der Bevölkerung während der vergangenen 100 Jahre deckt. Sobald sich die Rundfunkübertragungen in einer bestimmten Region mehrten, stieg die Zahl der aufgeführten Krebsarten; nahm das Maß der Übertragungen ab, sank auch die Zahl der Krebsfälle.[7]

Brian Stein und Liz Lynne (MP) sind Kollegen Eileen O'Connors vom britischen Radiation Research Trust. Vor Kurzem besuchten Stein, Lynne und Johansson die Anwohner eines Gebiets um eine Mobilfunkbasisstation in Kingswinford, Großbritannien, das von einem Krebscluster betroffen war. In der Region waren 14 Menschen an Krebs gestorben, und bei weiteren 20 war die Krankheit diagnostiziert worden.[8] Studien zu Mobilfunkantennen belegen, dass Menschen, die nicht weiter als 400 Meter von solchen Antennen entfernt leben, ein erhöhtes Risiko aufweisen, an Krebs oder mit EHS einhergehenden Symptomen zu erkranken. Blake Levitt und Dr. Henry Lai berichten in ihrer jüngsten Abhandlung:

> „Sowohl im Rahmen von Einzelberichten als auch bei epidemiologischen Studien wurde beobachtet, dass Bevölkerungsgruppen, die in der Nähe von Basisstationen leben, Kopfschmerzen, Hautausschläge, Schlafprobleme, Depressionen, Libidostörungen, eine erhöhte Selbstmordrate, Konzentrationsstörungen, Schwindelanfälle, Gedächtnisverlust, ein erhöhtes Krebsrisiko, Muskelzittern und andere neurophysiologische Auswirkungen auftreten."

All diese Symptome nehmen ab oder verschwinden, wenn der Sender (wegen Reparaturarbeiten) abgeschaltet wird oder die Betroffenen ihr Zuhause gegen die Strahlung abschirmen oder das unmittelbare Umfeld verlassen und der Strahlung nicht länger ausgesetzt sind.[9]

Wie im „BioInitiative Report" angeführt wird, ist die wissenschaftliche Beweislage solide genug, um Präventivmaßnahmen gegen HF-EMF zu rechtfertigen. Der Bericht schließt mit dem Fazit, dass man bereits plausible biologische Vorgänge identifiziert habe, die eine einleuchtende Erklärung für die meisten der biologischen Effekte lieferten, die mit einer Exposition gegenüber schwacher HF-EMF einhergingen.

Seit der „BioInitiative Report" im August 2007 veröffentlicht wurde, ist die Bewegung, welche die Belastung durch die überhandnehmende Drahtlostechnologie vermindern möchte, gehörig ins Rollen gekommen. Das Europäische Parlament forderte in einer Resolution vom 4. September 2008, die zulässigen Höchstwerte für elektromagnetische Strahlung im Hinblick auf die öffentliche Gesundheit erheblich zu senken.

Im Dezember 2008 beschlossen Bürgermeister und Opposition des französischen Ortes Valance einmütig – eine politische Seltenheit –, dass in einem Radius von 100 Metern um Kinderkrippen und Schulen keine Mobilfunkmasten errichtet werden dürfen. Michele Rivasi, der Bürgermeister von Valance, erklärte, weshalb der Beschluss gefasst wurde:

> „Erstens aufgrund des wissenschaftlichen ‚BioInitiative Report', in dem nachgewiesen wird, dass elektromagnetische Felder gefährlich sind, vor allem für das Nervensystem. Zweitens aufgrund einer Resolution des Europäischen Parlaments, in der eine Senkung der zulässigen Strahlungs-Grenzwerte gefordert wird. Und drittens aus Vorsicht."

Ein juristischer Präzedenzfall wurde geschaffen, als das Berufungsgericht in Versailles den Abbau eines Antennenmastes in Tassin la Demi-Lune im Département Rhône verfügte. Damit wurden die Risiken, die Mobilfunkmasten für die menschliche Gesundheit darstellen, rechtlich anerkannt. Dem betreffenden Telekommunikationsunternehmen wurde das Betreiben all seiner Relaisantennen unter Strafvorbehalt verboten. In einem Gerichtsurteil vom September 2008 hieß es:

> „Die Anwohner gegen ihren Willen einem sicheren und nicht etwa – wie von der Verteidigung behauptet – einem hypothetischen Risiko auszusetzen, stellt schon an sich eine Ordnungswidrigkeit dar. Die schwer wiegende Natur der Sache ergibt sich aus dem Umstand, dass sie Auswirkungen auf die menschliche Gesundheit hat. Sollte das Risiko zu gravierenden Gesundheitsproblemen führen, würde daraus eine andere Art von Vergehen erwachsen, die entsprechend der Tragweite der Problematik ein schwereres Strafmaß rechtfertigte."[10]

Im März 2009 verhinderte ein Richter des Tribunal de Grande Instance (vergleichbar dem deutschen Landgericht) in Angers, dass die Telefongesellschaft Orange im Glockenturm einer Kirche, die neben einer Schule lag, eine Mobilfunkantenne installierte.

Im Februar 2009 verfügte das Tribunal de Grande Instance in Carpentras den Abriss einer Mobilfunk-Relaisantenne mit der Begründung, sie stelle ein potentielles Gesundheitsrisiko sowie eine

Beeinträchtigung für die Anwohner dar. Das Unternehmen wurde mit einer Strafe von 400 Euro für jeden Tag des Verzugs ab dem vierten Monat nach Urteilsverkündung belegt.[11]

Andere Länder haben seit Erscheinen des „BioInitiative Report" u.a. folgende Schritte unternommen:

- Frankreich: Die französische Nationalbibliothek hat ihr Drahtlosnetzwerk abgeschafft und ist damit dem Beschluss des Pariser Bürgermeisters nachgekommen, das WLAN in sechs französischen Bibliotheken abzuschalten.
- Österreich: Das Salzburger Gesundheitsamt hat ein Schreiben an alle Schulen und Kindergärten herausgegeben, in dem empfohlen wird, Drahtlostechnologien zu meiden.
- Österreich: Die österreichische Ärztekammer hat die Empfehlung ausgesprochen, Kabel- anstelle von WLAN-Verbindungen zu nutzen.
- Deutschland: In Deutschland wurden konkrete Empfehlungen ausgesprochen, um die Exposition des Einzelnen zu minimieren: So wurde vor „Elektrosmog" durch Babyfone und Heizdecken gewarnt; von der Nutzung von Drahtlostechnik abgeraten; und drahtgebundene Verbindungen und Festnetzanschlüsse anstelle von Mobilfunk befürwortet (u.a. vom Staatlichen Schulamt der Stadt Frankfurt und vom Deutschen Lehrerverband).
- Belgien: Der für Verbraucherschutz zuständige Minister hat aufgrund der kumulativen Risiken, die mit Strahlung einhergehen, seine Genehmigung für die Vermarktung von Mobiltelefonen an Kinder verweigert.
- Kanada: Die Lakehead University hat die Nutzung von WLAN beschränkt.
- Taiwan: Mehrere hundert Masten wurden abgebaut.
- Finnland: Die finnische Aufsichtsbehörde für Strahlenschutz und nukleare Sicherheit (STUK) hat dazu geraten, den Gebrauch von Mobiltelefonen durch Kinder einzuschränken.
- Israel: Das Land gestattet die Installation von Antennen auf Wohngebäuden nur noch eingeschränkt. Zudem warnt es da-

vor, dass der menschliche Kopf quasi als Antenne und das Hirngewebe als Empfänger für die spezifische Mikrowellenfrequenz von Mobiltelefonen fungiere.

- Australien: Professor Bruce Armstrong hat empfohlen, das ALARA-Prinzip* zu berücksichtigen, insbesondere wenn es um Kinder und Mobiltelefone gehe.
- Großbritannien: Der Vorsitzende eines 38.000 Mitglieder umfassenden Lehrerverbandes rief dazu auf, WLAN in Schulen zu verbieten, und begründete dies mit Berichten, in denen eine Verbindung zwischen Drahtlosnetzwerken und Konzentrationsstörungen, Erschöpfung, einem eingeschränkten Erinnerungsvermögen und Kopfschmerzen hergestellt wurde. Zudem fürchtete er die Auswirkungen auf das noch in der Entwicklung begriffene Nervensystem der Kinder.
- Großbritannien: Sir William Stewart, Chefberater der britischen Regierung in Sachen Mobilfunksicherheit, forderte dazu auf, die Errichtung von Mobilfunkmasten in der Nähe von Schulen zu untersagen. Zudem warnte er davor, dass die Nutzung von Mobiltelefonen durch Kinder mit Risiken verbunden sei, da die Strahlung den dünnen Kinderschädel leichter durchdringe.
- Russland: In den Hygienevorschriften des russischen Gesundheitsministeriums wird empfohlen, dass Kinder unter 18 Jahren kein Mobiltelefon benutzen sollten.

Im November 2008 verfügte Liechtenstein als erstes Land eine Emissionsnorm, deren Grenzwerte auf ein Zehntel der ursprünglichen Werte gesenkt worden waren und die 2013 rechtskräftig werden soll. Die Emissionen von Außenantennen, wie sie Mobilfunk, Radar, Fernsehen und FM-Übertragungen nutzen, sowie von drahtlosen Internetverbindungen dürfen 0,1 µW/cm^2 bzw. 0,614 V/m nicht überschreiten. Diese Werte entsprechen den Grenzwerten der Stadt Salzburg und werden auch im „BioInitiative Report" empfohlen.

---

* Das ALARA-Prinzip ist eine Strahlenschutz-Leitlinie und besagt grundlegend, dass die Strahlenbelastung so gering wie möglich gehalten werden sollte. (Anm. d. Ü.)

Von immenser Bedeutung ist eine EMF-Resolution des Europäischen Parlaments vom 1. April 2009 mit dem Titel „Gesundheitliche Bedenken im Zusammenhang mit elektromagnetischen Feldern".[12]

Der Breast Cancer Fund USA äußerte, dass die Expositionsgrenzwerte für elektromagnetische Strahlung auf Bundesebene festgelegt werden sollten. Dabei stützt er sich auf die im „BioInitiative Report" angeführten wissenschaftlichen Beweise sowie auf die wachsende Zahl an weiteren Forschungsarbeiten. Auch die Europäische Umweltagentur hat den „BioInitiative Report" befürwortet.

Arthur Firstenberg berichtet in „The Largest Biological Experiment Ever", dass schon zwei Minuten am Mobiltelefon die Blut-Hirn-Schranke durchlässig machten, zwei Stunden am Mobiltelefon das Gehirn dauerhaft schädigten und Passivbestrahlung fast genauso schädlich sein könne wie aktive Bestrahlung.[13]

Mobiltelefone

Im Jahr 1974 berichteten Wissenschaftler der US-Armee, dass schwache Mikrowellenstrahlung – wie sie von Mobiltelefonen genutzt wird – womöglich die Funktionsweise der Blut-Hirn-Schranke (BHS) verändern könne. Schwedische Forscher wiederholten diese Warnung 1992 und wiesen auf eine mögliche Verbindung zu Alzheimer und anderen neurologischen Erkrankungen hin.

Professor Leif Salford von der Neurochirurgischen Abteilung der schwedischen Universität Lund blickt auf 20 Jahre Forschungsarbeit zurück. Eine ganze Generation jugendlicher Mobilfunknutzer, so warnte er öffentlich, könnte im mittleren Lebensalter von geistiger Behinderung oder Alzheimer betroffen sein.

Zur selben Zeit, als 1997 die zweite, auf 1.800 MHz sendende Mobiltelefon-Generation in Schweden auf den Markt kam, setzte eine spürbare und dauerhafte gesundheitliche Verschlechterung der Bevölkerung ein, berichtet Johansson. Nachdem die Zahl der Krankentage unter schwedischen Arbeitnehmern ein Jahrzehnt lang gesunken war, stieg sie 1997 wieder an und nahm innerhalb der folgenden fünf Jahre um mehr als das Doppelte zu.

Ebenfalls verzweifachte sich in diesem Zeitraum die Zahl der verkauften Antidepressiva. Auch ein Anstieg an Verkehrsunfällen war 1997 zu verzeichnen, obwohl deren Zahl seit Jahren abgenommen hatte. Die Sterberate durch Alzheimer erhöhte sich, nachdem sie jahrelang gesunken war, stieg 1999 abrupt an und hatte sich bis 2001 beinahe *verdoppelt*.[14]

Salford hat nachgewiesen, dass Mobilfunkstrahlung die BHS durchlässig macht – die BHS schützt das Gehirn vor vielen Stoffen, die giftig für dieses Organ sind. Schwermetalle im Gehirn verhalten sich wie Mikroantennen und konzentrieren die EMF-Strahlung im Kopf. Auch Zahnamalgame fördern den Empfang. Eine von zahlreichen potentiellen Folgen einer durchlässigen BHS ist Demenz. Dass Hochfrequenzstrahlung die BHS-Permeabilität steigert, ist ein ernst zu nehmendes Problem.

Wenn Sie einen Anruf über ein Mobiltelefon tätigen, wird ein Funksignal an die Antenne der nächsten Basisstation geschickt, und von der Antenne wird das Signal zu dem angerufenen Telefon gesendet. Das Funksignal wird in Form von Hochfrequenzen übertragen. Die Antenne im Innern des Mobiltelefons gibt Hochfrequenzen ab, und einige davon werden während des Telefonats durch den Kopf geleitet und von diesem absorbiert. Je näher die Antenne Ihrem Kopf ist, desto stärker sind Sie der Hochfrequenzstrahlung ausgesetzt. Wenn Sie in Auto, Bahn oder Bus telefonieren, ist die Exposition umso intensiver, da die Verbindung aufgrund der Vorwärtsbewegung stetig neu hergestellt werden muss und die Strahlung im Innern des Metallfahrzeugs reflektiert wird. Die Besatzung eines Flugzeugs ist permanent der Drahtlostechnologie der Maschine ausgesetzt, und dies ist überaus bedenklich.

Die Exposition gegenüber Hochfrequenzen ist besonders hoch, wenn Sie ein Ferngespräch führen oder die nächste Antenne weit weg ist. In ländlichen Regionen ein Mobiltelefon zu benutzen ist riskanter als in Stadtgebieten, da man auf dem Land weiter vom nächsten Mobilfunkmast entfernt ist und die Sendeleistung des Mobiltelefons entsprechend höher ausfällt.

Inzwischen wird der SAR (der Spezifischen Absorptionsrate) mehr Aufmerksamkeit von Seiten der Telekommunikationsunternehmen geschenkt, und auch Bundesregierungen befürworten sie als ein Mittel zum Schutz der Öffentlichkeit. Doch der SAR-Grenzwert schützt lediglich vor einer thermischen Schädigung – vor Erhitzung –, nicht hingegen vor den Krebs auslösenden Effekten (den nicht thermalen, biologischen Auswirkungen). Der inzwischen verstorbene Dr. Robert C. Kane, Autor des Buches „Cellular Telephone Russian Roulette", sagte einst, dass die Wissenschaft eine klare Sprache spreche: sowohl thermale als auch nicht thermale Hochfrequenzstrahlung könne das Hirngewebe schädigen.

Dr. Henry Lai und Dr. Narendrah Singh sind biomedizinische Forscher an der University of Washington in Seattle. Im Jahr 1994 gaben sie ihre Forschungsergebnisse bekannt, die von der Mobilfunkindustrie eigentlich als der schlagende Beweis hätten aufgenommen werden müssen, nach dem sie zu suchen vorgibt. Was die Forscher herausgefunden hatten, bestätigte eindeutig vorangegangene Studien aus Indien, Belgien und Kiew:

„Die Exposition gegenüber schwacher Hochfrequenzstrahlung sorgt für eine DNS-Modifikation."

Lai und Singh wiederholten ihre Experimente und berichteten 1996 erneut, dass eine Belastung durch schwache Hochfrequenzstrahlung Einzel- und Doppelstrangbrüche in der DNS nach sich zögen. Lai und Singh, Sarkar, Maes, Cleary und Verschaeve stellten in ihren Versuchen unabhängig voneinander fest, dass Hochfrequenzstrahlung Chromosomen- und DNS-Schäden zur Folge hat.

Dr. Lai fasste die Resultate wie folgt zusammen:

„DNS-Schäden stehen mit der Bildung von Krebs in Zusammenhang – wenn es im Rahmen des Reparaturprozesses zu einer Störung kommt, kann daraus ein Problem erwachsen."

Das Problem, auf das Lai anspielt, nennt sich Krebs.[15]

In Kürze soll die Interphone-Studie veröffentlicht werden. Bei dieser Studie handelt es sich um die umfangreichste epidemiologische Untersuchung, die je zur Verbindung zwischen Krebs und Mobiltelefonen stattgefunden hat. Die größte Datenquelle stellte hierbei eine Reihe von Studien unter der Bezeichnung „Interphone-Studien" dar, die großzügig von der Branche der Drahtloskommunikation gefördert worden waren. Ausgehend von Daten aus 13 Ländern waren die Interphone-Studien zu dem Schluss gekommen, dass die Exposition gegenüber Mobilfunk das Hirntumorrisiko nicht erhöhe. Neben der denkbaren Befangenheit der Studien aufgrund der finanziellen Förderung von Seiten der Industrie wiesen sie noch weitere Makel auf, darunter den, dass nur ein relativ kurzer Zeitraum der Mobilfunknutzung untersucht worden war. Lloyd Morgan hat die Mängel der Studie genau bestimmt.[16]

Eine unabhängige Studienreihe, durchgeführt von Krebsspezialist Dr. Lennart Hardell, kam jedoch zu einem anderen Fazit. In Hinblick auf die biologischen Effekte genießt Hardells Forschungsarbeit ein hohes Ansehen. Hardell führte seine Studien an einer höheren Zahl an Patienten durch, und diese hatten ihr Mobiltelefon seit zehn Jahren oder länger genutzt. Zudem erhielt Hardell keine finanzielle Unterstützung von der Drahtlos-Branche. Die Ergebnisse ließen den Schluss zu, dass das Hirntumorrisiko umso höher wird, je mehr Stunden Mobilfunknutzung im Laufe der Zeit zusammenkommen. Ebenso nahm das Risiko zu, je mehr Leistung das drahtlose Gerät erbrachte, je mehr Jahre seit Erstnutzung vergangen waren, je höher die Gesamtexposition war und je jünger der Betreffende bei Mobilfunk-Erstnutzung war. Grundlegend geht aus den Studien hervor, dass es nach einer Latenzzeit von zehn Jahren zu einer statistisch relevanten Risikozunahme kommt. Das ist eine recht kurze Zeit für Hirntumoren, denn diese weisen beim Erwachsenen normalerweise eine Latenz von 20 bis 30 Jahren auf.

Eine im *International Journal of Oncology* veröffentlichte Studie stützte sich auf die Analyse von 1.600 Tumorpatienten, die bis zu zehn Jahre lang ein Mobiltelefon verwendet hatten. Der schwedische Biophysiker und Leiter der Studie Professor Kjell Mild sagte: „Die Beweislage, die für eine Verbindung zwischen Mobilfunknutzung und Krebs spricht, ist eindeutig und überzeugend. Je öfter Sie ein Mobiltelefon benutzen und je höher die Anzahl der Jahre, die Sie ein solches besitzen, desto höher das Hirntumorrisiko." Eine frühere Studie von Mild und Hardell stellte einen Zusammenhang zwischen Hirntumoren und dem Gebrauch von analogen Mobiltelefonen her. Die neueren Forschungen bestätigten dies und befassten sich auch mit digitalen Mobiltelefonen und schnurlosen DECT-Geräten. Es stellte sich heraus, dass alle drei Typen mit erhöhten Tumorraten in Verbindung stehen.

Interessant ist in diesem Zusammenhang, dass in Israel und Schweden gewonnene Erkenntnisse auf einen Zusammenhang zwischen langfristiger Mobilfunknutzung und drei Tumorarten hindeuten, nämlich:

- Gliomen (Hirnkrebs in den Gliazellen des Gehirns);
- Ohrspeicheldrüsentumoren (Krebs in der Parotis genannten Speicheldrüse nahe des Ohrs);
- und Akustikusneurinomen (Tumoren am Hörnerv im Gehirn).

Je öfter wir unser Mobiltelefon benutzen, desto stärker gefährden wir uns selbst und desto mehr Antennen werden in unserer Umwelt aufgestellt. Wenn Sie sich also gegen das Aufstellen von Antennen stark machen, sollten Sie Ihr Mobiltelefon nicht mehr nutzen.

Alternativen zu Drahtlosgeräten

Während die übrige Welt sich von der drahtlosen Revolution mitreißen lässt, haben sich die Schweiz (die das Internet erfunden hat) und deren größte Telefongesellschaft Swisscom – die zu 52 Prozent der Schweizer Regierung gehört – dazu entschlossen, die drahtgebundenen Netzwerke in den öffentlichen Schulen durch die KOSTENLOSE Bereitstellung von Glasfaseroptik aufzubessern!

Einen Haken hat die Sache allerdings: Die Schulen müssen ein LAN – ein „Local Area Network" bzw. lokales Netzwerk – mit mindestens vier untereinander verbundenen PCs nutzen, und die Verbindungsgeschwindigkeit hängt von der Zahl der Computer ab, die an das LAN der Schule angeschlossen sind. Genauer gesagt geht aus den Auftragsunterlagen von Swisscom hervor, dass die Schulen für die interne Verkabelung zahlen und ihre Geräte (PCs, Drucker) über ein Ethernet LAN/10BaseT/RJ45 miteinander koppeln müssen, um diese dann vor Ort an einen CISCO-Router der

Swisscom AG anzuschließen. Danach stellt Swisscom die Glasfaseroptik-Verbindung zur Schule her.

Die Schweiz hat immer schon einen kostenlosen Internetzugang bereitgestellt, und die Schulen konnten auf Wunsch WLAN-Verbindungen nutzen. Um die Effizienz der Glasfaseroptik nutzen zu können, benötigt man jedoch eine drahtgebundene LAN-Internetverbindung. Nur so kann man von der hohen Bandbreite profitieren, die eine Glasfaserverbindung beispielsweise beim zeitgleichen Video-Streaming an mehreren hundert Computern bietet. Je mehr Computer mit dem drahtgebundenen LAN vernetzt sind, desto größer ist die im Rahmen des Projekts „Schulen ans Internet" zur Verfügung gestellte Bandbreite. Ein echter Ansporn, sich für die drahtgebundene Variante zu entscheiden.

Im November 2009 beschloss die Lakehead University, sowohl ihren Campus in Thunder Bay als auch den in Orillio mit Glasfaseroptik-Netzwerken anstatt mit WLAN auszustatten. Auch andere Universitäten haben sich entschieden, ihre WLAN-Hotspots stillzulegen und stattdessen Ethernet-Verbindungen einzurichten. Hotels, die früher eine WLAN-Anbindung im gesamten Gebäude angeboten haben, stellen heute Ethernet-Verbindungen bereit. Ein drahtgebundener Service kann in kürzerer Zeit ein größeres Datenvolumen transportieren und ist darüber hinaus ein sichererer und zuverlässigerer Weg der Datenübertragung – bei Drahtlosverbindungen können Außenstehende auf fremde Daten zugreifen.[17]

Kinderschutz in Russland

Die Strahlenschutzinstanzen zahlreicher Länder sind von der Industrie unterwandert worden und daher kompromittiert. Die russische Strahlenschutzbehörde ist die weltweit fortschrittlichste, und daher ist es empfehlenswert, aufmerksam im Auge zu behalten, in welche Richtung sie strebt. Medizinprofessor Dr. Yuri Grigoriev ist Vorsitzender des Russischen Nationalkomitees für den Schutz vor nicht ionisierender Strahlung. Grigorievs Arbeitsgruppe umfasst 400 Wissenschaftler und Mitarbeiter, wobei es in früheren Jahren einmal 1.100 waren.

Kapitel 6: Die drahtlose Revolution

Der folgende Bericht über die Gefahren für Kinder durch Mobilfunknutzung stammt vom Russischen Nationalkomitee für den Schutz vor nicht ionisierender Strahlung in Moskau, Russland:

„Erstmalig in der Geschichte sehen wir uns einer Situation gegenüber, in der ein Großteil aller Kinder und Jugendlichen weltweit permanent den potentiell schädlichen Auswirkungen elektromagnetischer Felder (EMFs) von Mobiltelefonen ausgesetzt sind.

Ein elektromagnetisches Feld ist ein entscheidender biotroper Faktor, der sich nicht nur auf die menschliche Gesundheit im Allgemeinen auswirkt, sondern auch auf die Prozesse höherer Nervenaktivität wie Denken und Verhalten. Bei der Nutzung eines Mobiltelefons wirkt sich die Strahlung unmittelbar auf das Gehirn aus.

Trotz der Hygienevorschriften des Gesundheitsministeriums, in denen dringend davon abgeraten wird, dass Personen unter 18 Jahren Mobiltelefone nutzen, […] sind Kinder und Jugendliche zur Zielgruppe der Mobilfunkvermarktung geworden.

Die gegenwärtigen Sicherheitsnormen, die für die Exposition gegenüber Mikrowellen von Mobiltelefonen gelten, wurden mit Blick auf den erwachsenen Menschen konzipiert und berücksichtigen nicht die besonderen Merkmale des kindlichen Organismus. Die WHO räumt dem Schutz der Gesundheit von Kindern vor den potentiell negativen Auswirkungen von EMFs durch Mobiltelefone höchste Priorität ein. Anerkannt wurde diese Problematik auch vom Wissenschaftlichen Ausschuss der Europäischen Kommission, von den staatlichen Behörden mehrerer europäischer und asiatischer Länder sowie von den Teilnehmern internationaler Wissenschaftskonferenzen zum Thema biologische Auswirkungen von EMFs.

Das potentielle Risiko für die Gesundheit von Kindern ist äußerst hoch:

- Ein Kinderkopf absorbiert ein beträchtlich höheres Maß an elektromagnetischer Energie als der Kopf eines Erwachsenen. (Das Gehirn von Kindern ist kleiner und leitfähiger, die Schädelknochen sind dünner, und der Abstand zwischen Hirn und Antenne ist geringer.)
- Der Organismus von Kindern reagiert empfindlicher auf EMFs als der eines Erwachsenen.
- Das Gehirn von Kindern ist anfälliger für die kumulative schädliche Wirkung, die mit der chronischen Belastung durch EMFs einhergeht.
- EMFs stören die Prozesse höherer Nervenaktivität.
- Die Kinder von heute werden Mobiltelefone in erheblich stärkerem Umfang nutzen, als es die Erwachsenen von heute tun.

Das Russische Nationalkomitee für den Schutz vor nicht ionisierender Strahlung ist der Ansicht, dass Kinder, die Mobiltelefone nutzen, vermutlich schon in naher Zukunft von folgenden Gesundheitsrisiken betroffen sein werden: Gedächtnisstörungen, Konzentrationsstörungen, einer verminderten Lern- und Kognitionsfähigkeit, Reizbarkeit, Schlafproblemen, einer höheren Stressanfälligkeit sowie einer verstärkten Neigung zu Epilepsie.

Zu erwartende (mögliche) gesundheitliche Spätfolgen sind: Hirntumoren, Tumoren an Hör- und Gleichgewichtsnerven (in der Gruppe der 25- bis 30-Jährigen), Alzheimer, Demenz, Depressives Syndrom und andere Arten von Nervenstruktur-Degenerationen im Hirn (in der Gruppe der 50- bis 60-Jährigen).

Die Mitglieder des Russischen Nationalkomitees für den Schutz vor nicht ionisierender Strahlung betonen, wie dringlich es ist, die Kindesgesundheit vor den Auswirkungen von EMFs durch Mobilfunksysteme zu schützen. Daher bitten wir Regierungsbehörden und die gesamte Gesellschaft, dieser anstehenden Bedrohung ein Höchstmaß an Aufmerksamkeit zu widmen und entsprechende Maßnahmen zu ergreifen, um künftigen Generationen die schädlichen Gesundheitsfolgen zu ersparen.

Mobilfunk nutzende Kinder wissen nicht um die Risiken, denen ihr Hirn durch EMF-Strahlung ausgesetzt ist. Wir sind der Ansicht, dass dieses Risiko kaum geringer ist als das, welches Tabak oder Alkohol für die Gesundheit von Kindern darstellen. Es ist unsere berufliche Pflicht, nicht untätig zuzusehen, wie sich diese Schädigung der Kindesgesundheit vollzieht."

14. April 2008"[18]

„Inzwischen wissen wir, dass schon eine einzige Exposition gegenüber schwacher Hochfrequenzstrahlung die DNS-Struktur der Hirnzellen schädigt."

Dr. Robert C. Kane: „Cellular Telephone Russian Roulette – A Historical and Scientific Perspective"

Dr. Robert C. Kane über Mobiltelefone

Es handelt sich um nichts anderes als Russisch Roulette mit Mobiltelefonen. Der einzige Unterschied besteht darin, dass man beim herkömmlichen Russisch Roulette umgehend weiß, ob man verloren oder gewonnen hat. Beim Russisch Roulette mit Mobiltelefonen hingegen wissen Sie vielleicht erst Jahre später, ob Sie der Verlierer sind. Vielleicht erfahren Sie erst fünf oder zehn Jahre nach „Verlieren" des Spiels von Ihrem Hirntumor. Ein-, zwei- oder zehnmal am Tag gehen Sie an Ihr Handy – womöglich auch nur ein paarmal im Monat. Doch bei jedem einzelnen Mal spekulieren Sie darauf, dass „dieses Mal" nicht das Mal ist, da die Strahlung Ihr Gehirn irreparabel schädigt. Schon ein scheinbar kleines Trauma an einer winzigen Stelle genügt, um Gewebeschäden, DNS-Schäden oder Chromosomen-Mutationen hervorzurufen.

Nur zu, tätigen Sie Ihren Anruf. Meinen Sie, heute haben Sie noch einmal Glück?

Tipps für eine sicherere Mobilfunknutzung

1. Verschicken Sie Textnachrichten.
2. Verwenden Sie die Lautsprecherfunktion.
3. Tragen Sie kein Mobiltelefon an Ihrem Körper.
4. Verwenden Sie Mobiltelefone nur für sehr kurze Anrufe.
5. Telefonieren Sie mit dem Mobiltelefon nicht in Auto, Bus oder Bahn.
6. Schalten Sie Ihr Mobiltelefon nachts aus, und bewahren Sie es nicht im Schlafzimmer-Umfeld auf.
7. Personen unter 18 Jahren sollten ein Mobiltelefon nur in Notfällen benutzen.

Schnurlos-Telefone

Schaden DECT-Telefone und WLAN-Router dem Herz? Ja.

Das Herz ist ebenso wie das Gehirn ein elektrisches Organ – sollte es uns daher verwundern, dass die von uns erschaffenen künstlichen Felder die Funktion dieser Organe beeinträchtigen?

Die älteren analogen Schnurlostelefone haben nur dann Strahlung abgegeben, wenn man sie in der Hand hielt. Die Basisstation der neueren DECT-Geräte, die auf den Frequenzen 1,9 GHz, 2,45 GHz und sogar 5,8 GHz operieren, strahlt auch, wenn das Telefon nicht benutzt wird. Wenn Sie neben der Basisstation sitzen oder liegen, sind Sie daher einer unnötigen Dosis an Hochfrequenzstrahlung ausgesetzt.

Havas ist für ein Verbot von Schnurlostelefonen, deren Basisstation bedingt durch den Dauerbetrieb-Modus permanent DECT-Frequenzen von 2,4 oder 1,8 GHz ausstrahlen. Nicht immer wird auf diesen Telefonen der Frequenzbereich oder die Bezeichnung „DECT" angegeben. Laut dem „BioInitiative Report" erhöht sich das Risiko auf ein malignes Gliom (einen Hirntumor) um 470 Prozent, wenn man ein Schnurlostelefon über mehr als zehn Jahre hinweg immer auf derselben Kopfseite verwendet.

Havas zufolge gibt es unzweifelhafte Beweise für die Negativauswirkungen von DECT-Telefonen. Erstmals nun bringt sie stichhaltige Belege dafür an, dass diese Strahlung sich störend auf das

Herz auswirken kann.[19] Zu den Symptomen gehören Herzrasen, Herzrhythmusstörungen, Schmerzen oder Druck in der Brust, niedriger oder erhöhter Blutdruck, Kurzatmigkeit und innere Unruhe.

Im Rahmen ihrer Lebendblut-Analyse experimentierte Havas mit einem DECT-Telefon, das auf der Frequenz 2,4 GHz und mit einer Leistung von drei mW/cm^2 sendete. Sie verwendete dreiminütige Intervalle, wobei das Telefon etwa 60 Zentimeter vom Kopf entfernt war. Gesunde rote Blutkörperchen sind rund und voneinander getrennt; nur wenige kleben aneinander. Durch die Strahlung wurde die elektrische Ladung an der Außenhülle der roten Blutkörperchen verändert, und nachdem das Schnurlostelefon zehn Minuten lang in Betrieb gewesen war, klebten die Blutkörperchen zusammen wie gestapelte Münzen. Es gab keine vereinzelten Blutkörperchen mehr. Eine solche Verklumpung stört die Sauerstofffreisetzung und die Beseitigung von Abfallprodukten wie Kohlendioxid, was den Blutkreislauf hemmt. Havas gibt an, dass sich die Lebendblut-Analyse gut als Diagnosemethode für Personen mit EHS eignen könnte.

Da DECT-Telefone sehr leistungsstark sind und die Strahlung auch durch Wände dringt, kann es vorkommen, dass Menschen in Mehrparteienhäusern der Strahlung der Nachbarwohnung ausgesetzt sind, auch wenn sie selbst gar kein DECT-Gerät besitzen. Wissenschaftlern zufolge erfolgt die Schädigung durch eine Unterbrechung der mikrotubulären Verbindungen, der interzellulären Kommunikationswege von Biophotonen also, was die Kommunikation zwischen den Zellen einschränkt. Zudem lagern sich in den Zellen vermehrt Schwermetalle ein, was die interzelluläre Produktion von freien Radikalen ankurbelt. Dies kann dazu führen, dass die Zellenergieproduktion drastisch einbricht, was beim Betroffenen zu enormer Erschöpfung führt.

Wenn Sie nicht genau wissen, ob Ihr Schnurlostelefon ein analoges oder digitales Gerät ist, nehmen Sie ein tragbares Radio, stellen Sie es auf einen AM-Sender am unteren Ende der AM-Skala ein und verschieben Sie den Regler dann ein wenig, bis Sie statisches Rauschen hören. Nähern Sie sich nun mit dem Radio dem in eine Steckdose eingestöpselten Schnurlostelefon. Wird das

Rauschen lauter und nimmt wieder ab, sobald Sie das Schnurlostelefon von der Steckdose trennen oder sich mit dem Radio von der Ladestation entfernen, handelt es sich bei Ihrem Telefon um ein digitales Dauerbetriebs-DECT-Gerät, das auf 2,4 oder 1,8 GHz sendet. WLAN bedient sich derselben Frequenzen (2,4 GHz).

Im Dezember 2009 verfügte das Berufungsgericht in Brescia (Norditalien), dass das INAIL (Instituto Nazionale per l'Assicurazione contro gli Infortuni sul Lavoro, Nationales Institut für die Versicherung gegen Arbeitsunfälle) für den Hirntumor eines Angestellten hafte. Der Angestellte hatte täglich viele Stunden lang ein Mobil- wie auch ein Schnurlostelefon verwenden müssen. Durch den Prozess hat der Kläger eine Berufsunfähigkeitsrente für eine 80-prozentige Invalidität erwirken können.

Durch diese Gerichtsentscheidung ist es italienischen Angestellten künftig möglich, auf die Verwendung eines schnurgebundenen Telefons zu pochen und ihren Arbeitgeber darauf hinzuweisen, dass er für die gesundheitlichen Auswirkungen von Schnurlostelefonen haftbar ist.[20] Das deutsche Bundesamt für Strahlenschutz rät den Bürgern, keine DECT-Telefone zu verwenden.[21]

Drahtlose intelligente Stromzähler

Für drahtlose „Smart Meter" bzw. intelligente Stromzähler müssen ganze Gemeinden mit einem neuen Drahtlosnetz abgedeckt werden, das wiederum Strahlung abgibt. Intelligente Stromzähler übertragen alle paar Minuten über Hochfrequenzen Informationen zum Stromverbrauch an die Zentrale des jeweiligen Energieversorgers.

Äußerst bedenklich wird dies, wenn der Zähler an einer Wand angebracht ist, hinter der ein Schlafzimmer oder ein von den Bewohnern häufig genutzter Raum liegt. Ebenfalls Anlass zur Sorge besteht bei Mehrparteienhäusern, bei denen gleich mehrere Zähler an der Außenwand von Wohn- und vor allem Schlafzimmern montiert sind. Eine Vielzahl an Zählern kann zu einem umso höheren Strahlenwert führen. Offenbar unterscheiden sich Zähler darin, wie stark sie strahlen und wann sie ihre Daten übermitteln. Beides ist abhängig von der vom Signal zu überbrückenden Distanz, den physischen Hindernissen zwischen Zähler und Sammelpunkt und der Anzahl der Zähler, die den betreffenden Apparat als „Sprungbrett" für die Übertragung der eigenen Daten an den Sammelpunkt nutzen.

Sie können Ihren Energieversorger auffordern, den intelligenten Zähler durch einen herkömmlichen Wattstundenzähler zu ersetzen. Allerdings kann dies zu Mehrkosten führen, da einmal im Jahr jemand kommen und den Zähler ablesen muss. In einigen Ländern sind intelligente Zähler bereits vorgeschrieben.

Im Oktober 2010 wurden einige Mitglieder der kalifornischen Regulierungsbehörde California Public Utilities Commission von ihrer eigenen Anwaltsabteilung, der Division of Ratepayer Advocates (DRA), scharf kritisiert, weil sie verabsäumt hatten, die potentiell tödlichen Aspekte gründlich zu prüfen, die mit dem Smart-Meter-Programm des Energiekonzerns PE&E einhergehen. Die gesundheitlichen Auswirkungen von „intelligenten" Stromzählern seien *„eindeutig von hohem öffentlichem Belang"*, heißt es von Seiten der DRA, die mit Nachdruck behauptet, dass *„die Kommission ihrer Verpflichtung, einen ‚sicheren und zuverlässigen' Service zu bieten, nicht nachkommt, sofern sie nicht um weitere Beweise ersucht und eine Analyse durchführt"*. Die California Public Utilities Commission ist dadurch unter hohen Druck geraten, jede weitere Installation von intelligenten Zählern umgehend zu unterlassen.

Schon vor Monaten haben PG&E-Kritiker vor allem zwei Alternativen aufgezeigt: dem Kunden entweder zu ermöglichen, aus dem Smart-Meter-Programm auszusteigen und den alten Strom- und Gaszähler zu behalten, oder ihm einen intelligenten Zähler anzubieten, der die Daten per Kabel überträgt. Milham schlägt vor, die Rechnungsdaten über bereits existierende Telefon- oder Glasfaseroptik-Leitungen zu übermitteln.

Ein weiteres Argument gegen intelligente Zähler ergibt sich aus dem jüngsten Breitbandbericht des US Department of Energy, des US-amerikanischen Energieministeriums. In dem vom Ministerium im Oktober 2010 herausgegebenen Breitbandbericht zum Thema Datenschutz heißt es, dass „die Konsumenten ein Recht darauf haben sollten, ihre persönlichen Daten zum Energieverbrauch vertraulich behandeln und den Zugriff darauf kontrollieren zu können. Eine gut durchkonzipierte technologische Umsetzung des intelligenten Stromnetzes sollte dem einzelnen Konsumenten auch zahlreiche Wahlmöglichkeiten bieten im Hinblick darauf, ob er seine persönlichen Energieverbrauch-Daten über haushaltseigene Energiemanagement-Systeme verwalten möchte und wenn ja, wie." Aktivisten können auf diese Aussage verweisen, um zumindest eine Rücktrittsoption für Verbraucher zu fordern, sofern ein Verbot von intelligenten Zählern nicht durchsetzbar ist.

Die kalifornische Stadt San Anselmo hat beschlossen, Smart Meter zu verbieten.[22] Das Sonoma Country Republican Central Committee in Kalifornien hat eine Resolution gegen die Installation intelligenter Stromzähler verabschiedet. Und in Central Maine häufen sich die Proteste gegen intelligente Zähler.[23]

Ein juristischer Präzedenzfall

Als einen Präzedenzfall bezeichnet Gloria Vogel, Geschäftsführerin des in New York ansässigen Unternehmens Vogel Capital Management, den Prozess *AT&T Alascom und Ward North America Inc. gegen John Orchitt; Bundesstaat Alaska, Department of Labor and Workforce Development [Ministerium für Arbeit und Personalförderung], Division of Workers' Compensation [Abteilung für die Entschädigung von Arbeitnehmern]*. Durch das im Juli 2007 gefällte Urteil wurde einem Arbeitnehmer eine 100-prozentige Invalidität zugestanden, obwohl dieser einer Hochfrequenzstrahlung ausgesetzt war, die den von der Federal Communications Commission (FCC) festgelegten Grenzwert für Menschen nur leicht überschritten hatte. Dadurch, so Vogel weiter, habe der Oberste Gerichtshof von Alaska einen juristischen Präzedenzfall geschaffen und den kausalen Zusammenhang zwischen Hochfrequenzstrahlen-Belastung und kognitiven bzw. psychologischen Schäden wie Hirnfunktionsstörungen, Gedächtnisverlust, Schlafstörungen, Stimmungsschwankungen und Depressionen anerkannt.[24]

Ganzkörper-Bildgebung an Flughäfen

Das Electronic Privacy Information Center (EPIC), ein führender amerikanischer Datenschutzverband, hat ein Bundesberufungsgericht ersucht, das US-Regierungsprogramm zur Einführung von Ganzkörperscannern an Flughäfen auszusetzen. Dem Verband zufolge erfolgt die verdachtslose Durchsuchung sämtlicher Flugreisender mittels der Scanner auf äußerst zudringliche Weise – derart zudringlich, dass sie nach dem Vierten Zusatzartikel der US-Verfassung nicht zumutbar sei.

Das Magazin *Wired* berichtet:

„Abgesehen vom Vorwurf der Verfassungswidrigkeit prangert EPIC auch an, dass das Heimatschutzministerium durch Bereitstellung der Geräte allerlei bürokratische Verfahrensweisen verletze, die eine öffentliche Prüfung vorschrieben, wie es z.b. der Administrative Procedures Act tue. Darüber hinaus behauptet der Verband, dass die Geräte u.a. gegen den Federal Video Voyeurism Prevent Act verstießen, der vor jeder Form der Bilderfassung schützen soll, welche die persönliche Privatsphäre verletzt."

Zudem wandten sich Wissenschaftler der University of California in San Fransisco (UCSF) im April mit einem Brief an das Office of Science and Technology des Weißen Hauses. In dem Schreiben warnten sie vor den potentiellen Gesundheitsrisiken – darunter Hautkrebs – durch die Scanner, da die Geräte Haut und darunter liegendes Gewebe einer Strahlendosis aussetzten.[25]

Das Verschwinden von Vögeln und Bienen

Im Jahr 2008 wurde berichtet, dass Imker seit 2006 immer wieder den unerklärlichen Verlust von Bienenvölkern meldeten, der bis zu 30 Prozent oder mehr betrage. Laut einem Bericht des US-Kongresses wurden im Winter 2006/2007 bis zu 36 Prozent der insgesamt 2,4 Millionen Bienenvölker ausgemerzt – wobei normalerweise während eines Winters nur zehn bis 20 Prozent absterben. Der US-Kongress stufte dieses Phänomen – Colony

Collapse Disorder (CCD) bzw. Bienenvolk-Kollaps genannt – als bedrohlich ein und gewährte dem US Department of Agriculture, dem US-Landwirtschaftsministerium, einen Notfallfonds, um das Verschwinden der Honigbiene zu untersuchen.

Auch aus Europa und Brasilien wurde das Verschwinden von Bienen gemeldet. Kanadische Imker berichteten, dass im Winter 2006/2007 ein Drittel des nationalen Bienenbestands verschwunden sei, 23 Prozent allein in British Columbia. Jacobus Biesmeijer und William Kunin (Leeds University, Großbritannien) führten zusammen mit einem Team von britischen, deutschen und niederländischen Forschern eine Studie durch, die im Magazin Science veröffentlicht wurde und bestätigte, dass die Bedrohung ernst zu nehmend sei. Im Rahmen einer Untersuchung verschiedener Regionen in Großbritannien und den Niederlanden haben Wissenschaftler festgestellt, dass Wildbienen den höchsten Preis zu zahlen hatten. Im Vergleich zum Jahr 1980 hat die Artenvielfalt unter ihnen in Großbritannien um 52 Prozent und in den Niederlanden gar um 67 Prozent abgenommen.

CCD zeichnet sich dadurch aus, dass die Bienen schlicht verschwinden. Es finden sich keine Haufen toter Bienen in den Stöcken, wie es der Fall wäre, wenn sie an Pestiziden, Viren oder Parasiten eingingen. Bienen verfügen über einen inneren Kompass. In ihrem Unterleib findet sich eine Art Mineral namens Magnetit, das ihnen hilft, sich von den Magnetfeldern der Erde leiten zu lassen. Auch Vögel haben Magnetit in Gehirn und Schnabel, das ihnen normalerweise bei der Orientierung hilft. Bringt etwa das zunehmende Maß an Elektrosmog die Tiere vom Kurs ab?

Wolfgang Harst, Jochen Kuhn und Hermann Stever von der Universität Landau wiesen in einer Studienreihe den Effekt von gepulster, digitaler Strahlung nach. In ihrer Studie setzten sie zwei Bienenstöcke der Strahlung von schnurlosen DECT-Telefonen aus, während zwei weitere Bienenstöcke nicht bestrahlt wurden. Aus jedem Stock wurden 25 Bienen ausgewählt und in 800 Metern Entfernung vom Stock ausgesetzt. Von den nicht bestrahlten Stöcken kehrten je 16 und 17 Bienen nach 28 bzw. 32 Minuten zurück. Vom ersten bestrahlten Stock kehrten nach 38 Minuten sechs Bienen zurück, vom zweiten nicht eine einzige. Die Zahl der entstandenen Waben in den Wabenrahmen der bestrahlten Stöcke war nach neun Tagen um 21 Prozent geringer als in den unbestrahlten Stöcken.[26]

Dr. George Carlo hat ein sechsjähriges, 28,5 Millionen Dollar teures Forschungsprogramm geleitet, das von der Drahtlos-Branche Nordamerikas durchgeführt wurde. Für das drohende Verschwinden von Vögeln und Bienen sind ihm zufolge „Information Carrying Radio Waves" (ICRW) verantwortlich, die weltweit von Mobilfunkmasten und anderen drahtlosen Übertragungsmedien ausgesendet werden. Carlo ist überzeugt davon, dass ICRW die interzelluläre Kommunikation aller Lebewesen stören und sowohl das Navigations- als auch das Immunsystem der Bienen schädigen. Zudem geht er davon aus, dass der ICRW-Sättigungspunkt in unserer Umwelt erreicht ist.

Dr. S.Vijayan, Direktor des Salim Ali Centre for Ornithology and Natural History (SACON), sagte:

> „In einer Reihe von Studien hat man versucht herauszufinden, welche Beziehung zwischen dem verstärkten Auftreten elektromagnetischer Wellen und der sinkenden Zahl an Spatzen besteht. Es konnte eine positive Korrelation festgestellt werden. In Spanien durchgeführte Studien haben nachgewiesen, dass Spatzen zunehmend aus Städten verschwinden, in denen die elektromagnetische Belastung sehr hoch ist."

In diesem Jahr hat der British Trust for Ornithology in London eine Studie anlaufen lassen, in der geprüft werden soll, ob das explosionsartig angestiegene Maß an elektromagnetischen Wellen durch Mobiltelefone die Spatzen aus London vertreibe. An der britischen Studie wirken 30.000 Vogelbeobachter mit, die die städtischen Spatzenpopulationen in der Nähe von Mobilfunkantennen untersuchen werden, wo die Konzentration der elektromagnetischen Felder am höchsten ist.

In London wurde ein starker Einbruch der Spatzenpopulationen beobachtet – es wurde eine Abnahme von 75 Prozent seit dem Jahr 1994 verzeichnet. Vijayan merkte an, dass die Spatzen vornehmlich aus Gebieten verschwänden, in denen Mobilfunkmasten errichtet würden. SACON hat noch eine weitere eingehende Studie gestartet, um herauszufinden, auf welche Weise die kleinen Vögel beeinflusst werden. Denn, so sagt er:

„Dies alles sind bislang nur Indizien. Nun müssen wir nachweisen, wie genau sich die Strahlung auf die Spatzen auswirkt. Ich denke, dass diese ihr zentrales Nervensystem beeinflusst. Bei unseren derzeitigen Studien greifen wir auf Daten aus mehreren Städten mit sinkender Spatzenpopulation zu, in denen die Auswirkungen elektromagnetischer Belastung durch Mobiltelefone ebenfalls untersucht werden."

Sollte sich der Rückgang der Bienenvölker in dieser Weise fortsetzen, wird sich dies verheerend auf das Nahrungsangebot für den Menschen auswirken. Was auch immer die Abnahme der Bienenpopulationen in den Industrienationen ausgelöst hat, wird vermutlich eine künstlich vom Menschen geschaffene Ursache sein. Goldsworthy gibt an, dass verschiedene Möglichkeiten erörtert worden seien, darunter Varroamilbe und Pestizide sowie andere Agrochemikalien. Doch der Favorit, für den die überzeugendsten Beweise vorlägen, sei Mobilfunk-Hochfrequenzstrahlung. Goldsworthy zufolge sieht es ganz danach aus, als sei der Grund dafür deren Effekt auf die *Cryptochromen* der Tiere.

Goldsworthy gibt an, dass elektromagnetische Felder die cryptochrome magnetische Navigation stören, und verweist auf Thorsten Ritz und Kollegen,[27] die nachgewiesen haben, dass sich Rotkehlchen in einem stabilen, dem der Erde nachempfundenen Magnetfeld selbst bei schwacher magnetischer Strahlung innerhalb eines breiten Hochfrequenzbereichs nicht mehr orientieren können; dasselbe gilt vermutlich für Bienen. Dies ist nachfolgend von anderen Wissenschaftlern bestätigt und näher erläutert worden. Auch die cryptochrome Körperuhr von Insekten wird durch Magnetfelder beeinflusst (Yoshii und Kollegen, 2009).

Beim Menschen steuern Cryptochromen den zirkadianen Rhythmus und das Immunsystem.

Die Verschlechterung der Volksgesundheit

Weiter unten folgt ein Auszug aus Goldsworthys Artikel „Why Vodafone Should Not Increase the Power of Base Stations" [Weshalb Vodafone die Leistung seiner Basisstationen nicht erhöhen sollte]. Mit dem Artikel reagierte er im März 2010 auf das Ersuchen des Konzerns Vodafone um die Erlaubnis, die Sendeleistung seiner Basisstationen um das Vierfache erhöhen zu dürfen.

Inzwischen wird immer häufiger über Krebscluster rund um Mobilfunkmasten berichtet. Zurückführen lassen sich die Cluster auf die Machtlosigkeit des Immunsystems gegenüber Krebszellen im Anfangsstadium. Dies ist die wahrscheinlichste Erklärung, denn andere unseren zirkadianen Rhythmus störende Faktoren wie Schichtarbeit und permanente Lichtexposition wirken sich ganz ähnlich auf die Gesundheit aus. Zu den Folgen gehört ein drastischer Anstieg von Brustkrebs, Kolorektalkrebs und anderen Erkrankungen. Ein vergleichbarer Anstieg ist bei Menschen zu erwarten, die in der Nähe von Mobilfunkmasten leben. Viele dieser Menschen klagen bereits über Schlafprobleme in der Nacht und Müdigkeit am Tag, was darauf hindeutet, dass ihr natürlicher zirkadianer Rhythmus gestört ist.

Die derzeitige Beweislage lässt darauf schließen, dass *die Strahlung als Licht wahrgenommen wird*. Dadurch wird die Dunkelphase des Zyklus unterbrochen, in der das Immunsystem eigentlich am aktivsten sein sollte. In diesem Fall werden Menschen, die die Strahlung tagsüber für gewöhnlich vertragen, nachts anfälliger ihr gegenüber. Daher sollte man sich unter allen Umständen bemühen, einer nächtlichen bzw. permanenten Strahlenexposition durch Basisstationen zu entgehen.

Einige Lösungen im Fokus

Goldsworthy empfiehlt:

- Die Leistungserhöhung sollte verschoben werden – wenn man ohnehin schon in einem Loch sitzt, sollte man nicht auch noch graben.
- Nutzen Sie Femtozellen. Diese Technik bedient sich schwacher Heimbasisstationen, die über Kabel oder Lichtwellenleiter an das Breitbandnetz angeschlossen sind. Von Mobilfunkbetreibern wird diese Option bereits bevorzugt, da sie günstiger und zuverlässiger ist und der Konsument den Großteil der Kosten trägt. Die Technik mindert die Notwendigkeit, in Hochleistungs-Basisstationen zu investieren, und senkt das Übertragungsvolumen einer jeden Station. Würde ein Großteil des Übertragungsvolumens über diese sehr schwachen, teils von Hauswänden abgeschirmten Stationen geleitet, so würde dies die großen Basisstationen entlasten. Das wiederum dürfte die Auswirkungen der Strahlung auf Bienen und die übrige Fauna mindern.
- Die Leistung einer Femtozelle sollte nur gerade so hoch sein, dass der einzelne Haushalt abgedeckt ist. Zudem sollte die Zelle nur dann aktiv sein, wenn sie genutzt wird (so wie die Basisstation eines DECT-Telefons vom Modell „Orchid Low Radiation"). Dies ist nicht nur energiesparend, sondern sorgt zugleich auch dafür, dass zirkadianer Rhythmus und Immunsystem von Nutzer, Nachbarn und Fauna weniger gestört werden. Von besonderer Bedeutung ist dabei der Umstand, dass die meisten Femtozellen nachts inaktiv sind, wenn das Immunsystem am aktivsten ist.
- Die Bandbreite des Signals sollte eingeschränkt werden. Digitale Signale sind u.a. deshalb problematisch, weil sie durch ihre kurzen Anstiegs- und Abfallzeiten eine hohe Zahl an Harmonischen erzeugen. (Harmonische sind Vielfache der Grundfrequenz.) Beim Modulieren von Trägerwellen generieren sie sehr breite Seitenbänder ober- und unterhalb der Trägerfrequenz, und diese Seitenbänder sind die eigentlichen Informa-

tionsträger. Die Bandbreite eines jeden Seitenbands entspricht der Frequenz der höchsten Harmonischen des gesendeten Signals und deckt sich oft teilweise mit den Frequenzen, für die Cryptochromen anfällig sind. Normalerweise stört diese „bandexterne" Strahlung andere Funkübertragungen nicht, da sie, unabhängig von der Frequenz, relativ schwach ist. Cryptochromen jedoch reagieren empfindlich auf einen sehr breiten Frequenzbereich, und da das Signal in die gesamte Bandbreite eingebettet ist, kann die Störung durchaus massiv ausfallen. Eine einfache Lösung, die näher untersucht werden sollte, besteht darin, den Teil des unteren Seitenbands zu unterdrücken, der den für Cryptochromen relevanten Bereich überlagert. (Praktiziert wird dies bereits bei analogem Fernsehen in Form von Restseitenbandübertragungen.) Das von der Basisstation ausgesendete obere Seitenband sowie der restliche Teil des unteren Seitenbands enthalten nach wie vor alle digitalen Informationen, dürften jetzt jedoch relativ unschädlich sein.

- Andere Modifikationen. Zwar ist die Interferenz mit den Cryptochromen vermutlich nicht die einzige Weise, auf die modulierte Funkwellen von Basisstationen biologisch wirken, doch ist sie wahrscheinlich das, was sich am stärksten auf Bienen und Immunsystem auswirkt und beim Menschen ein erhöhtes Krebsrisiko nach sich zieht. Weitere nicht thermische biologische Auswirkungen von Mobilfunkstrahlung, beispielsweise DNS-Schäden, weisen eine andere Ätiologie auf. Sofern das Immunsystem voll funktionstüchtig ist, dürfte es die meisten beschädigten Zellen allerdings bekämpfen, ehe diese kanzerös werden.

- Doch auch gegen DNS-Schäden ließe sich eventuell etwas tun. Eine DNS-Schädigung kommt höchstwahrscheinlich dadurch zu Stande, dass modulierte Funkwellen strukturrelevante Kalzium-Ionen aus den Zellmembranen lösen, was erstmals 1975 von Bawin et al. beobachtet wurde.[28] Die Beweislage deutet stark darauf hin, dass dies die Membranen schwächt und leichter durchlässig macht (A. Goldsworthy in „Plant Electrophysiology:Theory and Methods", Ed.A. G.Volkov).[29] Allerdings sollte es möglich sein, das gesendete Signal entsprechend abzuändern, um diese Auswirkung auf die Membranen zu vermeiden. Auch dies mag einfacher sein, als man denkt.

Havas erklärt:

„Ob es nun um WLAN in Schulen, Mobilfunknutzung oder das Wohnen in der Nähe von Mobilfunkmasten geht – in all diesen Fällen werden Menschen Mikrowellenstrahlung ausgesetzt. Die Strahlung ähnelt der, die von Mikrowellengeräten ausgeht, mit dem großen Unterschied, dass die Strahlung eines Mikrowellenherds angeblich im Innern des Geräts bleibt, wohingegen die Strahlung der übrigen Apparaturen nicht räumlich beschränkt ist. Denn wäre dies der Fall, würden sie ja nicht funktionieren.

Was geschieht, wenn man Metall in einen Mikrowellenherd legt? Es sprüht Funken, da es die Mikrowellenstrahlung reflektiert. Dasselbe vollzieht sich in Ihrem Zuhause. Metallene Objekte reflektieren die Strahlung, und dadurch können Hotspots entstehen.

Somit werden der Klassenraum mit der WLAN-Basisstation und das Schlafzimmer mit der nahe gelegenen Mobilfunkantenne zum schwach strahlenden Mikrowellenherd."

Internationale Autorität in Sachen Krebs – Mai 2011

Die International Agency for Research on Cancer (IARC, Internationale Agentur für Krebsforschung), die unter der Schirmherrschaft der WHO steht, gilt als weltweit tonangebende Instanz in Sachen Krebs. Nur wenige Tage, nachdem der Europarat durch seine Vertreter aus 47 europäischen Ländern gefordert hatte, die von Drahtlostechnologien ausgehende EMF-Belastung für die Bevölkerung drastisch zu senken, stufte die IARC am 31. Mai 2011 elektromagnetische Hochfrequenzfelder (HF-EMF) als potentiell Krebs erregend für den Menschen ein. Ausschlaggebend für diese Entscheidung war, dass Mobilfunknutzung mit einem erhöhten

Gliom-Risiko in Verbindung gebracht worden war (ein Gliom ist ein maligner Typus von Hirnkrebs). Die Monographie-Arbeitsgruppe der IARC erörterte und prüfte die Literatur, die zu den folgenden Expositionskategorien, darunter hochfrequente elektromagnetische Felder (HF-EMF), verfügbar war: berufsbedingte Exposition gegenüber Radar und Mikrowellen; umweltbedingte Exposition, die mit Signalübertragungen in den Bereichen Radio, Fernsehen und drahtlose Telekommunikation einhergeht; und persönliche Exposition durch die Nutzung von Schnurlostelefonen. Darunter fällt der gesamte HF-EMF-Bereich von etwa drei kHz bis hin zu 300 GHz.

„Säuglinge entwickeln erst mit 18 Monaten eine Blut-Hirn-Schranke."

Dr. Dietrich Klinghardt, Klinghardt Academy of Neurobiology

„In den Vereinigten Staaten sind derzeit sieben Sammelklagen gegen die Handy-Industrie, also die Mobilfunkindustrie anhängig. Um dies in einen größeren Zusammenhang zu stellen: Eine einzige Sammelklage hat die Asbestindustrie in die Knie gezwungen, und eine einzige Sammelklage hat dazu geführt, dass die Silikonbrustimplantat-Branche Konkurs anmelden konnte. Und gegen die Mobilfunkindustrie laufen derzeit sieben Sammelklagen."

Dr. George Carlo, Vorsitzender des (gemeinnützigen) Science and Public Institute, USA, 2007[30]

WLAN-Verweigerungsformular: Einführung

Das folgende VERWEIGERUNGSFORMULAR kann von Eltern genutzt werden, die sich besorgt über die Existenz bzw. Installation von WLAN-Netzen oder anderen Drahtlostechniken in der Schule ihrer Kinder zeigen.

Diese Technologie in Klassenzimmern zu montieren, ohne die Eltern vorab zu informieren und deren Zustimmung einzuholen, ist mehr als nur bedenklich. Es verstößt gegen elterliche Rechte und ist vermutlich die Ursache für Lern-, Verhaltens- und gesundheitsbezogene Probleme wie zum Beispiel ADHS/ADS.

Solche Probleme entspringen wahrscheinlich WLAN in Schulen und werden eines Tages zumindest teilweise darauf zurückgeführt werden können. Die Welt ist auch ohne ein toxisches Lernumfeld für Kinder schon toxisch genug. WLAN ist eine relativ neue Technik, die von der Industrie lanciert und von Lehrkräften bereitwillig als ein einflussreiches, praktisches Lernmittel integriert wird. Das aber bedeutet nicht, dass diese Technik sicher ist. Es bedeutet nicht, dass sich diejenigen, die sie verwenden und propagieren, vorab informiert haben. Pädagogen wie auch die Kinder, die von ihnen unterrichtet werden, werden im Namen des „Fortschritts" in eine gefährliche Richtung getrieben. Die alternativen Optionen sind keineswegs rückständig oder unzumutbar. Drahtgebundene Technologie ist seit Jahren etabliert und weit kostengünstiger, unschädlicher, sicherer und schneller als drahtlose. Zudem trägt sie dem Vorsorgeprinzip Rechnung und unterstützt das Wohlergehen der Kinder, die unsere Zukunft sind.

Es bleibt zu hoffen, dass dieses Verweigerungsformular die Erwachsenen einer Schulgemeinschaft – Lehrer, Verwaltungspersonal und andere Eltern – darüber aufklärt und informiert, dass solche Netzwerke die Gesundheit gefährden und gegen die Zusicherung der Schule verstoßen, ein sicheres Lernumfeld für die Kinder in ihrer Obhut zu schaffen.

Dieses Formular ist so verfasst, dass es sinnvoll eingesetzt werden kann, aber es ist keineswegs eine magische Patentlösung. Zusätzliche Materialien und Aufklärungsarbeit sowie die Unterstützung anderer informierter Eltern und Fürsprecher werden nötig sein, wenn dieser Vordruck Wirkung zeigen soll. Eine umfangreiche Menge an Bildungs-/Wissenschaftsmaterial findet sich im Internet. Wenn Sie Interesse an Links zu Websites haben, auf denen sich die Person bzw. die Personen, der/denen dieses Formular vorgelegt wird, eingehender informieren können, wenden Sie sich bitte an:

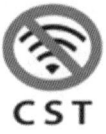

Citizens for Safe Technology Society
http://www.citizensforsafetechnology.org

Wir versetzen die Öffentlichkeit in die Lage, Kinder und Jugendliche vor schädlichen Drahtlostechnologien zu schützen.

Verweigerungsformular

Betreff: Drahtlose Computerverbindungen und deren Nutzung

Name des Schülers/der Schülerin: _____
Klasse: _____
Schule: _____
Datum (tt.mm.jjjj): _____
An: _____ Titel/Position: _____

Hiermit weise ich Sie darauf hin, dass ich nicht wünsche, dass mein Kind (Name s. oben) während der Schulzeit an Computern mit Drahtlosverbindungen arbeitet (WiFi/WLAN, Bluetooth etc.).

ICH ERKLÄRE MICH **NICHT** DAMIT EINVERSTANDEN, dass mein Kind im Klassenzimmer oder in anderen Schulbereichen gepulsten ICRW (Information Carrying Radio Waves) ausgesetzt wird, wie sie von Drahtlosgeräten ausgestrahlt werden.

ICH ERKLÄRE MICH **NICHT** DAMIT EINVERSTANDEN, dass sich mein Kind im Klassenzimmer oder einem anderen Raum aufhält, solange andere (Schüler, Lehrer, Angestellte) dort Computer oder Geräte mit Drahtlosverbindung nutzen. Darunter fallen sämtliche Drahtlosgeräte im Betriebs- oder Standby-Modus.

Bitte beachten Sie, dass ICH MICH DAMIT **EINVERSTANDEN ERKLÄRE**, dass mein Kind in der Schule **drahtgebundene Computer** nutzt, sofern diese sich nicht in unmittelbarer Nähe eines Drahtloscomputers befinden (im selben Raum oder auf der gegenüberliegenden Wandseite). ICH ERKLÄRE MICH **EINVERSTANDEN** DAMIT, dass mein Kind in einem Klassenzimmer unterrichtet wird und Schulaufgaben erledigt, das frei ist von nicht thermischer, nicht ionisierender Strahlung, wie sie von Drahtlosgeräten in Form gepulster modulierter Signale ausgesendet wird.

Ich würde es begrüßen, wenn in dieser Hinsicht Maßnahmen ergriffen würden.

Ich bitte um Antwort an die unten aufgeführten Eltern/den Elternteil bzw. den/die Erziehungsberechtigten:

Name(n): _____
Anschrift: _____
Telefonnummer privat: _____
Unterschrift(en): _____
Zur Kenntnisnahme: _____

Kapitel 6: Die drahtlose Revolution

 Dr. Magda Havas, BSc, PhD

Environmental & Resource Studies, Trend University, Peterborough, ON, Canada, K9J 7B8
Telefon: (001) 705-748-1011 oder -7882, Fax: (001) 705-748-1569, Email: mhavas@trentu.ca, www.magdahavas.com und www.magdahavas.org

Datum:	12. Januar 2010
An:	Offener Brief an Bibliothekspersonal, Bibliotheksverwaltungspersonal und die Besucher von Bibliotheken
WARNUNG:	WLAN-Hotspots in Bibliotheken können Personal und Besuchern schaden und Personen mit medizinischen Implantaten den Zugang verwehren.

Immer mehr Bibliotheken richten **WLAN-Hotspots** für ihre Besucher ein. Dabei scheinen sie die Literatur zu diesem Thema außer Acht zu lassen, in der auf gesundheitliche Auswirkungen, Störung medizinischer Implantate, Datenübertragungsgeschwindigkeit und Probleme mit der Datensicherheit eingegangen wird.

WLAN bedient sich einer Mikrowellenfrequenz von **2,45 GHz**. Das ist dieselbe Frequenz, die auch **Mobiltelefone** (Handys und Schnurlosapparate) nutzen. **Mikrowellen dieser Frequenz** sind mit diversen **Erkrankungen** in Zusammenhang gebracht worden, u.a. mit Krebs, Fortpflanzungsproblemen, chronischer Erschöpfung, chronischen Schmerzen, Hautproblemen, Schlafstörungen, kognitiven Störungen, Tinnitus, Schwindel, Übelkeit etc. Nicht zuletzt deshalb hat die **Französische Nationalbibliothek** (BNF) im Jahr **2008** beschlossen, WLAN nicht mehr zu nutzen.

Es liegen Berichte über **genetische Veränderungen in menschlichen Zellen** durch WLAN-Frequenzen vor (eine entsprechende Studie wurde 2005 von Lee et al. an der Medizinischen Fakultät der Universität Chicago durchgeführt), und zudem gibt es eine stetig wachsende Zahl an wissenschaftlichen Befunden, welche die negativen Auswirkungen von Mikrowellenexposition belegen (darunter der „BioInitiative Report"). Daher besteht der sicherere Weg in der Bereitstellung eines **drahtgebundenen** anstelle eines **drahtlosen** Internetzugangs.

Während sich **Krebs** womöglich erst nach **jahrelanger** Exposition entwickelt (wie durch **Mobilfunkstudien** nachgewiesen wurde), zeigen sich Veränderungen in der **Genexpression kultivierter Humanzellen** unter kontrollierten Laborbedingungen bereits **nach wenigen Stunden.** Lee und Kollegen haben beobachtet, dass sich die Expression von **221 Genen** schon nach einer **zweistündigen** Exposition gegenüber Werten veränderte, die unterhalb des Grenzwerts lagen, ab dem sich **thermische Effekte** zeigen und an dem sich Richtlinien orientieren. Bei **759 Genen** veränderte sich die Expression nach einer sechsstündigen Exposition gegenüber denselben Werten. *Wenn sich das Gewebe nicht erwärmt, gilt der Wert als sicher –* so handhaben es die **staatlichen Richtlinien** vieler Länder. Wissenschaftliche Studien haben jedoch inzwischen aufgezeigt, dass die *„Thermoeffekt-These"* nicht länger haltbar ist.

Auch gilt es zu bedenken, dass einige Personen mit medizinischen Implantaten die Hochfrequenzstörung (RFI, von engl. „Radio Frequency Interference") negativ zu spüren bekommen und eine Bibliothek nur dann betreten können, wenn der WLAN-Service für die Dauer ihres Aufenthalts deaktiviert wird. Dies verstößt sowohl gegen den amerikanischen Americans with Disabilities Act als auch gegen vergleichbare Gesetze anderer Rechtssysteme.

Darauf machte mich Dr. Gary Olhoeft durch eine Präsentation im November aufmerksam, die vom EMR Policy Institute in Golden Colorado organisiert worden war. Dr. Olhoeft ist Professor für Geophysik an der Colorado School of Mines. Er ist nicht nur ein Experte in Sachen elektromagnetischer Interferenz (EMI), sondern auch einer von 20 Millionen Amerikanern mit medizinischem Implantat. In seinem Fall ist das Implantat ein Apparat zur Tiefenhirnstimulation, das der Kontrolle von Parkinson-Schüben dient. Versagt ein solches Gerät, kann dies zu einem medizinischen Notfall mit eventuell fatalem Ausgang führen. Dr. Olhoeft zufolge kann Interferenz die therapeutische Funktion des Apparats unterbinden, ihn zurücksetzen oder umprogrammieren, schädliche Energie in

Apparat oder Körper gelangen lassen und Versehrungen bis hin zum Tod nach sich ziehen. Medizinische Implantate sind Herzschrittmacher/-defibrillatoren, Neurostimulatoren, Spritzenpumpen für Diabetiker, Kunstherzen, Metallstäbe zur Stabilisation gebrochener Knochen, Rückenmarkstimulatoren und Hörgeräte.

Neben WiFi gibt es auch immer mehr andere Geräte, durch die es ebenfalls zu elektromagnetischer Interferenz (EMI) kommen kann. Darunter sind: Mobiltelefone, CB- oder Amateurfunkgeräte, Fernseh- oder Radiosendeantennen, Diebstahldetektoren und Sicherheitsschleusen (in Flughäfen, Schulen, Geschäften und Bibliotheken), Hochspannungsleitungen, Lichtbogenschweißanlagen, Transformatorenstationen und elektrische Generatoren, Herzdefibrillatoren, Diathermiegeräte und Magnetresonanztomographen (MRT).

Die Französische Nationalbibliothek hat WiFi nicht nur aufgrund der gesundheitlichen Bedenken ersetzt, sondern auch, weil ein drahtgebundener Service eine größere Datenmenge übertragen kann, und dies weit schneller – etwas, das wichtig für eine große Bibliothek mit vielen recherchierenden Besuchern ist. Zudem hat sie sich für einen drahtgebundenen Service entschieden, weil er der sicherere und zuverlässigere Weg der Datenübertragung ist. Die Französische Nationalbibliothek ist nicht die erste und wird nicht die letzte Bibliothek sein, die ihre WLAN-Terminals durch drahtgebundene Anschlüsse ersetzt.

Das Anliegen dieses offenen Briefes ist es, Bibliotheken, die WiFi in Erwägung ziehen, dazu zu bringen, sich mit der Realisierbarkeit von drahtgebundenen Anschlüssen auseinanderzusetzen. Bibliotheken, die bereits über WiFi verfügen, möchte er dazu anregen, WiFi durch einen drahtgebundenen Service zu ersetzen. Aspekte wie die Störung medizinischer Implantate oder potentielle Gesundheitsschäden einfach zu ignorieren, lässt die Problematik nicht verschwinden.

Wie Aldous Huxley einst sagte: „Tatsachen schafft man nicht dadurch aus der Welt, dass man sie ignoriert."

Newsflash – 26. November 2010

Äußerst beunruhigende Zustände herrschen neuerdings an den Schulen Ontarios. Die Schulbehörde droht, Eltern mit einer Geldstrafe zu belegen und Schüler von der Schule zu verweisen. Ebenfalls gedroht wird Lehrern, die sich im Hinblick auf WLAN nicht fügen. Zu was für einem Land ist Kanada nur verkommen? Wie können sich Bildungsinstanzen bloß derart gefühllos, militant und ignorant verhalten? Vielleicht sollte man einmal der Spur des Geldes folgen, denn Sinn ergibt dies alles nicht im Geringsten.

Die Eltern fordern nichts weiter als drahtgebundene Internetverbindungen für die Schulcomputer. In einigen Gebieten sind die Eltern gar bereit, die Installation drahtgebundener Anschlüsse in der Schule ihrer Kinder aus eigener Tasche zu bezahlen.

FAKT: In Schulen mit WLAN werden die Kinder krank.

FAKT: Studien belegen, dass schon Strahlung weit unterhalb der Grenzwerte Erwachsene krank macht.

FAKT: Wenn Eltern versuchen, ihre Kinder vor dieser Strahlung zu schützen, belegt man sie mit einer Geldstrafe und erteilt ihren Kindern einen Schulverweis. Warum? Weil sie sich besorgt zeigen über eine Form von Strahlung, die Krebs auslöst, DNS und Spermien schädigt, Herzrhythmusstörungen verursacht und mit Kopfschmerzen, Schwindel, Übelkeit, Hautausschlägen und Ohrensausen in Zusammenhang gebracht wurde.

Heute habe ich von einem Kollegen aus der Schweiz erfahren, dass unter Schülern an Schweizer Schulen mit WLAN dieselben Symptome auftreten, die in diesem Jahr in der kanadischen Gemeinde Collingwood beobachtet wurden.

Ein anderer Kollege berichtete mir vor einigen Monaten, dass im vergangenen Jahr zwei Schüler aus San Anselmo an Herzstillstand gestorben seien. Der eine starb keine 100 Meter von einem großen Mobilfunkmast entfernt, und der andere stand gerade in seiner Highschool unter der Dusche. Anstatt Schulen mit Defibrillatoren auszustatten, sollte sich die Schulbehörde besser fragen, weshalb so viele junge Menschen an Herzproblemen leiden und mindestens zwei Schüler (soweit ich weiß) in der Region Collingwood im letzten Jahr an Herzversagen gestorben sind.

Durch Studien wurde nachgewiesen, dass immer mehr Jugendliche einen sportbedingten plötzlichen Herzstillstand erleiden, und niemand weiß, warum. Laut einer Studie (Drezner et al., 2008) gab es innerhalb eines Zeitraums von sieben Jahren in den USA 486 Fälle von plötzlichem Herzversagen, also im Schnitt 70 Fälle pro Jahr. Ausgehend von der Bevölkerungszahl können wir in Kanada mit sieben Fällen pro Jahr rechnen. Allein die Zahl in der Region Barrie lag im vergangenen Jahr weit höher, als in einem derart dünn besiedelten Gebiet zu erwarten wäre.

Die Schulbehörde nimmt plötzliches Herzversagen bei Schülern durchaus ernst, denn sie stattet Schulen mit Defibrillatoren aus, um betroffene Schüler wiederzubeleben. Aber das ist, als verteile man Adrenalin-Fertigspritzen an Schüler mit Erdnussallergie und ermuntere sie dann dazu, Erdnüsse zu essen!

Wo bleiben die Gesundheitsbehörden in dieser Angelegenheit? Für genügend Medienpräsenz (in Fernsehen, Radio und Zeitungen) hat das Ganze jedenfalls gesorgt, und dennoch ist mir nicht zu Ohren gekommen, dass auch nur eine Gesundheitsinstanz auf kommunaler, Landes- oder Bundesebene die schwache Gesundheit von Schülern und die Herzprobleme an den betroffenen Schulen untersucht. Ich kann nicht fassen, dass der Tod eines oder mehrerer weiterer Schüler nötig sein soll, bis etwas gegen die wie auch immer geartete Ursache dieser Gesundheitskrise unternommen wird. Wenn nicht WLAN der Auslöser ist, sollten wir herausfinden, worin sie dann besteht. Aber lassen Sie uns dieses Problem nicht ignorieren und einfach hoffen, dass es sich in Luft auflösen wird, denn das ist höchst unwahrscheinlich.

Während die Schulinstanzen in Ontario vorhaben, Schüler, die sich keiner WLAN-Strahlung aussetzen wollen, von der Schule zu verbannen, planen die israelischen Komitees für Arbeit, Sozialwesen und Gesundheit, handyfreie Zonen an Schulen einzurichten, um die Belastung zu senken, der Schüler und Lehrer durch Mikrowellenstrahlung ausgesetzt sind. Ein entsprechendes Gremium der Knesset, des israelischen Parlaments, befürwortet eine Minimierung der Strahlenexposition an Schulen. In manchen Teilen Frankreichs, Großbritanniens, Kanadas und anderer Länder wird WLAN bereits stillschweigend durch drahtgebundene Verbindungen ersetzt. Einige kanadische Schulbehörden planen, die Strahlenwerte in Klassenzimmern zu messen, wobei man jedoch, wie mir gesagt wurde, keineswegs die Absicht habe, dies den Eltern oder der Öffentlichkeit mitzuteilen! Was verbergen die Behörden, und wovor haben sie Angst? Wie sind wir nur in diesen Schlamassel hineingeraten, und wann werden Schulbeauftragte und Gesundheitsbehörden wieder zu Verstand kommen?

Quelle: Der Artikel wurde verfasst von Dr. Magda Havas, www.magdahavas.com.

Newsflash – 5. Januar 2011

Kalifornischer Verwaltungsbezirk erklärt Installation intelligenter Stromzähler für illegal

Ein Verwaltungsbezirk im Norden der San Francisco Bay Area hat die Installation von intelligenten Stromzählern für illegal erklärt und führt als Grund mögliche gesundheitliche Auswirkungen an. Die Kreisverwaltung des Marin County hat […] einstimmig eine Verordnung verabschiedet, durch welche die Montage intelligenter Zähler in einigen Gebieten zur Ordnungswidrigkeit wird. Das Gesetz gilt für das gesamte gemeindefreie Gebiet von Marin, in dem etwa 70.000 der insgesamt 260.000 Bewohner des County leben. Neben den Gesundheitsrisiken aufgrund elektromagnetischer Strahlung hat die Verwaltung auch deshalb Bedenken gegenüber den Zählern geäußert, weil diese genutzt werden können, um Informationen über die Aktivitäten von Bürgern zu sammeln. Darüber hinaus monierte sie, dass die Zähler optisch nicht ansprechend seien und Amateurfunknetze stören könnten.

Schon zuvor hatte die Marin-Kreisverwaltung die Regulierungsbehörde California Public Utilities Commission aufgefordert, die

Zähler mit einem Moratorium zu belegen, womit sie dem Beispiel der Kreisverwaltung San Francisco gefolgt war.

Ein Sprecher von Pacific Gas & Electric Co. sagte, dass das Unternehmen vorhabe, die Montage von intelligenten Stromzählern trotz der Verordnung weiter voranzutreiben. Der Konzern hatte im vergangenen November einen leitenden Angestellten entlassen, nachdem dieser zugegeben hatte, Zähler-Gegner über das Internet ausspioniert zu haben. PG&E lässt seine Stromzähler von einer Vertragsfirma, Wellington Energy, installieren. […]

Die Gemeinden Fairfax und Watsonville wie auch der Bezirk Santa Cruz haben ebenfalls Gesetze gegen die Zähler erlassen.

Quelle: Auszug aus einem Artikel von Debra Kahn für Greenwire, 5. Januar 2011; entnommen von der Website Next-Up News, Nr. 1554, www.next-up.org.

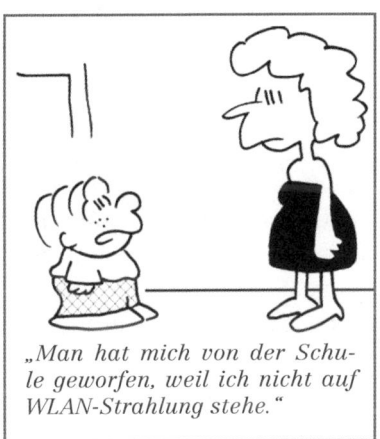

„Man hat mich von der Schule geworfen, weil ich nicht auf WLAN-Strahlung stehe."

EMF und Veränderungen im großen Blutbild

Von Next-Up Organisation

Die Strahlung sowohl natürlicher als auch künstlicher EMF (elektromagnetischer Felder) überträgt Energie in Form von Quanten, der kleinsten sich bewegenden Energieeinheit. Sie ist das zentrale Prinzip der Quantentheorie, die wiederum die Grundlage der Quantenmechanik darstellt. Die von einem Photon transportierte Energiemenge wird anhand der Frequenz, also der Wellenlänge, bestimmt.

Diese Energie interagiert mit allen Lebewesen, auch mit dem menschlichen Körper, der gänzlich bioelektromagnetischer Natur ist. Jeglicher Austausch innerhalb der Zellen, das Aktionspotential der Zellmembranen, die neurobiologischen Rezeptoren in den Zellen, ja im Grunde sämtliche Informationen, die von den Neurotransmittern elektrisch übertragen werden, stehen in Wechselwirkung mit den Wellenlängen der externen EMF, die von künstlichen hoch- und niederfrequenten Emissionen ausgehen. Die natürlichen EMF der Erde, die unerlässlich für alles Leben sind, schaden lebenden Organismen deshalb nicht, weil sie permanent vorhanden und gleichbleibend sind, sodass sie in den sie transportierenden Körpern keine elektrische Ladung aufbauen.

Erschwerend hinzu kommt zu diesen Wechselwirkungen, dass auch andere schädliche Einflüsse wirken, wie z.B. Resonanz, die sich in Genomstudien zunehmend als signifikanter Faktor erwiesen hat. Zu verdanken ist diese Erkenntnis der Arbeit von Prof. Luc Montagnier und anderen (NCBI-PubMed: Prof. Luc Montagnier et al. über die Interaktion elektromagnetischer Signale in der DNS-Sequenzierung).

Veränderungen im großen Blutbild: Unwiderlegbare Beweise

Zu diesem überaus wichtigen Thema liegen nun medizinische und wissenschaftliche Beweise vor, die belegen, dass die Wechselwirkungen zwischen natürlichen EM-Wellenlängen und den

Wellenlängen künstlicher EMF vor allem Einfluss nehmen auf das Knochenmark und sämtliche von diesem produzierte und in den Blutkreislauf abgegebene Blutzellen, z.B. Blutplättchen und rote Blutkörperchen. Diese Zellen reagieren nicht nur auf medizinische Behandlungsmethoden (wie die Chemotherapie) sehr empfindlich, sondern auch auf die Einwirkung von künstlicher EMF-Strahlung. Ein Beleg hierfür existiert in Form der als großes Blutbild bezeichneten Analyse, die ein Verfahren beschreibt, das vor allem für Menschen von großer Bedeutung ist, die in der Nähe von Mobilfunkmasten oder Relaisantennen leben. Problematisch ist, dass nur selten ein großes Blutbild erstellt wird, meist nur in Situationen, in denen aus einem konkreten Anlass heraus Blutproben entnommen werden.

Das digitale große Blutbild, das auch als Hämogramm bezeichnet wird, untersucht die verschiedenen Blutkomponenten sowohl quantitativ (mengenmäßig) als auch qualitativ (die Beschaffenheit betreffend). Insbesondere erfasst werden die roten und weißen Blutkörperchen, die Blutplättchen etc. Einige der auszuwertenden Faktoren variieren zwischen Männern und Frauen, so z.B. Hämoglobin- und Hämatokritwert, die Anzahl der Erythrozyten, das mittlere korpuskuläre Volumen (MCV, von engl. „Mean Corpuscular Volume"), der mittlere korpuskuläre Hämoglobingehalt (MCH, von engl. „Mean Corpuscular Hemoglobin"), die mittlere korpuskuläre Hämoglobinkonzentration (MCHC, von engl. „Mean Corpuscular Hemoglobin Concentration") und die Retikulozytenzahl. Bei Retikulozyten handelt es sich um sehr junge rote Blutkörperchen, die gerade erst vom Knochenmark ins Blut abgegeben wurden. Der Retikulozytenwert ist wichtig und sollte im Rahmen eines jeden Hämogramms ermittelt werden, da ein deutlicher Anstieg auf eine Regeneration bzw. Hämolyse verweist, wohingegen ein zu niedriger Wert auf eine Anämie hindeutet, bei der keine Erneuerung der Blutkörperchen mehr stattfindet.

Bei Menschen, die nahe Relaisantennen leben, weist das große Blutbild markante Veränderungen auf. Vor allem zu beobachten sind eine deutliche Verringerung der roten und/oder weißen Blutkörperchen (Leukozyten, vgl. Leukämie, „weißes Blut", Krebs der weißen Blutkörperchen), eine Zunahme der Lymphozyten, ein anormales MCV und ein zu niedriger Hämoglobinwert, was auf Anämie und andere Störungen hinweist.

Zahlreiche wissenschaftliche Studien untermauern diese Beobachtungen und bringen sie in einen direkten Zusammenhang mit einer ganzen Reihe von Krankheiten und Gesundheitsproblemen, darunter auch einige Mängel, die verschiedene EHS-Symptome nach sich ziehen.

Veränderungen dieser Art sind Marker, die sich leicht feststellen lassen. Dafür erstellt man von Personen, die in der Nähe von Mobilfunkmasten leben, zum Vergleich zwei große Blutbilder – das eine, solange sie der Strahlung ausgesetzt sind, und das andere, wenn sie aushäusig sind bzw. sich in einem Umfeld mit nur schwacher oder keiner Strahlung aufhalten.

Der in jedem Fall einfachste und effektivste Weg, die Wahrheit herauszufinden, besteht darin, zwei große Blutbilder von allen Personen (Männern, Frauen und Kindern) zu erstellen, die in einem Gebiet wohnen, in dem Mobilfunkmasten errichtet werden sollen – das erste Blutbild wird vor Inbetriebnahme der Anlage gemacht, und das zweite, nachdem die Anlage einige Monate in Betrieb gewesen ist.

Es ist traurig, aber wahr, dass dieses Verfahren zwar einen vor Gericht gültigen Beweis erbringt, jedoch von Bürgerinitiativen noch nicht systematisch genutzt wird. Mit der Unterstützung eines guten Anwalts garantiert ein solcher Beweis einen gewonnenen Prozess, da die Juristen der Telefongesellschaften diesen Beleg nicht entkräften können. In einem Fall, in dem der Mobilfunkanbieter Orange die Errichtung eines neuen Masten plante, war es nicht einmal notwendig, diesen Beweis gerichtlich anzubringen; das Unternehmen ließ den Plan kommentarlos fallen, nachdem ihm per Einschreiben die Ergebnisse eines ersten großen Blutbilds der Bevölkerung zugestellt worden war, die in der Nähe des Areals lebte, auf dem der Mast gebaut werden sollte.

Auch gibt es immer mehr Beweise dafür, dass die Todesrate unter den Anrainern von Mobilfunkmasten erhöht ist. Dies war ein zentrales Thema beim Treffen der WHO in Melbourne, auf dem François Bernard Veyret, der diese Effekte abstreitet, auf schändliche Weise das beweiskräftige Auftreten von Clustern angriff, da entsprechende Initiativen im Namen der öffentlichen Gesundheit für Panikattacken in der Industrie sorgen.

Um diese Schlacht zu gewinnen, ist es unerlässlich, dass die breite Masse ein großes Blutbild erstellen lässt, denn es ist ein unanfechtbarer Beleg. Dies sollten vor allem Personen tun, die nahe Relaisantennen und Mobilfunkmasten wohnen.

Dadurch wird Individuen und Aktionsgruppen eine Methode in die Hand gegeben, mit der sich leicht Beweise zusammentragen lassen, die vor Gericht Gültigkeit besitzen. Dies sollte die Gesundheitsbehörden schlussendlich – und wenn nötig mit gerichtlicher Rückendeckung – dazu bringen, die schweren Schädigungen anzuerkennen. Dann werden sie hoffentlich die so dringend nötigen Maßnahmen ergreifen, um drahtlose Mobilfunkkommunikation und andere Strahlung aussendende Technologien auf die komplexen Erfordernisse der menschlichen Gesundheit abzustimmen.

Newsflash – 6. Mai 2011

Personenanalysen vor und nach Installation von Antennen

Epidemiologischen und teils auch klinischen Studien zufolge können folgende Symptome auftreten, nachdem Relaisantennen in Betrieb genommen oder ihre Strahlung intensiviert wurde, indem Zahl oder Leistung der Antennen erhöht wurde: Schlafstörungen, Kopfschmerzen, Blutdruckprobleme, Schwindel, Hautprobleme und Allergien. Die wissenschaftliche Aussagekraft solcher regional begrenzten Studien wird von Mobilfunkunternehmen regelmäßig angezweifelt, oft genug auch von Sicherheits- und Regulierungsinstanzen. Eine jüngste Studie, die Anfang 2011 in einem deutschen medizinischen Fachblatt erschien (UmweltMedizin-Gesellschaft, 1/2011), ist dennoch interessant und aufschlussreich, auch wenn die Teilnehmerzahl (60 Personen) recht begrenzt war. Die Personen stammten aus dem bayerischen Ort Rimbach. Eine erste Analyse wurde durchgeführt, bevor im Januar 2004 eine neue Relaisantennen-Basisstation in Betrieb genommen wurde; weitere Untersuchungen erfolgten im Juli 2004, im Januar 2005 und im Juli 2005. In der Studie wurde, wie im Rahmen vergleichbarer epidemiologischer Studien, festgestellt, dass die Fallzahl bzw. Stärke von Symptomen wie Schlafstörungen, Kopfschmerzen, Allergien, Schwindel und Konzentrationsproblemen zunahm, nachdem die Station ihren Betrieb aufgenommen hatte.

Diese anderthalb Jahre umfassende Studie ist deshalb so wertvoll, weil Ärzte und Wissenschaftler signifikante Veränderungen im Hinblick auf bestimmte Stress- und andere Hormone in Urinproben nachweisen konnten. Um die Ergebnisse zusammenzufassen: Im Verlauf mehrerer Monate war ein deutlicher Anstieg des Adrenalin- und Noradrenalinspiegels zu verzeichnen, wohingegen der Wert von Dopamin und Phenylethylamin (PEA) sank. Beide Veränderungen deuten auf chronischen Stress hin, der den Autoren der Studie zufolge zum verstärkten Auftreten der bereits genannten Symptome führte. Die Autoren haben einen Zusammenhang hergestellt zwischen einem niedrigen PEA-Spiegel und Aufmerksamkeitsstörungen und Hyperaktivität bei Kindern – Störungen, die in Deutschland zwischen 1990 und 2004 beträchtlich zugenommen haben.

Auch in diesem Fall möchte der Berichterstatter betonen, dass einige Menschen empfindlicher auf elektromagnetische Strahlen bzw. Wellen reagieren als andere. So führte beispielsweise Professor Dominique Belpomme, der Präsident der Association for Research and Treatment Against Cancer (ARTAC), eine erfolgreiche Forschungsarbeit durch. Belpomme untersuchte über 200 Personen, die sich selbst als „elektrosensitiv" beschrieben, und konnte durch erhärtende Ergebnisse aus klinischen und biologischen Analysen nachweisen, dass es durchaus ein Syndrom gibt, welches sich durch Intoleranz gegenüber elektromagnetischen Feldern des gesamten Frequenzspektrums auszeichnet. Laut den Befunden ist nicht nur die Nähe zur elektromagnetischen Strahlungsquelle maßgeblich; auch die Expositionszeit und eine oftmals gleichzeitige Belastung durch Chemikalien oder (Schwer-)Metalle im menschlichen Gewebe trugen ihren Teil bei. In diesem Zusammenhang ist noch anzumerken, dass Schweden allen Personen, die unter elektromagnetischer Hypersensibilität leiden, den Status einer verminderten Belastbarkeit mit entsprechenden Schutzmaßnahmen zugesteht.

In Zusammenhang mit den nachgewiesenen bzw. potentiellen Risiken elektromagnetischer Felder sollte zudem erwähnt werden, dass einem *Lloyd's*-Bericht zufolge Versicherungsunternehmen tendenziell keine Haftpflichtversicherung für Risiken ausstellen, die mit elektromagnetischen Feldern in Zusammenhang stehen – wie sie es ebenso wenig für Risiken tun, die beispielsweise von gentechnisch veränderten Organismen ausgehen.

Zu guter Letzt fragt sich der Berichterstatter, ob es nicht so zweckmäßig wie bahnbrechend wäre, neue Drahtloskommunikationstechniken zu entwickeln, die ebenso leistungsstark, aber noch energieeffizienter und vor allem in Hinblick auf Umwelt und Gesundheit unproblematischer sind als die gegenwärtige mikrowellenbasierte Drahtloskommunikation. Solche Systeme in Form optischer oder optoelektronischer Kommunikationstechnologien auf Basis von sichtbarem und Infrarot-Licht werden Berichten zufolge in den USA und Japan bereits konzipiert und könnten die derzeitigen Technologien ersetzen. Sollte sich ein solcher Wandel im Bereich der Übertragungs- und Kommunikationssysteme als realisierbar erweisen, wäre er eine technologische und ökonomische Innovation, die man weder verpassen noch behindern sollte.

> *Auszug aus: „The potential dangers of electromagnetic fields and their effect on the environment", Bericht der Parlamentarischen Versammlung des Europarats.*
>
> *Ausschuss für Umwelt, Landwirtschaft und Gebietskörperschaften*
>
> *Berichterstatter: Herr Jean Huss, Luxemburg, Sozialistische Fraktion.*
>
> *Dokument 12608, Punkte 58 bis 61, http://assembly.coe.int.*
>
> *Die Empfehlungen wurden am 27. Mai 2011 von der Parlamentarischen Versammlung des Europarats angenommen (Resolution 1815).*

Endnoten

1. Havas, M.: „Study finds Vatican Radio Causes Cancer", 30. Juli 2010, www.magdahavas.com.
2. Milham, S., S. 86.
3. Lester, J. R., Moore, D. F.: „Cancer Mortality and Air Force Bases", Journal of Bioelectricity 1982, 1(1):72-82, www.magdahavas.com.
4. Davis, R. L., Mostofi, F. K.: „Cluster of testicular cancer in police officers exposed to hand-held radar", Am. J. Ind. Med. 1993, 24(2):2313 [26].
5. „‚Laptops' on the Legs Affect Male Fertility", www.magdahavas.com.
6. Hallberg, Ö., Johansson, O., S. 3-8.
7. Ebd., S. 3.
8. O'Connor, E.: „Why people are worried about EMF: A UK perspective", UK Radiation Research Trust, Workshop zum Thema „EMF und Gesundheit: Wissenschaft und Politik"; Europäische Kommission, Brüssel, 11. bis 12. Februar 2009.
9. Levitt, B. B., Lai, H.: „Biological effects from exposure to electromagnetic radiation emitted by cell tower base stations and other antenna arrays", Environmental Reviews, 18:369-395A, Journal des Canadian National Research Council.

10. Urteil des Zivilgerichts in Nanterre, Frankreich, vom 4. Februar 2009.
11. Urteil des Tribunal de Grande Instance in Carpentras, Frankreich, vom 16. Februar 2009.
12. Weitere Informationen unter www.europarl.europa.eu/sides/getDoc.do?pubRef.
13. Die Blut-Hirn-Schranke der Ratte entspricht der des Menschen.
14. Firstenberg, A., Absatz 24.
15. Kane, R. C., S. 102; Lai, H., Singh, N. P.: „Acute Low-Intensity Microwave Exposure Increases DNA Single-Strand Breaks in Rat Brain Cells", im Druck; „Microwaves Break DNA in Brain; Cellular Phone Industry Skeptical", Microwave News 14, Nr. 6, Nov./Dez. 1994; Lai, H., Singh, N. P., International Journal of Rad.; Biology 69 (1996):513-21.
16. Morgan, L. L., Leitautor des Berichts „Cellphones and Brain Tumors: 15 Reasons for Concern. Science, Spin and the Truth Behind Interphone", Aug. 2009, www.electromagnetichealth.org/electromagnetic-health-blog/confused-by-the-media-coverage-of-the-interphonebraintumor-study.
17. „Free Fiber for Swiss Schools – WiFi Warnings", www.magdahavas.com.
18. Entnommen aus: „Children and mobile phones: The health of the following generations is in danger", Russisches Nationalkomitee für den Schutz vor nicht ionisierender Strahlung, Moskau, Russland, 4. April 2008.
19. „Digital Portable Phones Affect the Heart", www.magdahavas.com.
20. www.scribd.com/doc/27618514/CEM-Sentenza-Corte-d-Appello-Di-Brescia.
21. „Living with EHS in an Electrified Wired World", Rewire Me eMagazine, S. 20.
22. Artikel von Dunleavy, K., www.sananselmofairfax.patch.com/articles/san-anselmo-votes-to-ban-smart-meters-in-town, Quelle: Center for Safer Wireless USA.
23. Die „EMF Safety Network PGE Smart Meter Review Petition" an das Sonoma County Board of Supervisors and City Councils wurde vom EMF Safety Network ausgearbeitet und von Melissa Weaver verfasst.
24. Vogel, G.: „Next Asbestos Could Be In Air", Business Insurance, 13. September 2010, www.businessinsurance.com/apps/pbcs.dll/article?AID.
25. Mercola, J.: „What the TSA is NOT Telling You about Full Body Scans", Nov. 2010, www.mercola.com.

26. Stever, H., Kuhn, J., Otten, C., Wunder, B., Harst, W.: „Verhaltensänderung unter elektromagnetischer Exposition", Pilotstudie, Institut für Mathematik, Arbeitsgruppe Bildungsinformatik, Universität Koblenz-Landau, 2005, www.agbi.uni-landau.de/materialien.htm, Quelle: #664 DECT and Bee Decline, 3. März 2007, www.emfacts.com.
27. Nature, Ausgabe 429, S. 177-180, 13. Mai 2004.
28. „Effects of modulated VHF fields on the central nervous system", Ann. NY Acad. Sci., 247:74-81.
29. Goldsworthy, A. in: Volkov, A.G.: „Plant Electrophysiology: Theory and Methods". ISBN 978-3540327172, Springer, 2006.
30. Auszug aus der Mitschrift von Dr. Carlos Treffen mit der Prüfungskommission, www.jerseymastconcern.co.uk.

Kapitel 7

Autismus

„Hochfrequenzstrahlung ist die einzige bekannte toxische Belastung, die hundertprozentig mit dem wiederholt dokumentierten verstärkten Auftreten von Autismus in Zusammenhang gebracht werden konnte."

Dr. Robert C. Kane, 2004

Das Autismus-Syndrom bei Kindern, das erstmals 1943 von dem bekannten Kinderpsychiater Dr. Leo Kanner festgestellt wurde, hat in den vergangenen Jahren einen Anstieg um erstaunliche 6.000 Prozent erfahren. Diese Zunahme deckt sich mit dem exorbitanten Anstieg an stillen, unsichtbaren Feldern. Amerikanische Interessengruppen bezeichnen Autismus als „die am schnellsten zunehmende Entwicklungsstörung in den Vereinigten Staaten".

In den ersten Lebensmonaten gilt das Gehirn des Neugeborenen noch als „formbar", da es sich rasch verändert, neue Verbindungen herstellt und seine Anatomie ausbildet. Norman Doidge, MD, diskutiert in seinem Buch „The Brain that Changes Itself" die Forschungsarbeit von Michael Merzenich auf dem Gebiet der Hirnplastizität. Merzenich hat herausgefunden, dass sich viele autistische Symptome dadurch erklären lassen, dass dem noch in der Entwicklung begriffenen Gehirn vorzeitig eine undifferenzierte Hirnkarte aufgeprägt wird.

Dr. Robert Becker wies bereits 1990 darauf hin, dass „sich die offenkundige Manifestation von Autismus als klinisches Leiden seit den frühen 1940er Jahren zeitgleich mit einem deutlichen Anstieg unseres Verbrauchs an elektromagnetischer Energie vollzogen hat". Er hielt es für äußerst wichtig herauszufinden, ob Autismus auf abnorme elektromagnetische Felder während der letzten Phase der fötalen Entwicklung bzw. der ersten Phase nach der Geburt zurückzuführen sei.[1] EMF-Forscher Blake Levitt mutmaßt, dass von Dopplerultraschall ausgehende elektromagnetische Felder dem Fötus schaden könnten: seit die Medizin diese Methode erstmals angewandt hat, ist die Autismusrate jedenfalls rasant in die Höhe geschnellt.

Die von uns hervorgebrachte künstliche elektromagnetische Strahlung bzw. die künstlichen elektromagnetischen Felder scheinen unsere Neurochemie auf tief greifende Weise zu beeinflussen. Je jünger die der Strahlung ausgesetzte Person ist, desto bedenklicher sind die biologischen Auswirkungen. Dr. Cornelia O'Leary ist Fellow des Royal College of Surgeons of England, des Berufsverbands der Chirurgen von England und Wales. Sie untersuchte den möglichen Zusammenhang zwischen plötzlichem Kindstod (SIDS, von engl. „Sudden Infant Death Syndrome") und abnormen elektromagnetischen Feldern. Ende der 1980er Jahre berichtete sie von acht Fällen, die an einem einzigen Wochenende (vier davon binnen zwei Stunden) und im Umkreis von gut elf Kilometern um eine hochgeheime Militärbasis auftraten, in der ein leistungsstarkes neuartiges Radar getestet wurde.[2]

Arthur Firstenberg, Präsident der Cellular Phone Task Force, und Susan Malloy haben einen Artikel mit dem Titel „Electrical Sensitivity" verfasst, der unter www.latitudes.org veröffentlicht wurde. Den beiden Autoren zufolge können sich die Behörden einer Stadt namens Brick bei Fort Dix, New Jersey, nicht erklären, weshalb von 1.000 im Ort geborenen Kindern acht unter Autismus leiden – eine Entwicklung, die 1994 eingesetzt hat. Mediziner haben den Grund für diese signifikant hohe Fallzahl nicht ermitteln können. Im nahe gelegenen Fort Dix ist 1994 ein 750.000 Watt starkes Wetterradargerät installiert worden. Die Autoren des Artikels halten es für möglich, dass der Anstieg von Autismusfällen auf elektrische Sensibilität gegenüber der Dopplerradar-Strahlung zurückzuführen ist.

Wie bereits erwähnt, kann die durch die Luft übertragene Hochfrequenzstrahlung von Drahtlostechnik problemlos vom elektrischen Leistungssystem in Gebäuden aufgefangen und übertragen werden, wodurch ein zusätzliches Maß an schmutziger Elektrizität entsteht und die Belastung durch diese zunimmt.

Bislang sind noch nicht viele Studien über den Zusammenhang zwischen EMF und Autismus durchgeführt worden. Eine bahnbrechende wissenschaftliche Studie von 2007 allerdings ist im *Journal of the Australasian College of Nutritional and Environmental Medicine* erschienen, einem von Experten begutachteten Fachblatt. In der Studie wird gewarnt, dass Drahtloskommunikationstechniken sehr wohl für den sich immer rasanter vollziehenden Anstieg von Autismus verantwortlich sein könnte, der unter Kindern weltweit zu beobachten ist.[3] Leitautorin der Abhandlung ist Tamara Mariea, eine staatlich geprüfte klinische Ernährungswissenschaftlerin sowie Direktorin von Internal Balance Inc. Diese Institution in Nashville, Tennessee, hat sich auf die Behandlung von Autismus spezialisiert und seit 2000 mehr als 500 autistischen Kindern geholfen. Mariea hat schon mit Dr. George Carlo zusammengearbeitet, einem Experten, wenn es um die Gefahren elektromagnetischer Strahlung geht. Darüber hinaus ist Carlo Vorsitzender des gemeinnützigen Public Policy Institute in den USA, das in den 1990er Jahren das weltweit größte Forschungsprogramm auf dem Gebiet mobilfunkbedingter Gesundheitsrisiken durchgeführt hat.

Mariea und Carlo haben nach einer Reihe von Untersuchungen an autistischen Kindern in den Jahren 2005 und 2006 die Verbindung zwischen Autismus und Drahtlostechnologien bestätigen können. Carlo gab an:

> „Zwar kann die Zunahme von Autismus teilweise auf eine immer effizienter werdende Diagnose durch die Medizin zurückgeführt werden, doch muss einem Anstieg dieser Größenordnung ein wesentlicher Umweltfaktor zu Grunde liegen. Unsere Daten liefern eine plausible mechanistische Erklärung für einen Zusammenhang zwischen Autismus und Drahtlostechnologien. […] Dieser Befund stimmt mit dem anderer Studien überein, in denen eine negative Wirkung auf die Zellmembranen sowie eine Störung der normalen Zellphysiologie nachgewiesen werden konnten. Offenbar sorgen die EMR dafür, dass Metalle in den Zellen verbleiben, indem sie deren Ausscheidung hemmen und somit den Ausbruch von Symptomen beschleunigen."

Autismus und Schwermetalle

Autismus ist eine beeinträchtigende Störung der Entwicklung des Nervensystems, deren Ursache noch nicht gänzlich geklärt ist. Bekannt ist jedoch, dass Schwermetallvergiftung eine Rolle spielt.[4] Von besonderer Bedeutung ist in diesem Zusammenhang, dass die metallurgische Industrie Kasachstans eine hohe Sterblichkeits- und Invaliditätsrate unter den Arbeitern aufweist. Viele in dieser Industrie Tätige haben keine hohe Lebenserwartung; oft sterben Menschen bereits im Alter von 50 Jahren. Metallurgiearbeiter, die im Bereich der elektrolytischen Gewinnung tätig sind, sind einer hohen EMF-Strahlung ausgesetzt. Dr. E. Zharkinov, Medizinprofessor und Leiter des Bereichs Arbeitsmedizin am kasachischen Scientific Center of Hygiene and Epidemiology, gibt an, dass die Exposition gegenüber elektrischen Feldern einen synergistischen Negativeffekt habe, wobei die gleichzeitige Belastung durch Schwermetalle die Situation in dieser Industrie noch risikoreicher mache.[5]

Wir sollten Carlos Warnungen in Bezug auf Autismus durchaus ernst nehmen. Alzheimer könnte das anerkanntermaßen bestehende Kinderleukämierisiko in den Schatten stellen, denn eine jüngere Studie berichtet von einer eindeutigen Dosis-Wirkungs-Beziehung. Dazu Carlo:

> „Der Mechanismus, den wir bei diesen autistischen Kindern identifiziert haben, also das, was bei diesen Kindern im Grunde geschieht […], ist, dass es durch Impfungen zu einer Einlagerung von Schwermetallen kommt. Werden die Kinder dann Informationen übertragenden Funkwellen ausgesetzt, legt dies die aktiven Transportkanäle lahm, sodass Schwermetalle wie z.B. Quecksilber in der Zelle verbleiben. Die Schwermetalle stören die Kommunikation zwischen der Botenstoff-RNS (Ribonukleinsäure) und der DNS, und schon hat man eine umweltbedingte genetische Veränderung, die sich in den Tochterzellen niederschlägt. Dies ist schwer wiegend, und es ist real. Überträgt man dieses Expositionsszenario auf eine ältere Person, erhält man Symptome, die denen von Alzheimer ähneln."[6]

Impfstoffe

Dr. Mayer Eisenstein, JD, MPH, ist Autor des Buches „Make an Informed Vaccine Decision for the Health of Your Child" [Treffen Sie um der Gesundheit Ihres Kindes willen eine qualifizierte Entscheidung im Hinblick auf Impfungen]. Als in den 1940er Jahren die ersten Fälle von Autismus auftraten, so schreibt er, stand die Forschung der hohen Autismusrate unter Kindern gebildeter Oberschicht-Familien ratlos gegenüber. Eisenstein sagt weiter, dass die Wissenschaft erfolglos versuchte, Autismus mit genetischen Faktoren der Oberschicht-Bevölkerung in Verbindung zu bringen. Er merkt an:

„Die ersten Autismusfälle traten in den USA auf, kurz nachdem der Keuchhusten-Impfstoff verfügbar wurde. Als das Impfmittel gegen Keuchhusten Ende der 1930er Jahre auf den Markt kam, konnten sich nur wohlhabende, gebildete Eltern eine solch neue medizinische Errungenschaft leisten – kostenlose Impfungen gab es erst ab den 1940er und 1950er Jahren. Die zunehmende Zahl an Kindern, die unter der neuartigen Krankheit litten, deckt sich unmittelbar mit dem wachsenden Zuspruch, den die nachfolgenden Zwangsimpfungsprogramme erfuhren."

Angesichts der Tatsache, dass das Entfernen von schmutziger Elektrizität mittels G/S-Filtern schon Veränderungen bei autistischen Kindern herbeigeführt hat, sollte man sich vernünftigerweise fragen: „Spielt schmutzige Elektrizität eine Rolle im Hinblick auf Autismus bzw. Störungen des autistischen Spektrums?"

Die Elektrifizierung von Wohngebieten in den USA griff in der ersten Hälfte der 1920er Jahre nur langsam von städtischen auf ländliche Gebiete über, sodass es im Jahr 1940 hauptsächlich zwei Bevölkerungsgruppen gab: die Stadtbevölkerung in einem nahezu vollständig elektrifizierten Umfeld, und die Landbevölkerung, die – je nach Voranschreiten der Elektrifizierung im jeweiligen Bundesstaat – einer unterschiedlich hohen elektrischen Belastung ausgesetzt war. Gebildete Oberschicht-Familien fanden sich vorwiegend unter der städtischen Bevölkerung, in der über 90 Prozent über einen höheren Bildungsabschluss verfügten und knapp drei Viertel aller Väter und die Hälfte aller Mütter studiert hatten. Dr. Darold Treffert hat ausgerechnet, dass die Autismus-rate in den 1950er Jahren bei weniger als einem von 10.000 Kindern lag. Erst 1956 erreichten US-amerikanische Landwirtschaftsbetriebe den Elektrizitätsstandard, den bereits städtische Gebiete und ländliche, nicht landwirtschaftliche Regionen genossen. Bis zum Jahr 1966 war die Autismusrate laut Dr.Victor Looter auf 4,1:10.000 gestiegen.

Ganz allmählich hat sich schmutzige Elektrizität einen Weg in unseren Körper gebahnt. Dabei bedient sie sich der elektrischen Leitungen in den Wänden nicht nur unserer Arbeitsstätten, sondern auch unserer Schlafzimmer, wodurch sie uns – und insbesondere unseren Kopf – auch im Schlaf belastet.

Eisenstein berichtet, dass die Autismus-Fallzahl in den 1980er und 1990er Jahren erneut stark anstieg. Die Zunahme an schmutziger Elektrizität seit dem Ölembargo von 1973 deckt sich mit dem enormen Anstieg der Autismusfälle. Ebenfalls in den 1980er Jahren eingeführt wurde der nach wie vor umstrittene MMR-Impfstoff, und auch Mobiltelefone kamen Mitte der 1980er Jahre auf. US-Statistiken zufolge lag die Autismusrate 1997 bei 1:500, 2007 bei 1:150 und 2009 bei 1:91, und auch diese Entwicklung deckt sich wieder mit der Zunahme von Drahtlostechnologien.

Des Weiteren berichtet Eisenstein, dass in Japan zwischen 1970 und 1974 insgesamt 37 Säuglinge nach der Keuchhustenimpfung starben. Daraufhin boykottierten Ärzte das Impfmittel, und 1975 setzten die japanischen Behörden fest, dass Kinder nicht mehr im Alter von zwei Monaten, sondern erst mit zwei Jahren geimpft werden durften.Wie Wissenschaftler im Fachmagazin *Pediatrics* schrieben, sank als Folge daraus die Sterblichkeitsrate, sodass Japan die weltweit niedrigste Säuglingssterblichkeitsrate aufzuweisen hatte – vorher hatte das Land noch Platz 17 belegt. Die Wissenschaftler erklärten in *Pediatrics*:

> „Die Kategorie plötzlicher Kindstod ist insofern aufschlussreich, als das nach Gabe von Ganzzellen- und azellulären Impfstoffen auftretende Phänomen verschwand, nachdem

man dazu übergegangen war, die Immunisierung aufzuschieben, bis das Kind 24 Monate alt war."

(Wissenschaftliche Beobachtung, wiedergegeben in Pediatrics)[7]

Schmutzige Elektrizität und Schwermetalle

Wie das renommierte US Naval Medical Research Institute 1972 berichtete, führt Hochfrequenzstrahlung dazu, dass sich Schwermetalle im Körper verteilen. Bei diesem viel beachteten Forschungsergebnis handelt es sich deshalb um eine entscheidende Entdeckung, weil schmutzige Elektrizität nichts anderes ist als Hochfrequenzstrahlung. Stellen Sie sich Folgendes vor: Ein Säugling erhält eine schwermetallhaltige Schutzimpfung und ist zu Hause – vor allem während des Schlafens – schmutziger Elektrizität ausgesetzt. Wandern die Schwermetalle womöglich ins Gehirn des Säuglings? Der Magen-Darm-Trakt wird auch als unser „zweites Gehirn" bezeichnet, da sich 70 Prozent der Neurotransmitter unseres Hirns auch im Magen-Darm-Trakt finden. Wandern die Schwermetalle vielleicht ins Gehirn *und* in den Darm?

Es ist unumgänglich, Wohn- und Arbeitsumfelder von schmutziger Elektrizität zu bereinigen, um ein klareres Bild von der Autismussituation zu erhalten. Auch in dieser Hinsicht sollten wir uns die Beobachtungen des kasachischen Scientific Center for Hygiene and Epidemiology vor Augen halten: Schwermetalle und EMF-Strahlung ziehen einen synergistischen Negativeffekt nach sich. Chemikalien und Strahlung können sowohl im Einzelnen als auch im Zusammenspiel zu einer erhöhten Krebsrate beitragen. Als Gesellschaft müssen wir uns nicht nur mit der Impffrage befassen, sondern auch mit schmutziger Elektrizität und Hochfrequenzen sowie den Folgen, die aus einer Synergie dieser beiden künstlich geschaffenen Wirkstoffe erwachsen. Das Gebiet der elektromagnetischen Medizin könnte sehr wohl den Schlüssel zu einer zerebralen Neukartierung bei autistischen Kindern bereithalten.

Vorsichtsmaßnahmen ergreifen

Schwangere, die am Computer arbeiten und somit dem Kontaktstrom ausgesetzt sind, der von der Tastatur durch ihren Bauch fließt, sollten entsprechende Vorsichtsmaßnahmen treffen. Frauen, die an der Supermarktkasse arbeiten, sind stundenlang potentiell intensiven Magnetfeldern und schmutziger Elektrizität ausgesetzt. Darüber hinaus befinden sie sich in unmittelbarer Nähe von Scannern. Es ist bekannt, dass intensive Magnetfelder und ein durch schmutzige Elektrizität belastetes Umfeld zu Fehlgeburten führen können. Überlebt der Fötus, könnte die erlittene Belastung erklären, weshalb unter den Kindern unserer Zeit immer neue Geistesstörungen auftreten und die Zahl dieser Störungen insgesamt zunimmt. Ebenfalls bedenklich ist, dass Schwangere oftmals im Innern von Gebäuden arbeiten, in denen sie über einen längeren Zeitraum hinweg künstlichem Licht ausgesetzt sind.

Drahtlose Babysprechanlagen

Dr. Andrew Goldsworthy war vor seinem Ruhestand Biologiedozent am Londoner Imperial College. Zudem ist er Mitunterzeichner der Benevento- sowie der Venedig-Resolution. Im Jahr 2007 wandte er sich mit folgendem Schreiben an Sir William Stewart, den Vorsitzenden der Health Protection Agency, des britischen Gesundheitsamts:

„Sehr geehrter Sir William,

wie Sie vermutlich wissen und wie ja hinreichend durch die Presse gegangen ist, hängt der 6.000-prozentige Anstieg der Autismusrate in den letzten Jahren möglicherweise mit der zunehmenden Verbreitung von mobiler Telekommunikation und WLAN zusammen.

Rückblickend war dies wohl zu erwarten, da die Strahlung nicht thermische Auswirkungen auf die Hirnfunktion hat. Wie ich in meinem Artikel unter http://tinyurl.com/2nfujj darlege (den Sie meines Wissens vor einigen Monaten gelesen haben), löst gepulste elektromagnetische Strahlung strukturell wichtige Kalzium-Ionen aus den Zellmembranen, sodass die Membranen zu Durchlässigkeit neigen. Vollzieht sich dies in Neuronen, werden falsche Aktionspotenziale erzeugt, die wiederum einen ‚geistigen Nebel' hervorrufen. Dieser schränkt die Fähigkeit ein, komplexe Handlungen wie Autofahren auszuführen. Darin liegt höchstwahrscheinlich der Grund dafür, dass die Zahl der Unfälle, die in Zusammenhang mit Mobilfunkgebrauch am Steuer stehen (ob mit oder ohne Freisprechanlage), um das Vierfache angestiegen ist.

Weit schwer wiegender ist allerdings, dass derselbe Mechanismus bei Säuglingen Autismus auslösen könnte. Unmittelbar nach der Geburt ist das Gehirn des Kindes im Grunde eine weiße Leinwand. Das Neugeborene durchläuft eine intensive Lernphase, in der es sich der Bedeutung all der neuen Sinneseindrücke bewusst wird. So lernt es z.b., das Gesicht seiner Mutter zu erkennen, ihre Mimik zu deuten und schließlich andere Personen und seine Beziehung zu diesen einzuordnen. Werden diese Prozesse durch falsche Aktionspotenziale gestört, können sie gehemmt werden, sodass sie nicht innerhalb der vorgesehenen Zeit abgeschlossen werden. Das kann dazu führen, dass das Kind sämtliche Autismussymptome zeigt.

Hier mag ein Vergleich mit der Sozialisation von Hunden angebracht sein. Wenn Hundewelpen in den ersten vier Lebensmonaten nicht mit anderen Hunden in Kontakt kommen und deren Einfluss ausgesetzt sind, entwickeln auch sie autistische Verhaltensweisen. Sie ziehen sich zurück, haben Angst vor anderen Hunden und fremden Menschen und sind nicht in der Lage, sich im Rudel ‚normal' zu verhalten. Hat sich das Zeitfenster von vier Monaten erst einmal geschlossen, scheint der Effekt irreversibel zu sein (genau wie bei Autismus).

Ob Sie meine Ausführungen im Hinblick auf die Entstehung falscher Aktionspotenziale nun überzeugt oder nicht, sei Ihnen überlassen. Fest steht jedoch, dass das Gehirn ein elektrisches Organ ist, und es sollte uns daher nicht allzu sehr verwundern, wenn es von externen elektromagnetischen Feldern beeinflusst wird und die ‚weiße Leinwand' eines Neugeborenen besonders anfällig ist.

Die beschriebenen Auswirkungen können durchaus eine Reaktion auf das allgemeine elektromagnetische Umfeld sein, wobei die Verwendung schnurloser digitaler Babyfone womöglich ein besonders hohes Risiko für das Kind darstellt, da es durch ein solches Gerät einer Dauerbelastung in unmittelbarer Nähe zur Quelle ausgesetzt ist. Ob es wohl möglich wäre, an Informationen über einen Zusammenhang zwischen der Nutzung schnurloser digitaler Babyfone und Autismus und eventuell anderen säuglingsbezogenen Problemen wie dem plötzlichen Kindstod zu gelangen? Sollte dies machbar sein und die Ergebnisse auf einen Zusammenhang verweisen, könnte es notwendig werden, diese Geräte vom Markt zu nehmen und der Bevölkerung von einer Nutzung abzuraten."[8]

Plötzlicher Kindstod/SIDS und EMF

Es wird angenommen, dass der Fötus im Mutterleib eine zirkadiane Melatonin-Botschaft erhält, die von der Zirbeldrüse der Mutter ausgeht und durch die Plazenta übertragen wird. Nach der Geburt fehlt dem Neugeborenen dieser Rhythmus mehrere Monate lang. In diesen Monaten produziert der Säugling selbst Melatonin, und der zirkadiane Melatonin-Rhythmus entwickelt sich allmählich ab dem dritten oder vierten Lebensmonat. Wenn das Kind ein Jahr alt ist, weist es den typischen zirkadianen Rhythmus auf (Gupta, 1988). Bei Säuglingen, die an plötzlichem Kindstod – auch SIDS genannt – sterben, ist die Zirbeldrüse Berichten zufolge nicht voll entwickelt (Sparks und Hunsaker, 1988) und der Melatoninspiegel zu niedrig (Sturner et al.,1994).Typischerweise tritt SIDS in dem Alter auf, in dem sich bei Kindern für gewöhnlich der Melatonin-Rhythmus herauszubilden beginnt.

„Die Zirbeldrüse – die sich genau im geometrischen Zentrum des Kopfes befindet – ist ein wesentliches Element im Gehirn und wird unmittelbar durch das Erdmagnetfeld beeinflusst. Die Zirbeldrüse ist das einzige endokrine Organ im Körper, dessen wichtige Kontrollfunktion durch Umwelteinflüsse verändert werden kann."[9]

Man geht davon aus, dass externe EMF-Signale im Gehirn von der Zirbeldrüse aufgefangen werden und die in der Drüse eingehenden Kalzium-Ionen-Signale verändern. Das hat Auswirkungen auf das Melatonin und stört die äußerst wichtige Melatonin-/Serotonin-Homöostase. Melatonin und Serotonin sind die bedeutsamsten Zirbeldrüsenhormone. Vereinfacht ausgedrückt wird Melatonin unter Tageslichteinfluss in Serotonin umgewandelt, aus dem wiederum Melatonin entsteht, das dann während der Nacht freigesetzt wird.

Aus diesem Grunde sollten wir uns und vor allem Schwangere und Neugeborene so gut wie möglich vor EMF schützen, denn Melatonin – das stärkste bekannte Antioxidans – ist unerlässlich für den ordnungsgemäßen zeitlichen Ablauf unserer Körperprozesse, insbesondere für Fortpflanzung und Krebsprävention.

„Eine kürzlich durchgeführte Pilotstudie hat eine erhöhte Autismusrate unter Säuglingen festgestellt, deren Mutter in einem stark durch hochfrequente elektromagnetische Strahlung belasteten Umfeld schläft."[10]

„‚In Einzelfällen wurde berichtet, dass sich der Zustand autistischer Kinder bessert, wenn die Stromqualität in ihrem Umfeld saniert wird.' Die Stromqualität des elektrischen Umfelds kann durch Filterung aufgewertet werden."[11]

Im April 2009 gelang Forschern ein Durchbruch, der als monumental bezeichnet wurde. Sie fanden heraus, dass in 15 Prozent aller Autismusfälle Veränderungen an der DNS eine Rolle spielen. Diese Veränderungen wirken sich auf Gene aus, die mit der Frühentwicklung des Gehirns in Verbindung stehen. Hakon Hakonarson vom Children's Hospital of Philadelphia hat die Studie geleitet. Er sagte:

„Andere Forscher haben bereits die interessante These aufgestellt, dass Autismus durch abnorme Verbindungen zwischen Hirnzellen in der Frühentwicklungsphase entstehe. Umso faszinierender ist es daher, auf Beweise dafür zu stoßen, dass Mutationen bei Genen, die bei zerebralen Kopplungen eine Rolle spielen, das Autismusrisiko bei Kindern erhöhen."

Bedenkt man zudem, dass EMF-Strahlung bewiesenermaßen die Funktionsweise der DNS verändern und DNS-Brüche verursachen kann, lautet die entscheidende Frage: Was wird der Preis sein, sollten wir das hochempfindliche Gehirn und Körpergewebe von Neugeborenen auch weiterhin auf derart intensive Weise künstlicher elektromagnetischer Strahlung aussetzen?

Newsflash – 7. November 2010

Sind DECT-Babyfone gefährlich?

Die meisten drahtlosen Babyfone senden Mikrowellenstrahlung aus. Die Basisstation des Babyfons befindet sich in der Nähe des Kinderbetts, während die Eltern den Empfänger bei sich tragen. Das Empfangsteil kann entweder in einer Gürteltasche oder an einem Schlaufenband getragen oder in erreichbarer Nähe abgestellt werden, damit die Eltern reagieren können, sobald der Säugling schreit.

Idealerweise sollte die Babyfon-Basisstation eine Geräuschaktivierung besitzen, was bedeutet, dass sie nur dann überträgt, wenn sie sich durch Geräusche vom Säugling einschaltet. Dadurch sind sowohl Kind als auch Eltern einer geringeren Mikrowellenbelastung ausgesetzt. Allerdings ist die Einschaltautomatik nicht bei allen Babyfonen gleich.

Der Geräuschaktivierungsmodus variiert je nach Gerätetyp. Bei einigen wird im inaktiven Zustand keine Strahlung ausgesendet – bei anderen wiederum wird lediglich die Geräuschübertragung unterbunden. Die Babyfone, die in Nordamerika auf dem Markt sind, senden permanent Mikrowellenstrahlung aus. Welche Eltern, die bei Verstand sind, setzen ihr Kind vorsätzlich ununterbrochen Mikrowellenstrahlung aus?

Die Schweizer Regierung empfiehlt Babyfone, die mit dem „Blauen Engel" ausgezeichnet wurden. Der Blaue Engel ist ein Gütesiegel, das dem Prüfzeichen der CSA (Canadian Standards Association) entspricht. Ein mit dem Blauen Engel versehenes Babyfon ist relativ unschädlich für die Umwelt, auch im Hinblick auf Hochfrequenz- und EMF-Strahlung. Die CSA hingegen prüft nicht auf Mikrowellenstrahlung.

Es gibt verschiedene Arten von Babyfonen zur Überwachung von Säuglingen. Das Modell mit der geringsten Strahlung ist das BM 440 ECO Plus. Ab einer Distanz von 30 Zentimetern besteht kein zusätzliches niederfrequentes elektrisches oder magnetisches Feld mehr, und die Hochfrequenzstrahlung beträgt nur 0,0035 Mikrowatt/cm^2, wohingegen die anderen Geräte auf dem Markt im Durchschnitt zwischen 0,2 und zwei Mikrowatt/cm^2 ausstrahlen. In Großbritannien [und in Deutschland] kann man Babyfone über AMAZON kaufen – nicht jedoch in den USA! Und wer sie dort importieren möchte, muss sich auch einen entsprechenden Spannungswandler besorgen.

Hier noch etwas sehr Interessantes – die Schweizer Regierung darf das Produkt nicht empfehlen, da dies so aussähe, als würde sie Begünstigungspolitik betreiben. Aber schauen Sie sich die Graphiken auf der Babyfon-Site der Schweizer Regierung an. Es sind dieselben, die auch auf der AMAZON-Website für Werbezwecke verwendet werden.

Die Schweizer Regierung rät zu Babyfonen mit niedriger Strahlung. Der Warnhinweis auf ihrer Website lautet wie folgt:

> „Babyfone bestehen aus einer Babyeinheit und einer oder mehreren Elterneinheiten. Die Babyeinheit ist beim Kind stationiert und sendet (strahlt), Elterneinheiten sind vorwiegend Empfangsgeräte. Es gibt jedoch auch Geräte, bei denen beide Einheiten senden und empfangen können. Die meisten Babyfone senden (strahlen) nicht dauernd, sondern erst ab einem gewissen, am Gerät einstellbaren, Lärmpegel im Kinderzimmer (z.B. ‚automatische Sprachsteuerung', ‚VOX').

Manche Geräte kontrollieren ständig, ob sich die Elterneinheit noch in Reichweite der Babyeinheit befindet. Dazu sendet die Babyeinheit alle paar Sekunden ein kurzes Testsignal aus, strahlt also.

Es gibt verschiedenste Babyfone, welche sehr unterschiedliche Reichweiten haben und unterschiedlich stark strahlen. Das BAG hat die Strahlung von zwei Babyfonen mit unterschiedlicher Sendeleistung messen lassen. Die Strahlung nimmt mit zunehmender Entfernung zum Gerät sehr schnell ab und liegt immer unter dem empfohlenen Grenzwert. Im Abstand von 20 cm ist die Strahlung des schwächeren Gerätes 28-mal kleiner als der empfohlene Grenzwert, die des stärkeren Gerätes 3-mal kleiner. Im Abstand von einem Meter ist die Strahlung 93-mal resp. 9-mal kleiner als der empfohlene Grenzwert. Auch wenn das Gerät unbeabsichtigterweise das Kind beim Betrieb sogar berührt, sind die Werte für die ausgemessenen Geräte kleiner als der empfohlene Grenzwert. Die Strahlung, welche das Testsignal der Reichweitenkontrolle verursacht, ist noch einmal sehr viel kleiner.

Aufgrund der vorliegenden Erkenntnisse ist keine Gefährdung durch diese Strahlung zu erwarten. Es ist jedoch sinnvoll, die Strahlenbelastung des Kindes so klein wie möglich zu halten.

- Stellen Sie das Babyfon mindestens einen Meter entfernt vom Kinderbett auf.
- Verwenden Sie keine Geräte, welche dauernd senden. Stellen Sie die Babyeinheit auf den Modus ‚automatische Sprachsteuerung' oder ‚VOX'.
- Falls Sie das Babyfon am Stromnetz betreiben und dazu einen Steckernetzteil (Adapter) verwenden, achten Sie auf einen Abstand von 50 cm zwischen Adapter und Kinderbett."[12]

Autismus

Gesundheitsstudien über Babyfone und Säuglinge

Besteht vielleicht ein Zusammenhang zwischen plötzlichem Kindstod (SIDS), Autismus, Aufmerksamkeitsdefizitsyndrom und anderen neurologischen Störungen bei Kindern, die als Säugling einem Mikrowellen aussendenden Babyfon ausgesetzt waren? Der Befund einer wissenschaftlichen Abhandlung lautet: Möglicherweise gibt es tatsächlich eine Verbindung zwischen der Exposition von Fötus/Neugeborenem gegenüber hochfrequenter elektromagnetischer Strahlung und dem verstärkten Auftreten von Autismusspektrumstörungen (ASS).

In der Studie wird ein möglicher Zusammenhang hergestellt zwischen der Einführung von drahtlosen hochfrequenten Kommunikationstechnologien wie Babyfonen und dem allgemeinen Anstieg von Autismus. In der Studie heißt es:

„In den Jahrzehnten vor 1980 war die Autismusrate mehr oder weniger stabil und lag Berichten zufolge bei etwa einem diagnostizierten Fall unter 2.000 Kindern. […] Zwischen 1980 und der Gegenwart haben sich Hochfrequenzstrahlungsquellen im persönlichen Umfeld des Menschen etabliert. Eine aktive Hochfrequenzstrahlungsquelle – z.B. Funkgerät, Schnurlostelefon oder Mobiltelefon – setzt den Nutzer einem Hochfrequenzstrahlungswert aus, der nachweislich biologisch aktiv ist. […] Weit verbreitet ist vor allem die Exposition Neugeborener gegenüber der Hochfrequenzstrahlung von Babyfonen im Passivbetrieb. […] Zu den Effekten, die bekanntermaßen durch Hochfrequenzstrahlungsexposition ausgelöst werden können, gehören kognitive Störungen, Merkfähigkeitsstörungen, EEG-Veränderungen, DNS-Schäden, Chromosomenaberrationen, Mikrokernbildungen, fötale Fehlbildungen, verstärkte Durchlässigkeit der Blut-Hirn-Schranke, veränderter zellulärer Kalzium-Efflux und Modifikationen bei der Zellvermehrung."

Der Autism Society of Canada zufolge wird heute bei einem von 110 Kindern Autismus diagnostiziert, während vor 30 Jahren, als drahtlose Babyfone auf den Markt kamen, gerade einmal eines von 2.000 Kindern betroffen war. Man schätzt, dass bei etwa zehn Prozent aller Autismusfälle Inselbegabungen bestehen, wobei die am meisten verbreiteten Formen mit einer Begabung für mathematische Rechenoperationen einhergehen. Für Geschichtsinteressierte: Das allererste drahtlose Babyfon wurde 1937 an Robert John (Bob) Widlar getestet, der ein weltberühmter Mathematik-Savant wurde und eine komplexe destruktive Persönlichkeitsstörung entwickelte.

Besteht womöglich ein Zusammenhang zu Krebs, z.B. zu Leukämie bei Kindern oder Tumoren des Nervensystems? Schlafen Säuglinge durch Babyfone tatsächlich schlechter, wie die britische Organisation PowerWatch behauptet, und besteht wirklich eine Verbindung zwischen Herzrhythmusstörungen bei Säuglingen und Babyfonen? Wir haben jüngst eine Abhandlung veröffentlicht über Herzfrequenz-Unregelmäßigkeiten bei Erwachsenen, die einem digitalen Schnurlostelefon mit einer Frequenz von 2,4 GHz ausgesetzt waren!

Auf jeden Fall ist es unklug, Säuglinge durch Mikrowellenstrahlung zu belasten, selbst wenn diese niedrig ist. Und da die Technik durchaus Babyfone mit Geräuschaktivierung bereithält, die nur bei Einschaltung Mikrowellenstrahlen aussenden, sollten permanent strahlende Apparate verboten werden – vor allem DECT-Babyfone.

Im Juni 2009 habe ich beim kanadischen Bundesrechnungshof eine Umweltpetition eingereicht, in der ich ein Verbot für DECT-Telefone in Kanada angeregt habe. Was tut das kanadische Gesundheitsministerium mit diesen Informationen, und weshalb weigert es sich, verantwortungsbewusst zu handeln und die Exposition von Säuglingen gegenüber Mikrowellenstrahlung einzuschränken? Wie kann es angehen, dass die Schweizer Bevölkerung auf der BAG-Website gewarnt und durch Maßnahmen der Regierung vor elektromagnetischer Belastung geschützt wird, während sich die Gesundheitsinstanzen Nordamerikas über dieses Thema ausschweigen?

Quelle: Dr. Magda Havas: „Are DECT baby monitors dangerous?", www.magdahavas.com

Zu Ehren des verstorbenen Robert C. Kane, PhD

Dr. Robert C. Kane war über 30 Jahre lang aktiv in der Telekommunikationsindustrie tätig. Er besaß einen Bachelor of Science in Electrical Engineering (BSEE) des Midwest College on Engineering. Am Illinois Institute of Technology erwarb er seinen Master of Science in Electrical Engineering (MSEE) mit dem Schwerpunkt Elektromagnetismus. Seine Doktorarbeit, mit der er den Titel PhD erwarb, schrieb er ebenfalls am Illinois Institute of Technology; er promovierte im Fach Elektrotechnik mit den Schwerpunktbereichen Elektromagnetismus und Festkörperphysik. Als Forscher und Produktdesign-Ingenieur hat er an Programmen und Projekten mitgewirkt, in denen Mobiltelefone, Hochfrequenz-Mobilfunkgeräte, Mikrowellen-Telekommunikationssysteme und Bildschirmsysteme entworfen und entwickelt sowie biologische Effekte untersucht wurden. Kanes 2001 veröffentlichtes Buch „Cellular Telephone Russian Roulette: A Historical and Scientific Perspective" ist packender Lesestoff. Darüber hinaus hat Kane das Mobilfunk-Forschungsprogramm bei Motorola geleitet.

Ich nehme Kanes Artikel aus dem Jahr 2004 hier mit auf, weil er von großer Wichtigkeit ist. Kane hat ihn der Welt vermacht, um die schädlichen Auswirkungen von Hochfrequenzstrahlung und den enormen Anstieg von Autismus besser nachvollziehbar zu machen.

„A Possible Association Between Fetal/Neonatal Exposure to Radiofrequency Electromagnetic Radiation and the Increased Incidence of Autism Spectrum Disorders."

[Eine mögliche Verbindung zwischen der Exposition von Fötus/Neugeborenem gegenüber hochfrequenter elektromagnetischer Strahlung und dem verstärkten Auftreten von Autismusspektrumstörungen]

Zusammenfassung: Seit Kurzem liegen epidemiologische Daten vor, die auf eine drastische Zunahme von Autismusspektrumstörungen hindeuten. Zuvor lag die Autismusrate bei vier bis fünf

Fällen unter 10.000 Kindern. Die jüngsten Belege verweisen auf ein verstärktes Auftreten, sodass nunmehr etwa eines von 500 Kindern betroffen ist. Dabei ist die Ätiologie von Autismus noch nicht hinreichend geklärt. Die kürzlich ans Licht gekommenen Daten deuten auf einen möglichen Zusammenhang zwischen Autismusrate und einem bislang unbeachteten Umweltgift hin. In der wissenschaftlichen Gemeinde wird weithin akzeptiert, dass Hochfrequenzstrahlung eine biologisch aktive Substanz darstellt. Generell anerkannt ist auch, dass der Mensch seit 20 Jahren in tief greifendem Maße hochfrequenter Strahlung ausgesetzt ist, während eine derartige Belastung vor dieser Zeit die Ausnahme war. Es wird die These aufgestellt, dass eine fötale bzw. neonatale Exposition gegenüber Hochfrequenzstrahlung mit einem verstärkten Auftreten von Autismus in Verbindung steht.

Einführung

Vor dem 20. Jahrhundert ging Hochfrequenzstrahlung (HF) allein von zwei Quellen aus: zum einen von der Sonne, die ultraniedrige RF-Energie ausstrahlt, und zum anderen vom extrasolaren HF-Rauschen, dessen Strahlung noch schwächer ist. In diesem von schwacher HF-Strahlung geprägten Umfeld entwickelte sich das Leben auf der Erde, das bis heute überdauert hat.

In den 1940er Jahren gelang es Industrie und Militärapparat, die Erzeugung von HF-Energie zur Reife zu bringen, was vorrangig der Forschung und Entwicklung im Rahmen des Krieges geschuldet war. Seither wird HF-Energie von einer ganzen Bandbreite an kommerziellen Produkten genutzt, zu denen vor allem FM-Radiosender, Radar, Fernsehen, Transceiver der öffentlichen Mobilfunkkommunikation, Mikrowellenherde in Privathaushalten und Mobilfunktelefone gehören.

Zunächst war der Emissionsbeitrag eines jeden Strahlung aussendenden Geräts vor dem Hintergrund der eindringenden Solarstrahlung nicht wahrnehmbar. Im Laufe der Jahrzehnte ist die Zahl der terrestrischen HF-Strahlungsquellen jedoch so weit angestiegen, dass sie heute in die Milliarden geht. Dadurch hat auch das Grundstrahlungsniveau so stark zugenommen, dass es die Intensität der uns erreichenden solaren HF-Energie nun tausendfach übertrifft. Obwohl sich HF-Strahlungsquellen zwischen den 1940er und dem Ende der 1970er Jahre – in den frühen Jahrzehnten des „Hochfrequenz-Zeitalters" also – stark ausgebreitet haben, war der Mensch hochfrequenter Strahlung nur selten in bedenklichem Maße ausgesetzt. Seit dem Ende der 1970er Jahre allerdings hat sich eine Reihe von kommerziellen Produkten etabliert, durch die der Mensch HF-Strahlungswerten ausgesetzt ist, die beträchtlich höher liegen als die der früheren wie gegenwärtigen Hintergrundstrahlung. Forschungsberichte deuten darauf hin, dass die von einigen kommerziellen Produkten ausgehenden spezifischen HF-Strahlungwerte verändernd in biologische Prozesse eingreifen bzw. das Genom schädigen können.[1-13]

Zugleich ist die Rate an diagnostizierten Autismusfällen in den vergangenen 20 Jahren deutlich angestiegen, nämlich um das beinahe Dreifache, wobei die Wachstumskurve einem nahezu linearen Verlauf folgt. „Die Antwort auf die Frage, wann Autismus im Kind seinen Anfang nimmt, steht noch aus. Einige Studien bringen Belege für einen pränatalen bzw. perinatalen Ursprung von Autismus an."[14] In den Jahrzehnten vor 1980 war die Autismusrate mehr oder weniger stabil und lag Berichten zufolge bei etwa einem diagnostizierten Fall unter 2.000 Kindern. Byrd berichtet, dass die Autismusrate gegenwärtig bei etwa einem von 700 Kindern liegt.

Zwischen 1980 und der Gegenwart haben sich Hochfrequenzstrahlungsquellen im persönlichen Umfeld des Menschen etabliert. Eine aktive Hochfrequenzstrahlungsquelle – z.B. Funkgerät, Schnurlostelefon oder Mobiltelefon – setzt den Nutzer einem Hochfrequenzstrahlungswert aus, der nachweislich biologisch aktiv ist. Eine aktive Hochfrequenzstrahlungsquelle setzt auch andere, in unmittelbarer Nähe befindliche Personen in vergleichbarem Maße biologisch aktiven elektromagnetischen Feldstärken aus.[15]

Zu den Effekten, die bekanntermaßen durch Hochfrequenzstrahlungsexposition ausgelöst werden können, gehören kognitive Störungen,[16] Merkfähigkeitsstörungen,[17] EEG-Veränderungen,[18]

DNS-Schäden,[3–12] Chromosomenaberrationen,[6] Mikrokernbildungen,[7,22] fötale Fehlbildungen,[1,2] verstärkte Durchlässigkeit der Blut-Hirn-Schranke,[19,23] veränderter zellulärer KalziumEfflux[20] und Modifikationen bei der Zellvermehrung.[21]

Die HF-Strahlenbelastung, die von Mikrowellenherden in Privathaushalten ausgeht, liegt für gewöhnlich bei etwa einem Milliwatt pro cm^2. Die von Mobiltelefonen ausgehende Strahlenbelastung beträgt etwa 0,1 bis 10,0 Milliwatt pro cm^2. Von tragbaren Funkgeräten geht eine ähnlich hohe Belastung aus. Die wissenschaftliche Literatur bestätigt, dass eine Belastung durch HF-Strahlung, die um mehr als das Tausendfache geringer ist als beschrieben (knapp bzw. ungefähr 1,0 Mikrowatt pro cm^2), biologische Prozesse bzw. molekulare Reparaturmechanismen beträchtlich verändert.[12]

Während der Schwangerschaft erhöht sich das Risiko unmerklicher embryonaler und fötaler Schäden, wenn die werdende Mutter HF-Strahlung aussendende Geräte nutzt oder den Emissionen solcher Geräte ausgesetzt ist. Forscher haben nachdrücklich bestätigt, dass Embryo bzw. Fötus keiner Hochfrequenzstrahlung ausgesetzt werden sollte, wie sie beispielsweise von Mobil- oder Schnurlostelefonen ausgeht. Eine Exposition gegenüber HF-Strahlung sollte vor allem deshalb vermieden werden, weil der Embryo bzw. Fötus aufgrund seiner natürlichen Bewegung im Mutterleib manchmal über längere Zeiträume hinweg nicht gänzlich durch das Fruchtwasser geschützt ist. Zum anderen fördert die Beckenstruktur ein tiefes Eindringen von HF-Strahlung, und diese Strahlung kann vom sich entwickelnden Embryo bzw. Fötus absorbiert werden.

Andere Forscher gehen von einem bislang nicht identifizierten Umweltgift aus, das mit dem beobachteten Anstieg der Autismusrate in Verbindung steht. So ist die These aufgestellt worden, dass der festgestellte Anstieg der Autismusrate um 1980 herum eingesetzt habe. Eindeutig gestützt wird sie durch die Arbeiten von Byrd (Kalifornien, 1999),[14] Bertrand (New Jersey, 2001),[24] Taylor (Großbritannien, 1999)[25] sowie Chakrabarti und Fombonne (Großbritannien, 2001).[26] Die These besagt, dass der Anstieg zu genau dem Zeitpunkt eingesetzt hat, zu dem sich HF-Strahlung aussendende Geräte für den persönlichen Gebrauch zu etablieren begannen – ungefähr im Jahr 1980. Wir nehmen an, dass HF-Strahlung – eine neue Form von Belastung für Embryo, Fötus und Säugling, die unter vielen Expositionbedingungen bewiesenermaßen als Umweltgift zu werten ist – mit dem verstärkten Auftreten von Autismus zusammenhängt. Diese Annahme wird durch die Tatsache untermauert, dass solche Strahlung aussendenden Produkte spezifisch und regelmäßig im Umfeld von Embryo, Fötus und Neugeborenem eingesetzt werden. Hochfrequenzstrahlung ist die einzige bekannte toxische Belastung, die hundertprozentig mit dem wiederholt dokumentierten verstärkten Auftreten von Autismus in Zusammenhang gebracht werden konnte: zumindest einige Forscher berichten, dass inzwischen mehr als eines von 100 Neugeborenen betroffen sei.[13]

Robert C. Kane, PhD, 2004

Die Quellenverweise zu Kanes Artikel

(1) Berman, E., Kinn, J. B., Carter, H. B.: „Observations of mouse fetuses after irradiation with 2.45 GHz microwaves", *Health Physics* 1978, 35:791-801.
(2) Kaplan, J., Polson, P., Rebert, C., Lunan, K., Gage, M.: „Biological and behavioral effects of prenatal and postnatal exposure to 2450-MHz electromagnetic radiation in the squirrel monkey", *Radio Science* 1982, 17(5S):135S-144S.
(3) Sagripanti, J. L., Swicord, M. L.: „DNA structural changes caused by microwave radiation", *Int. J. Radiat. Biol.* 1986, 50(1):47-50.
(4) Leszczynski, D., Joenväärä, S., Reivinen, J., Kuokka, R.: „Non thermal activation of the hsp27/p38MAPK stress pathway by mobile phone radiation in human endothelial cells: Molecular mechanism for cancer- and blood-brain barrier-related effects", *Differentiation* 2002, 70:120-129.
(5) Sagripanti, J. L., Swicord, M. L., Davis, C. C.: „Microwave effects on plasmid DNA", *Radiation Research* 1987, 110:219-231.

(6) Fucic, A., Garaj-Vrhovac, V., Skara, M., Dimitrovic, B.: „X-rays, microwaves and vinyl chloride monomer: their clastogenic and aneugenic activity, using the micronucleus assay on human lymphocytes", *Mutat. Res.* 1992, 282(4):265-271.
(7) Maes, A., Verschaeve, L., Arroyo, A., De Wagter, C., Vercruyssen, L.: „In vitro cytogenetic effects of 2450 MHz waves on human peripheral blood lymphocytes", *Bioelectromagnetics* 1993, 14(6):495-501.
(8) Sarkar, S., Ali, S., Behari, J.: „Effect of low power microwave on the mouse genome: a direct DNA analysis", *Mutat. Res.* 1994, 320(1-2):141-147.
(9) Lai, H., Singh, N. P.: „Acute low-intensity microwave exposure increases DNA single-strand breaks in rat brain cells", *Bioelectromagnetics* 1995, 16(3):207-210.
(10) Lai, H., Sing, N. P.: „Single- and double-strand DNA breaks in rat brain cells after acute exposure to radiofrequency electromagnetic radiation", *Int. J. Radiat. Biol.* 1996, 69(4):513-521.
(11) Repacholi, M. H., Basten, A., Gebski, V., Noonan, D., Finnie, J., Harris, A. W.: „Lymphomas in E mu-Pim1 transgenic mice exposed to pulsed 900 MHz electromagnetic fields", *Radiat. Res.* 1997, 147(5):631-640.
(12) Phillips, J. L., Ivaschuk, O., Ishida-Jones, T., Jones, R. A., Campbell-Beachler, M., Haggren, W.: „DNA damage in Molt-4 T-lymphoblastoid cells exposed to cellular telefone radiofrequency fields in vitro", *Bioelectrochemistry and Bioenergetics* 1998, 45:103-110.
(13) Hardell, L., Hansson Mild, K., Pahlson, A., Hallquist, A.: „Ionizing radiation, cellular telephones and the risk of brain tumours", *Europ. J. Cancer Prevent.* 2001, 10:523-529.
(14) Byrd, R. S., Sigman, M., Bono, M. et al.: „Report to the legislature on the principal findings from the epidemiology of autism in California: a comprehensive pilot study", M.I.N.D. Institute, University of California, Davis, 2002.
(15) Bawin, S. M., Kaczmarek, L. K., Adey, W. R.: „Effects of modulated VFH fields on the central nervous system", *Ann. NY Acad. Sci.* 1975, 247:74-81.

(16) Chiang, H., Yao, G. D., Fang, Q. S., Wang, K. Q., Lu, D. Z., Zhou, Y. K.: „Health effects of environmental electromagnetic fields", *J. Bioelectricity* 1989, 8:127-131.
(17) Lai, H., Horita, A., Guy, A. W.: „Microwave irradiation affects radial-arm maze performance in the rat", *Bioelectromagnetics* 1994, 15(2):95-104.
(18) von Klitzing, L.: „Low-frequency pulsed electromagnetic fields influence EEG of man", *Phys. Medica* 1995, 11:77-80.
(19) Salford, L. G., Brun, A., Sturesson, K., Eberhardt, J. L., Persson, B. R.: „Permeability of the blood-brain radiation on cytolytic T lymphocytes", *FASEB J.* 1996, 10(8):913-919.
(20) Paul Raj, R., Behari, J., Rao, A. R.: „Effect of amplitude modulated RF radiation on calcium ion efflux and ODC activity in chronically exposed rat brain", *Indian J. Biochem. Biophys.* 1999, 36(5):337-340.
(21) Cleary, S. F., Du, Z., Cao, G., Liu, L. M., McCrady, C.: „Effect of isothermal radiofrequency barrier induced by 915 MHz electromagnetic radiation, continuous wave and modulated at 8, 16, 50, and 200 Hz", *Microsc. Res. Tech.* 1994, 27(6):535-542.
(22) d'Ambrosio, G., Massa, R., Scarfi, M. R., Zeni, O.: „Cytogenetic damage in human lymphocytes following GMSK phase modulated microwave exposure", *Bioelectromagnetics* 2002, 23:7-13.
(23) Persson, B. R., Salford, L. G., Brun, A.: „Blood-brain barrier permeability in rats exposed to electromagnetic fields used in wireless communication", *Wireless Network* 1997, 3:455-461.
(24) Bertrand, J., Mars, A., Boyle, C., Bove, F., Yeargin-Allsopp, M., Decoufle, P.: „Prevalence of Autism in a United States Population: The Brick Township, New Jersey Investigation", *Pediatrics* 2001, 108(5):1155-1161.
(25) Taylor, B., Miller, E., Farringdon, C. P.: „MMR Vaccine and Autism: No Epidemiological Evidence for a Causal Association", *Lancet* 1999, 353:2026-2029.
(26) Chakrabarti, S., Fombonne, E.: „Pervasive Developmental Disorders in Preschool Children", *JAMA* 2001, 285(24).

Für jeden Bereich das richtige Instrument

Bereich des elektromagnetischen Spektrums	Kurzbeschreibung	Messinstrument	Gesundheitlich sicherster bekannter Bereich	Falls der Sicherheitsbereich überschritten wird
Gleichstrom, magnetisch	Geopathischer Stress, eindirektional ausgerichtetes Magnetfeld	Kompass	Bewegen Sie den Kompass über Ihr Bett; die Kompassnadel sollte nicht vom Nordpol abweichen.	Metallene Bettgestelle und/oder Federkernmatratzen ersetzen.
Gleichstrom, elektrisch	Statische Elektrizität	negative/positive Ionen	5:4 neg:pos	Lüften Sie Ihre Wohnung; öffnen sie täglich zehn Minuten lang die Fenster; tragen und benutzen Sie Naturfasern.
Wechselstrom, elektrisch	Spannungsfelder/elektrische Felder	Messgerät für elektrische Felder	Unter zehn Volt/Meter	Schalten Sie alle Stromkreise im Radius von einem Meter um das Bett ab.
Wechselstrom, magnetisch	Haushaltsgeräte, Ladegeräte	Gaussmeter	Unter 0,2 Gauss	
HF, elektromagnetisch	Schmutzige Elektrizität	G/S-Messgerät	Unter 30 Graham-Stetzer-Einheiten	Stetzer- oder GE-Filter (X10-Technologie)
HF, elektromagnetisch	Hochfrequenzstrahlung im Kommunikationswesen (z.B. durch Schnurlostelefone, HDTV, Computer)	HF-Detektor	Detektor sollte im Schlafbereich nicht ausschlagen (hochwertigere Messgeräte können den Milliwatt-Wert pro Quadratmeter ermitteln; der Wert sollte fünf mW/m2 nicht überschreiten).	Stöpseln Sie Computer, Fernsehgeräte, Videospielkonsolen und andere Elektrogeräte aus, wenn diese nicht benutzt werden.

Quelle: Dietrich Klinghardt, MD, PhD: „Energy Medicine and Autism", www.klinghardtacademy.com/images/stories/powerpoints/autism%20energy%20medicine.pdf

Kapitel 7: Autismus

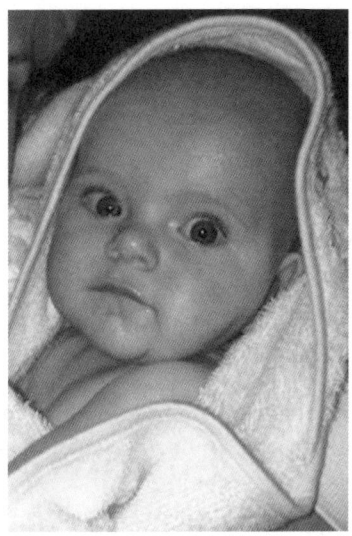

„Eine neue wissenschaftliche Wahrheit pflegt sich nicht in der Weise durchzusetzen, dass ihre Gegner überzeugt werden und sich als belehrt erklären, sondern vielmehr dadurch, dass ihre Gegner allmählich aussterben und dass die heranwachsende Generation von vornherein mit der Wahrheit vertraut gemacht wird."

Max Planck, Gewinner des Physiknobelpreises

Achten Sie auf elektromagnetische Strahlung in Ihrem Umfeld

Schlafen Sie in einem Umfeld, das frei ist von elektromagnetischer Strahlung?

Schläft Ihr Baby in einem Umfeld, das frei ist von elektromagnetischer Strahlung?

Sind Sie schwanger und arbeiten in einem durch schmutzige Elektrizität belasteten Umfeld?

Sind Sie schwanger und arbeiten als Supermarktkassiererin, wobei Sie den ganzen Tag an der Kasse oder am Computer arbeiten?

Sind Sie schwanger und schlafen in einem durch schmutzige Elektrizität belasteten Umfeld?

Wenn Sie schwanger sind und in einer Etagenwohnung leben: Befinden sich unmittelbar hinter Ihrer Schlafzimmerwand Elektrogeräte Ihres Nachbarn – z.B. Kühlschrank, Klimaanlage, Netzwerkserver oder WLAN-Router?

Hirntumoren sind inzwischen die Todesursache eins bei Kindern – sie haben Leukämie im Jahr 2002 abgelöst.

Ursache hierfür könnte ein bestimmter EMF-Typus sein, womöglich auch verschiedene Kombinationen von ELF-EMF, transienten EMF und HF-EMF.

Endnoten

1. Becker, R., S. 257.
2. Ebd., S. 260.
3. *Journal of the Australasian College of Nutritional and Environmental Medicine*, Nov. 2007, Jahrgang 26, Ausgabe 2, S. 3-7.
4. „New Report on Autism", 20. Nov. 2007, www.emfacts.com.
5. Maret, K., S. 9.
6. Auszug aus der Mitschrift von Dr. Carlos Treffen mit der Prüfungskommission, www.jerseymastconcer.co.uk.
7. Eisenstein, M., S. 68; vgl. Noble, G. R. et al.: „Acellular and whole cell pertussis vaccines in Japan", Bericht nach einem Besuch von US-Wissenschaftlern, *Journal of the American Medical Association* 1987, 257:1351-1356; Scott, J.: „Report: US slips in fight to cut infant mortality", *Press & Sun Bulletin* (Auszug aus der Los Angeles Times vom 1. März 1990); Cherry, J. D. et al.: „Report of the task force on pertussis and pertussis immunization", Pediatrics Juni 1988, 81(6):933-984.
8. Quelle: „Nr. 821: Autism and DECT Baby Monitors", 23. Nov. 2007, www.emfacts.com.
9. Stevens, R. G., Wilson, B. W., Anderson, L. E., S. 40f. Die Zirbeldrüse setzt das neuroendokrine Hormon Melatonin frei, das aus dem Neurotransmitter Serotonin synthetisiert wird.
10. Rees, C., Havas, M., S. 22.
11. Ebd., S. 65.
12. www.bag.admin.ch/themen/strahlung/00053/00673/03012/index.html?lang=de.
13. Kane, Robert C., PhD: „A Possible Association Between Fetal/Neonatal Exposure to Radiofrequency Electromagnetic Radiation and the Increased Incidence of Autism Spectrum Disorders (ASD)", *Medical Hypotheses* 2004, 62:195-197.

Geschichte eines Vaters

Autismus

Im Januar 2009 installierten wir 15 G/S-Filter in unserem Zuhause. Wir wollten sehen, ob sie eine Besserung bei unserem vierjährigen autistischen Sohn herbeiführen würden. Seit wir die Filter montiert haben, konnten wir beobachten, dass sich das Verhalten unseres Sohnes tatsächlich erheblich zum Besseren verändert hat. Er ist nun offener gegenüber der Welt um ihn herum, und auch hinsichtlich seiner kognitiven Fähigkeiten sehen wir große Fortschritte. Einen Monat nach Installation der Filter begann er, Buchstaben und Ziffern an Autos zu lesen, und erstmals sagte er das komplette Alphabet auf. Drei Monate später hatte sich sein Wortschatz um einige Begriffe erweitert, und inzwischen bringt er auch seinen eigenen Willen zum Ausdruck (was er zuvor nicht getan hat). Darüber hinaus interessiert er sich heute sehr für Puzzlespiele.

Ich bin überzeugt davon, dass die Filter nicht nur ein Mittel gegen meine Kopfschmerzen sind (ich habe festgestellt, dass die Schmerzen umgehend abklingen); zudem scheinen sie im Gehirn meines Sohnes einen Regenerationsprozess angestoßen zu haben.

Meiner Meinung nach muss sich das Gehirn unseres Sohnes zwar noch stärker regenerieren und entwickeln, doch wenn er weiterhin solche Fortschritte macht, rechnen wir damit, dass er bis Ende des Jahres einiges an Boden gutgemacht haben wird.

J. de Hass
Den Haag, Niederlande

Kapitel 8

Gene kontra Umwelt

Eine im Jahr 2000 abgeschlossene Studie an 44.788 Zwillingspaaren aus Schweden, Dänemark und Finnland kam zu dem Ergebnis, dass ein Großteil aller Krebserkrankungen durch Umweltfaktoren ausgelöst wird.[1] Längst ist erkannt worden, dass künstliche EMF Einfluss auf bestimmte Gene und die Entstehung von Gen-Defekten haben.

Krebsrisiko und DNS-Schäden hängen zusammen: Werden Gene geschädigt, so sterben die Zellen mit schadhafter DNS entweder ab oder werden repariert. Wird die Schädigung restlos behoben, entstehen keine Folgeprobleme. Wird die DNS jedoch nicht gänzlich oder korrekt repariert, führt dies zu Veränderungen an Chromosomen und zu Mutationen, durch die Krebs entstehen kann. Schon schwer wiegende Gen-Mutationen in nur einer einzigen Zelle können sich zu Krebs weiterentwickeln. Das Krebsrisiko steigt, wenn man ein mutiertes Gen erbt oder eines der eigenen Gene mutiert. Wenn die DNS-Schädigung schneller voranschreitet, als sie behoben werden kann, besteht die Gefahr, dass sich Krebs entwickelt.

Leben und Gesundheit sind abhängig von der Unversehrtheit und Funktionstüchtigkeit der verschiedenen Gene, die steuern, wann und wie unsere Zellen wachsen, sich teilen und absterben. Dies ist ein störanfälliger Koordinierungsprozess, der sich permanent im Körper vollzieht. Krebs entsteht, wenn es zu einem Ungleichgewicht zwischen Zellwachstum und Zelltod kommt. Der Zellzyklus ist bei Ungeborenen und jungen Kindern allerdings sehr viel schneller durchlaufen als beim Erwachsenen. Je rascher sich die Zellen vermehren, desto größer ist die Gefahr eines Defekts. DNS-Schäden und Veränderungen der Zellfunktion können die Tumorentwicklung beschleunigen.

Kennzeichnend für Krebs ist eine unkontrollierte Zellteilung. Deshalb ist es so überaus wichtig, das in der Entwicklung begriffene Kind vor allen Substanzen zu schützen, die den Prozess der Zellteilung beeinflussen. Und aus demselben Grund werden Frauen vor einer Röntgenaufnahme, Computertomographie und Mammographie gefragt, ob sie schwanger sind.

Ionisierende Strahlung verursacht Krebs, indem sie die DNS unmittelbar schädigt und die regulären zellulären und intrazellulären Prozesse stört. Es wurde bestätigt, dass durch ionisierende Strahlung hervorgerufene Gen-Schäden einen kumulativen Charakter aufweisen, was bedeutet, dass sie sich im Laufe des Lebens summieren. Die EMF-Forschung hat herausgefunden, dass auch nicht ionisierende Strahlung die normalen zellulären und intrazellulären Prozesse stört. Forschungsarbeiten weisen darauf hin, dass die Auswirkungen nicht ionisierender Strahlung ebenfalls kumulativer Natur sind und ELF-EMF und HF-EMF auf genetischer Ebene die Funktionsweise der DNS verändern können.

Frühere Forschungsarbeiten sind zu dem Ergebnis gekommen, dass Kinderleukämie bereits im Mutterleib ausgelöst werden kann. Leukämie trat verstärkt bei Kindern von Frauen auf, die an Industrienähmaschinen arbeiteten und daher in potentiell hohem Maße Magnetfeldern ausgesetzt waren.[2] In den 1980er Jahren durchgeführte Studien (auf dem Gebiet ELF-EMF) wiesen Geburtsfehler bei Kindern nach, deren Vater am Arbeitsplatz ELF-EMF ausgesetzt war.[3] Becker gab hierzu an, dass eine solche Exposition zu Abnormitäten in den Spermien-Chromosomen geführt habe. (Ein weiterer Grund, davon abzuraten, das Handy in der Hosentasche zu tragen!)

Bei Kindern, deren Vater einer hohen EMF-Belastung ausgesetzt war, traten verstärkt Hirntumoren und Krebs am Nervensystem auf.[4] Die Kinder und Erwachsenen unserer Zeit sind bereits allesamt betroffen.

Goldsworthy, Privatdozent am Londoner Imperial College, schrieb dazu:

> „Die häufige Nutzung von Mobiltelefonen scheint sowohl die Zahl als auch die Lebensfähigkeit von Spermien zu mindern. Die Ergebnisse dieser jüngsten Studie von Dr. Ashok Agarwal

und Kollegen vom Cleveland Lerner College of Medicine sind einsehbar unter http://tinyurl.com/28rm6n. Sie fanden heraus, dass eine mindestens vierstündige Mobilfunknutzung pro Tag mit einer 25-prozentigen Senkung von Lebensfähigkeit und Beweglichkeit der Spermien einhergeht. Die statistische Wahrscheinlichkeit dafür, dass diese Ergebnisse auf zufällige Abweichungen zurückgehen, beträgt 1:1.000. Alles deutet darauf hin, dass menschliche Eizellen gleichermaßen betroffen sind, aber da sie schon im Embryo und somit vor der Geburt gebildet werden, entsteht der Schaden bereits während der Schwangerschaft. In Erscheinung tritt er erst, wenn das Kind in die Pubertät kommt."

Frauen gelten als risikobehafteter im Hinblick auf Brustkrebs, wenn sie bestimmte stille Trägergene besitzen, aber es sind auch Männer betroffen. Die meisten mit BRCA1- und BRCA2-Mutationen zusammenhängenden Krebsarten – vor allem Brust- und Eierstockkrebs – finden sich bei Frauen. Doch auch Männer mit diesen Mutationen weisen ein erhöhtes Risiko auf, an Brustkrebs wie auch an Prostatakrebs, Bauchspeicheldrüsenkrebs und Melanomen zu erkranken.

Die aktuellste, bahnbrechende Forschungsarbeit hierzu ist zu dem Ergebnis gekommen, dass Menschen mit bestimmten Genen bzw. Gen-Defekten womöglich besonders anfällig gegenüber der karzinogenen Wirkung von nicht ionisierenden EMF/EMR sind.[5] Das XRCC1-Gen ist eines von vielen, die bekanntermaßen an der Behebung von DNS-Schäden beteiligt sind. Bei Trägern einer fehlerhaften Variante dieses Gens, dem SNP „rs25489"[6], ist das Brust- und Prostatakrebsrisiko nachweislich erhöht, und inzwischen weiß man auch um ein erhöhtes Leukämierisiko. Von immenser Bedeutung ist hierbei, dass dieser SNP verstärkt bei mexikanischen Amerikanern auftritt. Es wurde berichtet, dass Kinder in Mexico City in höherem Maße als in anderen Ländern Magnetfeldern ausgesetzt sind – häufig Werten über sechs mG.[7]

Diese Verknüpfung könnte den statistischen Befund der US-amerikanischen Centers for Disease Control and Prevention erklären, denen zufolge die Leukämierate Mexikos eine der weltweit höchsten ist.[8]

Funkwellen und Lungenkrebs

Dieses wichtige Gesundheitsthema wird die beiden Aspekte Zigarettenrauch und Asbest nicht nur deshalb in den Schatten stellen, weil es so umfangreich ist. Inzwischen ist bewiesen, dass künstliche elektromagnetische Felder die Schädigung durch andere toxische Stoffe noch verstärken. Die fehlende Antwort auf die Frage, weshalb es überhaupt so viel Krebs gibt, kristallisierte sich nach und nach heraus, als Örjan Hallberg und Olle Johansson einen Blick auf den Verlauf warfen, den Krebs im 20. Jahrhundert genommen hat. Die von uns erschaffenen Felder könnten gar der Gefahrenfaktor sein, welcher der Zigarettenrauch- und Asbestkrise zu Grunde liegt.[9] Die folgenden Informationen stammen aus Hallbergs und Johanssons Artikel „Cancer Trends During the 20th Century":

> „Eine automatisierte Computeranalyse der altersspezifischen Lungenkrebsrate unter schwedischen Männern weist das Jahr 1955 als Beginn eines plötzlichen ökologischen Wandels in Schweden aus. Zudem zeigt die Analyse, dass dieser beeinträchtigende Wandel vor allem Männer über 60 Jahren betrifft. Die Analysemethode hat sich auch bewährt, um die Entwicklung von Hautmelanomen in Schweden, Norwegen, Dänemark, Finnland und den USA zu untersuchen."[10]

Was aber geschah 1955 in Schweden? Im Jahr 1955 wurden FM-Hörfunk und der Fernsehsender TV1 eingeführt, und mit ihnen einher gingen künstliche Funkwellen. Hallberg und Johansson erkannten, dass nicht lange nach Einführung von FM-Hörfunk plötzlich verstärkt Lungenkrebs bei Menschen auftrat, die jahrelang geraucht hatten. Ein solch abrupter Anstieg war nicht in Ländern zu beobachten, die noch nicht über FM-Hörfunk verfügten. Auch in Estland stieg die Zahl der Todesfälle durch Krebs rapide an, als 1991 westliche FM-Hörfunkfrequenzen zugelassen und landesweit eingeführt wurden. Im Jahr 2002 ermittelten Hallberg und Johansson statistisch, dass die Exposition gegenüber Funkwellen in allen Ländern – und allen schwedischen Verwaltungsbezirken – ein „so wesentlicher Faktor für die Entstehung von Lungenkrebs zu sein scheint wie Zigarettenrauch".[11] Was nicht heißt, dass wir weiterhin rauchen sollten. Vielmehr signalisieren diese Informationen, dass wir damit aufhören sollten, da wir alle elektromagnetischer Strahlung ausgesetzt sind und diese den Schaden durch die chemischen Karzinogene in Zigaretten noch verschlimmert.

Die Melanom-Verbindung

Zwischen 1955 und 1996 zeichnete sich auch in der Melanom-Statistik Schwedens ein immenser Anstieg ab, eine Zunahme um mehr als das 14-fache im Vergleich zu der Zeit vor 1955. Eine ähnlich starke Zunahme an melanombedingten Todesfällen wurde aus Queensland, Australien, berichtet, wo man die Zeiträume von 1951 bis 1959 und 1964 bis 1967 miteinander verglichen hatte. Das Wachstum hing mit der Einführung von Hochleistungs-Fernsehsendemasten zusammen. Auch in Schweden, Norwegen, Dänemark und den USA konnte die Ausweitung von Rundfunknetzen mit Hautmelanomen in Verbindung gebracht werden.

Augustsson und Stierner haben die Stellen statistisch erfasst, an denen Muttermale, Melanozyten und Melanome am menschliche Körper vorkommen. Diese sind, in absteigender Reihenfolge: Brust und Rücken, Bauch und Gesäß, Unterschenkel, Oberschenkel, Kopf und Füße. Hallberg und Johansson nehmen an, dass diese Körperregionen besonders von den Induktionsströmen durch HF-Exposition betroffen sind, weshalb die Häufung von Muttermalen einem Muster folgen müsste.

Von Interesse ist auch, dass sich die Zunahme von Melanomen seit den 1950er Jahren nicht hinreichend mit einer umweltbedingten Exposition gegenüber Ultraviolettstrahlung erklären lässt. Durch umfangreiche Forschungsarbeiten in Schweden wurde kürzlich bestätigt, dass schädliche elektromagnetische Strahlung ein wesentlicher Faktor bei der Entstehung maligner Melanome ist – einer sich zunehmend ausbreitenden Krebsart, die noch vor etwa 50 Jahren selten war. Hallberg und Johansson haben berichtet, dass ein starker Zusammenhang zwischen nicht ionisierender

Strahlung – FM-Hörfunk, 100 MHz – und dem Auftreten von malignen Hautmelanomen besteht.[12]

Durch ihre Arbeit haben Hallberg und Johansson nachgewiesen, wie schwach die Verbindung zwischen Lungenkrebs und Zigarettenkonsum in Schweden ist. Einige Länder gaben an, dass sich durch eine Normierung von Lungenkrebs-Mortalität und Hautmelanom-Mortalität in den jeweiligen Ländern eine äußerst ausgeprägte Beziehung zwischen beiden erkennen lasse. Die Lungenkrebsmortalität steht in mannigfacher Wechselbeziehung sowohl zu Zigarettenkonsum als auch zur Hautmelanom-Mortalität.

Dies, so die Wissenschaftler, weise darauf hin, dass *den rapide steigenden Hautkrebs- und Lungenkrebs-Mortalitätsraten ein gemeinsamer Faktor zu Grunde liege*. Ein genauerer Blick auf die Lungenkrebs-Mortalität zeigt, dass diese sich ganz ähnlich der Hautkrebs-Mortalität entwickelt hat. Lungenkrebs und Hautmelanome weisen in Schweden einen fast identischen Trend auf; beide Krebsarten haben um den Faktor zehn zugenommen. Zudem lässt sich zwischen den Zahlen der Melanom- und Brustkrebsfälle in 40 Ländern eine Verbindung ausmachen. Daraus schlossen die Wissenschaftler, dass Brustkrebs und Lungenkrebs mit Hautmelanomen in Zusammenhang stehen. Durch die große Menge der analysierten Fälle lässt sich ausschließen, dass die Ergebnisse lediglich auf Zufall beruhen. Auch Brustkrebs und Prostatakrebs stehen in Beziehung zueinander. Bei Menschen, die aus einem Land mit niedriger Fallzahl in eines mit hoher Fallzahl ziehen, erhöht sich das Erkrankungsrisiko. Brustkrebs, Blasenkrebs, Prostatakrebs, Lungenkrebs, Darmkrebs und Hautmelanome stehen miteinander in Wechselbeziehung, wobei vor allem zwischen Melanomen und Darmkrebs sowie zwischen Lungenkrebs und Blasenkrebs eine Verbindung zu erkennen ist.

Hallberg und Johansson schlussfolgern daher, dass es einen gemeinsamen Umweltstressfaktor gibt, der die Entwicklung mehrerer Krebsformen beschleunigt, darunter Darmkrebs, Lungenkrebs, Brustkrebs, Blasenkrebs und maligne Melanome.

Kapitel 8: Gene kontra Umwelt **161**

Alzheimer

Alzheimer ist eine Erkrankung des Nervensystems. Im „BioInitiative Report" heißt es zusammenfassend, es gebe stichhaltige Beweise dafür, dass eine Langzeitexposition gegenüber ELF-EMF einen Alzheimer-Risikofaktor darstelle. Eine Exposition gegenüber elektromagnetischen Feldern wurde im Zusammenhang mit Alzheimer, Motoneuronenerkrankung und Morbus Parkinson untersucht. Bei all diesen Krankheiten sterben bestimmte Neuronen ab, weshalb man sie als neurodegenerative Erkrankungen einstufen könnte.

Es gibt Hinweise darauf, dass ein hoher Beta-Amyloid-Wert einen Alzheimer-Risikofaktor darstellt und dass eine ELF-EMF-Belastung zu einer Zunahmen dieses Stoffes im Gehirn führen kann. Vieles deutet darauf hin, dass Melatonin das Gehirn vor Alzheimer verursachenden Schäden schützen kann. Gleichfalls spricht einiges dafür, dass eine Exposition gegenüber ELF-EMF den Melatoninspiegel senken kann. Daher wird angenommen, dass einer der wichtigsten körpereigenen Schutzmechanismen gegen Alzheimer (Melatonin) unter ELF-EMF-Exposition nur eingeschränkt verfügbar ist. Eine länger andauernde Belastung durch ELF-Felder könnte sich auf die Menge an Kalzium (Ca2+) in den Neuronen auswirken und oxidativen Stress verursachen. Denkbar ist ebenfalls, dass eine längerfristige Exposition gegenüber ELF-EMF die Neuronen (besonders die großen Motoneuronen) dazu anregt, zeitgleich zu feuern. Dadurch lagern sich verstärkt Toxine ein, was wiederum Schäden nach sich zieht. Es gibt schlagkräftige und relativ stimmige Indizien dafür, dass eine solche Exposition mit neurodegenerativen Krankheiten wie Alzheimer und Amyotropher Lateralsklerose (ALS) zusammenhängt.[13]

Zwingende Beweise sprechen dafür, dass eine EMF-Langzeitexposition als Alzheimer-Risikofaktor zu werten ist. Gestützt werden diese Beweise durch die jüngste Studie auf diesem Gebiet, die von Ärzten des Instituts für Sozial- und Präventivmedizin der Universität Bern durchgeführt wurde. Diese fanden heraus, dass das Alzheimer-Risiko umso höher wird, je länger man im Umfeld von Strommasten lebt: „Jeder, der länger als zehn Jahre in unmittelbarer Nähe von Hochspannungsleitungen lebt, weist ein signifikant höheres Risiko auf, an Demenz oder Alzheimer zu erkranken."[14] Professor Denis Henshaw vom H. H. Wills Physics Department, der Physikalischen Fakultät der Universität Bristol, verglich die Abhandlung mit dem „letzten Stück eines Puzzles. Die Verbindung zwischen Kinderleukämie und Starkstromleitungen ist ja bereits von jedermann anerkannt."

Professor Egger, der die Studie leitete, mahnt an, dass ein ähnlich hohes Demenz-Risiko bestehe, wenn man neben einem Funkwecker schlafe oder an einer elektrifizierten Eisenbahnstrecke wohne, wobei sich das Risiko sowohl aus der Nähe zur Strahlungsquelle als auch aus der Stärke der elektrischen Ladung ergebe.

Die heutige Welt

Als in unserer inzwischen drahtlosen Welt erstmals Elektrizität erzeugt wurde, galt der Tod durch Stromschlag noch als die einzige gefährliche Nebenwirkung. Inzwischen haben die Exposition gegenüber elektromagnetischer Strahlung und die gesundheitsschädigenden Wirkungen (die von Erschöpfung bis hin zu ernsthaften Erkrankungen und Krebs reichen) innerhalb eines recht engen Zeitfensters unserer Geschichte rasant zugenommen:

1900	Elektrizität
1920	AM-Rundfunk
1940	Radar
1950	FM-Rundfunk, Fernsehen
1970	Computer
1980	Mobiltelefone
2000	WiFi/WLAN, WiMAX, Kompaktleuchtstofflampen

Schmutzige Elektrizität weist Merkmale von HF-EMF auf, da diese höherfrequenten Felder ebenfalls zum Funkwellenbereich des elektromagnetischen Spektrums gehören. Durch die Nutzung von Computern, Spielkonsolen, Faxgeräten, Druckern und ähnlichen Apparaten fördern wir die gesundheitlichen Auswirkungen noch.

Ionisierende Strahlung war der erste bekannte Krebsauslöser, und als solcher erkannt wurde er durch den drastischen Anstieg in der Krebsstatistik nach dem Abwurf der Atombomben über Hiroshima und Nagasaki. Kane gibt an, dass die Exposition gegenüber Röntgenstrahlung (ionisierender Strahlung) zu einer ganzen Bandbreite an Krebserkrankungen führen kann, darunter: Leukämie, Knochenkrebs, Schilddrüsenkrebs, Lungenkrebs, Hirnkrebs, Hautkrebs usw. Die Liste umfasst praktisch jedes Organ und jede Körperregion. Dieselben Krebsarten können auf eine Exposition gegenüber nicht ionisierender Strahlung zurückgehen, wenngleich sich die Wirkmechanismen von ionisierender und nicht ionisierender Strahlung unterscheiden mögen.

Kane erklärt, dass Reizstoffe wie Asbest oder die Rückstände von Zigarettenrauch erst nach einer langfristigen, kontinuierlichen Belastung Folgen zeitigen. Von radioaktiver Strahlung und Funkfrequenzstrahlung weiß man hingegen, dass das Gewebe

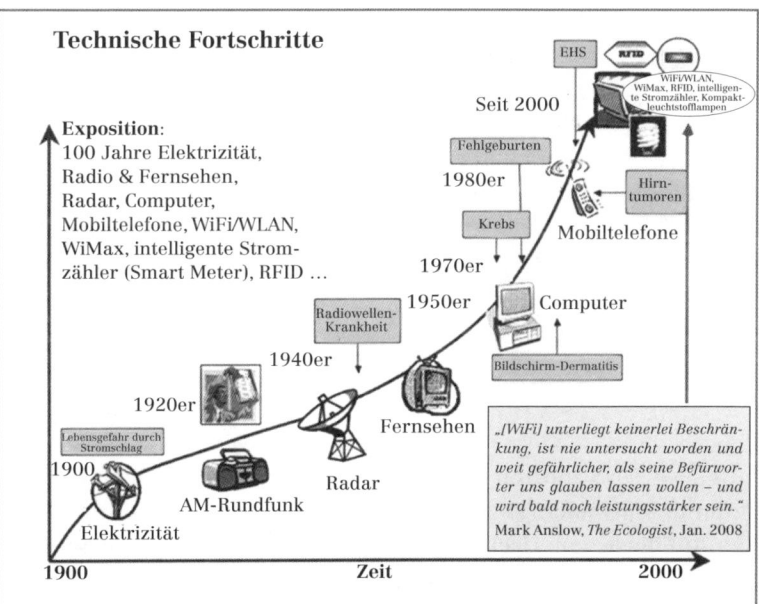

Quelle: „Public Health SOS: The Shadow Side of the Wireless Revolution", Abschnitt IV: „110 Questions on Electromagnetic Pollution", basierend auf einer Diskussionsrunde des Commonwealth Club of California

schon durch eine einzige Exposition zerstört und geschädigt wird. Auch gibt Kane an, dass schon eine einzige Exposition gegenüber schwacher Hochfrequenzstrahlung die DNS-Struktur von Hirnzellen schädigt. Veränderungen an Chromosomen und DNS sind nichts Unbekanntes und haben ihre Ursache in der Exposition gegenüber Hochfrequenzstrahlung.

Der nicht ionisierende Bereich des elektromagnetischen Spektrums, den viele als harmlos erachten, stellt eine noch größere Bedrohung dar, denn alle Bereiche unseres Lebens sind davon durchdrungen.

Letztlich findet die gesamte Kommunikation im Körper mittels subtiler elektromagnetischer Signale innerhalb und zwischen den Zellen statt. Sie ist abhängig von präziser Koordination und konstantem Informationsaustausch, und beides wird von künstlich erzeugter elektromagnetischer Energie gestört. EMF sind eindringende Fremdstoffe, gegen die der Körper mit einer Immunreaktion vorgeht. Wird das Immunsystem längerfristig stimuliert, erlahmt es schließlich und versagt. In diesem Fall wird häufig von „oxidativem Stress" gesprochen, wobei Nährstoffe nicht mehr in die Zelle hinein- und Toxine (freie Radikale) nicht mehr hinausgelangen können.

Stetzer, der Einblick in russische Forschungen hatte, führt Wissenschaftler dieses Gebietes an, denen zufolge Hochfrequenzstrahlung (darunter schmutzige Elektrizität) das Immunsystem regelrecht lahmlegt. Unterbindet man die Hochfrequenzstrahlung, hat der Körper Gelegenheit, wieder effektiv zu funktionieren und sich zu regenerieren und zu heilen.

EMF-Auswirkungen auf Zellen und DNS

Unsere DNS enthält genetische Informationen, über die bestimmte Merkmale an zukünftige Generationen übermittelt werden. Auf diese genetischen Informationen wird zudem permanent zugegriffen, um unter den gegebenen Umwelteinflüssen die optimale Funktionsfähigkeit des Körpers aufrechtzuerhalten. Auf EMF reagieren Zellen wie auf eine Bedrohung, und das liegt daran, dass jede Zelle des menschlichen Körpers mit einer „Fraktalantenne" ausgestattet ist. Dr. Martin Blank, PhD, genießt hohes Ansehen. Er ist außerordentlicher Professor an der Fakultät für Physiologie und Zellbiophysik der Columbia University und forscht auf dem Gebiet des Bioelektromagnetismus. Er war es, der unsere DNS mit einer Fraktalantenne verglichen hat, wie Elektroingenieure diese Antenne nennen. Sie empfängt und überträgt elektromagnetische Strahlung und ist in der Lage, eine Vielzahl von Frequenzen des gesamten elektromagnetischen Spektrums aufzufangen. Die Elektronen in der DNS fungieren als elektrische Leiter, und die DNS selbst ist ein spiralförmiges Gebilde im Zellkern. Unsere DNS setzt sich aus mehreren Spiralen unterschiedlicher Größe zusammen, die auf verschiedenste Frequenzen des EMF-Spektrums ansprechen. Dies erklärt, weshalb unsere DNS für eine solch enorme Bandbreite an Frequenzen empfänglich ist – die DNS reagiert auf das gesamte elektromagnetische Spektrum.

Laut Blank gibt es in der Natur mehr als 20 verschiedene Stressproteine. Diese werden Hitzeschockproteine (HSP) genannt und von den Zellen verwendet, um schädlichen Stimuli entgegenzuwirken. Wann immer eine Zelle einem ungünstigen Milieu ausgesetzt ist, spaltet sich die DNS in bestimmten Regionen auf. Der Gencode wird gelesen, um Stressproteine (HSP) produzieren zu können. Stressproteine sind immer ein Zeichen dafür, dass die Zelle mit etwas in Berührung gekommen ist, das ihrer Gesundheit abträglich ist. Blank meint:

> „Es steht *außer Frage*, dass Zellen EMF durch ihre Reaktion als schädlich ausweisen. Forschungsarbeiten haben eindeutig nachgewiesen, dass Strahlung des nicht ionisierenden Bereichs zu Einzel- und/oder Doppelstrangbrüchen bei der DNS führen kann, auf welche die Zellen mit der Produktion von Stressproteinen reagieren. Dass auch Strahlung nicht ionisierender Natur DNS-Moleküle brechen lassen kann, liegt an der elektrischen Leitfähigkeit des DNS-Moleküls, d.h. die Elektronen in den DNS-Basen lassen sich in Bewegung versetzen. EMF sorgen nachweislich für einen Elektronentransfer in der DNS. Dass nicht ionisierende Strahlung keine biologische Wirkung zeitige, ist ein Konzept, das sich als absolut falsch erwiesen hat."

Blank erklärt, dass man inzwischen den DNS-Abschnitt identifiziert habe, der die Reaktion auf elektromagnetische Felder steuere. Dieser als „EMF Domain" bezeichnete Abschnitt kontrolliert die Immunantwort auf EMF. Als die Forscher diesen DNS-Bereich modifizierten, konnten sie damit die EMF-Immunantwort erfolgreich unterbinden. Das Stressprotein, das hierbei vor allem eine Rolle spielt, heißt HSP70.[15]

Wir dürfen uns nicht länger in Zurückhaltung üben und tatenlos zusehen und schweigen, wenn es um den bedenklichsten aller Aspekte geht, der den drastischen Anstieg von Krankheit und Krebs höchstwahrscheinlich ausgelöst hat: eine Dauerbelastung durch die uneingeschränkte Nutzung künstlich erzeugter elektromagnetischer Energie.

Auswirkungen von Hochfrequenzfeldern auf andere Organe:

- Beschleunigung bzw. Verlangsamung der Atemfrequenz;
- Hämorrhagien bzw. Blutungen in inneren Organen;
- Verminderte Resorptionsfähigkeit der Nierentubuli;
- Erhöhte Aktivität der Nebennierenrinde;
- Leberblutungen;
- Abbau von Leberzellen;
- Vergrößerung der Schilddrüse;
- Schilddrüsenüberfunktion;
- Verstärkte Aufnahme von radioaktivem Jod.

Quelle: „Electromagnetic Fields and the Life Environment", von Karel Mahra, Jan Musil und Hana Tuha. Institute of Industrial Hygiene and Industrial Diseases, Prag.

Übersetzung der englischen Version, die aus dem Tschechischen übertragen wurde.

San Francisco Press Inc., Berkeley, Kalifornien, USA

Durch Exposition gegenüber Hochfrequenzstrahlung hervorgerufene Symptome

US Naval Medical Research Institute, 1972 – freigegeben

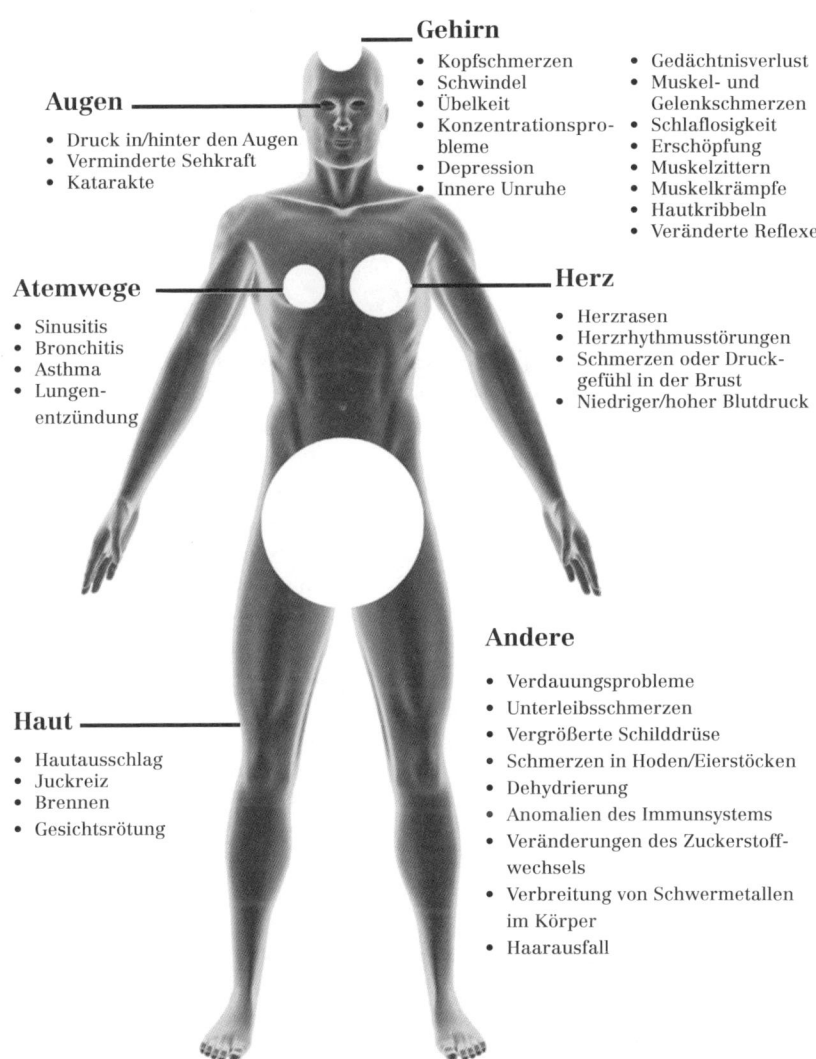

Gehirn
- Kopfschmerzen
- Schwindel
- Übelkeit
- Konzentrationsprobleme
- Depression
- Innere Unruhe
- Gedächtnisverlust
- Muskel- und Gelenkschmerzen
- Schlaflosigkeit
- Erschöpfung
- Muskelzittern
- Muskelkrämpfe
- Hautkribbeln
- Veränderte Reflexe

Augen
- Druck in/hinter den Augen
- Verminderte Sehkraft
- Katarakte

Atemwege
- Sinusitis
- Bronchitis
- Asthma
- Lungenentzündung

Herz
- Herzrasen
- Herzrhythmusstörungen
- Schmerzen oder Druckgefühl in der Brust
- Niedriger/hoher Blutdruck

Haut
- Hautausschlag
- Juckreiz
- Brennen
- Gesichtsrötung

Andere
- Verdauungsprobleme
- Unterleibsschmerzen
- Vergrößerte Schilddrüse
- Schmerzen in Hoden/Eierstöcken
- Dehydrierung
- Anomalien des Immunsystems
- Veränderungen des Zuckerstoffwechsels
- Verbreitung von Schwermetallen im Körper
- Haarausfall

Quelle: Electriclean Pty. Ltd.
(Inzwischen werden diese Symptome auch Radiowellen-Krankheit/EHS/ einer Exposition gegenüber schmutziger Elektrizität zugeordnet.)

„Ich hege nicht den geringsten Zweifel daran, dass der gegenwärtig bedenklichste Schadstoff in der irdischen Umwelt die zunehmende Verbreitung elektromagnetischer Felder ist. Dies halte ich, global betrachtet, sogar für weit bedenklicher als die Klimaerwärmung [...]."

> Robert O. Becker, MD: „The Body Electric: Electromagnetism and the Foundation of Life", 1998; „Cross Currents: The Perils of Electropollution – The Promise of Electromedicine", 1990

Endnoten

1. Lichtenstein, P., Holm, N. V., Verkasalo, P. K., Iliadou, A., Kaprio, J., Koskenvuo, M. et al.: „Environmental and heritable factors in the causation of cancer: Analyses of cohorts of twins from Sweden, Denmark and Finland", *N. Engl. J. Med.* 2000, 343:78-85.
2. Van-Steensil, Moll et al., 1985; Infante-Rivard, 1995.
3. Nordstrom, S., Birke, E., Gustavsson, L.: „Reproductive hazards among workers at high voltage substations", *Bioelectromagnetics* 1983, 4:91-101; Nordenson, I., Hansson, M. K., Nordstrom, S., Sweins, A., Birke, E.: „Clastogenic effects in human lymphocytes of power frequency electric fields: in vivo and in vitro studies", *Radiat. Environ. Biophys.* 1984, 23:191-201.
4. Spitz, M. R.: „Cole, C. C. reports significant increase in incidence of brain tumours among children of fathers occupationally exposed to electromagnetic fields", *Am. J. Epidemiol.* 1985, 121:924; Wilkins III., J. R., Koutras, R. A.: „Paternal occupation and brain cancer in offspring: a mortality-based case-control study", *Am. J. Ind. Med.* 1988, 14:299-318; Johnson, C. C., Spitz M. R.: „Childhood nervous system tumours: an assessment of risk associated with paternal occupations involving use, repair or manufacture of electrical and electronic equipment", *Int. J. Epidemiol.* 1989, 18:756-762.
5. Shen et al., *Leukemia & Lymphoma*, 2008.
6. Dieser Einzelnukleotidpolymorphismus (SNP von engl. „Single Nucleotide Polymorphism") ist unter verschiedenen Bezeichnungen bekannt, darunter „Ex9+16G>A" und „Arg280His".
7. Dies geht aus den Forschungsarbeiten von Juan Manuel Mejia-Arangure hervor.
8. Slesin, L., S. 1.

9. Hallberg und Johansson geben an, dass Todesfälle durch Asbestose erst seit den 1960er Jahren bekannt sind, obwohl Asbest schon seit Ende des 19. Jahrhunderts als Baustoff verwendet wird.
10. Weiterführende Forschungsarbeiten von Johansson, O., 2005.
11. Firstenberg, A., Absatz 25.
12. Hallberg und Johansson, 202b, 2004, 2005a.
13. Direkt entnommen aus: „The BioInitiative Report Summary for the Public"; weitere Informationen finden sich in Paragraph 12 des Berichts.
14. Aus einem Artikel, der im November 2008 im *American Journal of Epidemiology* erschien.
15. Zusammengefasster Auszug aus Blank, Dr. Martin: „The Health Effects of Electromagnetic Fields", Mitschnitt einer Veranstaltung des Commonwealth Club of California vom 18. Nov. 2010, vgl. auch Mercola, J.: „Caution: This Common Device Can Double Your Risk of Getting a Brain Tumor", 19. Jan. 2011. Dr. Martin Blank, PhD, genießt hohes Ansehen. Er ist außerordentlicher Professor an der Fakultät für Physiologie und Zellbiophysik der Columbia University und forscht auf dem Gebiet des Bioelektromagnetismus. Blank hat den Absatz über Stressproteine im „BioInitiative Report" verfasst und darüber hinaus eine Sonderausgabe des Journals *Pathophysiology* zum Thema biologische Auswirkungen elektromagnetischer Strahlung editiert. Zudem war er Präsident der Bioelectromagnetics Society. An der Columbia University erwarb er einen PhD in Physikalischer Chemie, und einen weiteren PhD erlangte er an der Cambridge University im Fach Kolloidwissenschaften (Biologie, Physik und Chemie).

Kapitel 9

Was Sie tun können

Die meisten Arbeitgeber und Angestellten wissen nicht, wie sie mit einem gehäuften Auftreten von Krebs oder mit einem Krebscluster am Arbeitsplatz umgehen sollen, da EMF/EMR den meisten Menschen fremd sind. Außerdem ist der Normalbürger mit den Zahlen und Fachbegriffen in Berichten zum Thema oft überfordert. Daher ist es wichtig, Empfehlungen von qualifizierten privaten Beratern einzuholen, die sich nicht in einem Interessenkonflikt befinden, sich auf diesen Bereich spezialisiert haben und die entsprechenden Kompetenzen besitzen. Auch die meisten Elektriker sind nicht mit der einschlägigen Forschung vertraut.

Die von der Regierung festgelegten Grenzwerte sind in fast allen Ländern unverhältnismäßig hoch. So liegt beispielsweise Australiens Norm derzeit bei 1.000 mG für öffentliche Bereiche und bei 5.000 mG für das Arbeitsumfeld. Diese Werte werden in Untersuchungsberichten genannt, und da sie den Standards/Richtlinien der meisten Länder entsprechen,[1] erfüllen die Messergebnisse die staatlichen Richtlinien. Hierbei gilt es allerdings zu berücksichtigen, dass sich diese Zahlen nicht auf die biologischen Auswirkungen beziehen. Mit anderen Worten: Die Felder können Krankheiten und Krebs verursachen.

In der Praxis bedeutet dies, dass eine Belastung durch 499 mG in einem Untersuchungsbericht als noch im Rahmen der Norm gewertet wird. Dabei sollte man sich auf keinen Fall längere Zeit einem solch hohen Wert aussetzen, und zudem sollte man sich der Tatsache bewusst sein, dass derart intensive Felder recht häufig vorkommen.

Dies ist seit Jahrzehnten der Fall. Ich habe Einblick in solche Untersuchungsberichte genommen, und darunter waren welche, in denen Arbeitgeber und Angestellte mit der Aussage beruhigt wurden, dass ihre Belastung unterhalb des Grenzwertes liege.

Wir können es uns nicht leisten, uns nicht über dieses Thema zu informieren. Schon Felder von zwei bis vier mG werden als riskant eingestuft. Hochfrequente elektromagnetische Felder werden von Rundfunk-, Radar- und Drahtlosanlagen ausgesendet und entstehen auch durch hochfrequente Umgebungsstrahlung in der Umwelt. Die WHO, wie auch die meisten Regierungen und andere Regulierungsinstanzen des Bereichs Netzfrequenz und Drahtloskommunikationstechniken, haben Sicherheitsstandards festgelegt, die auf der Erwärmung der Haut – also auf thermischen Effekten – basieren und nicht auf den Auswirkungen, die solche Wellen auf die Zellen im Körperinneren haben. „Was nicht erhitzt, schadet auch nicht", lautet der Standpunkt der Strom- und Telekommunikationsbranche, und die meisten Gremien, die sich mit Strahlung befassen, vertrauen darauf. Unberücksichtigt bleiben dabei die biologischen (Krebs verursachenden) Auswirkungen. In den USA und Kanada beispielsweise beträgt der zulässige HF-EMF-Wert für bestimmte Mobilfunkfrequenzen im Umfeld von Sendemasten 1.000 Mikrowatt pro Quadratzentimeter (1.000 µW/cm^2). Die Gesundheitsministerien der einzelnen Länder richten sich nach den Befunden ihrer Strahlungs-Gremien.

Da dieser Bereich nicht unproblematisch ist,[2] möchte ich mit den folgenden Ratschlägen einen Leitfaden anbieten, an dem sich jeder bei der Erfassung der Werte in Wohn- und Arbeitsumfeld orientieren kann und der Arbeitgeber und Angestellte über die Testmethoden informiert, die zur Erfassung der EMF-Belastung mindestens durchgeführt werden sollten.[3] Die folgenden Testmethoden sollten im Wohnbereich aller Mitarbeiter angewandt werden, vor allem im häuslichen Arbeitsraum und im Schlafzimmer.

Transiente EMF – Schmutzige Elektrizität

Messgröße: GS
Empfehlung: Der Messwert sollte 30 GS nicht überschreiten.

Das G/S-Messgerät sollte in jede Steckdose im Gebäude eingestöpselt werden, um die transienten EMF zu erfassen. Insbesondere sollte der Arbeitsplatz sämtlicher Mitarbeiter geprüft werden. Diese Vorgehensweise ist einfach und liefert unmittelbare Ergebnisse, wobei der Wert auf dem Display des Messgeräts permanent schwankt. Die Prozedur sollte mehrmals täglich über eine ganze Arbeitswoche hinweg durchgeführt werden. Idealerweise sollte der Wert 30 GS nicht überschreiten.

50 GS entsprechen gemeinhin etwa zwei kHz, und diese schädliche Energie dringt mit einer Frequenz von 1,7 kHz in den menschlichen Körper ein. Die Republik Kasachstan hat für das Industriewesen gesetzlich einen Grenzwert von 50 GS festgelegt. In Kasachstan ist offiziell anerkannt, dass es keinen sicheren Expositionswert gibt.

ELF-EMF – Elektromagnetische Felder mit extrem niedrigen Frequenzen

Messgröße: mG
Empfehlung: ein mG

Die Magnetfelder – ELF-EMF – sollten mehrmals am Tag mittels eines Gaussmeters gemessen werden. Dabei sollten vor allem die Örtlichkeiten geprüft werden, an denen sich die Belegschaft über längere Zeit hinweg aufhält. Besonderes Augenmerk sollte auf den Bereich in Brusthöhe gelegt werden. Ein Datenlogger sollte eine Arbeitswoche lang erfassen, wo die Angestellten den Großteil des Tages verbringen. Aus den erfassten Daten sollte keinesfalls ein „Mittelwert" gezogen werden, der einen Zeitraum von 24 Stunden oder gar mehr abdeckt. Ein Tri-Field Meter kommt ebenfalls zum Einsatz.

Ziel sollte es sein, während der Arbeit nicht für längere Zeit Feldern von mehr als zwei mG ausgesetzt zu sein. Im „Bio-Initiative Report" wird für Schwangere und Kinder nur ein mG empfohlen. In Russland beträgt der Grenzwert 1,5 mG.

HF-EMF – Hochfrequenz-EMF

Der Hochfrequenzbereich des elektromagnetischen Spektrums wird generell als der Bereich des Spektrums mit elektromagnetischen Wellen zwischen etwa drei kHz und 300 GHz definiert.

Messgröße: Mikrowatt pro Quadratzentimeter ($\mu W/cm^2$) oder Volt pro Meter (V/m)
Empfehlung:
Innenbereich: 0,01 $\mu W/cm^2$ *oder* 0,194 V/m
Außenbereich: 0,1 $\mu W/cm^2$ *oder* 0,614 V/m

Liechtenstein hat einen Grenzwert von 0,1$\mu W/cm^2$ bzw. 0,614V/m festgelegt, der ab 2013 verpflichtend wird. Der Grenzwert der Stadt Salzburg beträgt ebenfalls 0,1 $\mu W/cm^2$.

Messausrüstung für HF: Mit dem Acoustimeter lässt sich der Bereich zwischen 200 MHz und acht GHz erfassen. Die Anzeige auf diesem Messgerät erfolgt über grüne, gelbe und rote Lämpchen sowie über akustische Signale.

Mit dem HF-/Mikrowellen-Analysegerät HF35C lässt sich der Bereich zwischen 800 MHz und 2,5 GHz erfassen. Das Messgerät verfügt über eine numerische Anzeige und gibt auch akustische Signale ab.

Es sind viele verschiedene HF-Messgeräte auf dem Markt. Die beiden genannten sind die Apparate, mit denen ich vertraut bin.

Weibliche Angestellte

In Laborversuchen wurde festgestellt, dass Magnetfelder zwischen zwei und zwölf mG die Wirkung von Melatonin hemmen, einem Hormon, das eine wesentliche Rolle beim Schutz gegen Krebs und vor allem Brustkrebs spielt. Ein hoher Melatoninspiegel steht mit einem verminderten Brustkrebsrisiko in Verbindung.

Es hat sich gezeigt, dass Magnetfelder dieses Bereichs auch teilweise die Wirkung von Tamoxifen unterbinden. Tamoxifen ist ein Medikament, das routinemäßig zur Prävention von Brustkrebs und Brustkrebs-Rezidiven eingesetzt wird. Garland hat angeraten, weibliche Angestellte über die Tamoxifen-Forschung in Kenntnis zu setzen, und empfohlen, dass Konsumentinnen dieses Medikaments auf Wunsch in Arbeitsbereiche mit einer geringeren Belastung versetzt werden.

Ausführlichere Informationen über Magnetfelder, Brustkrebs und Melatonin finden Sie in „Silent Fields: The Growing Cancer Cluster Story: When Electricity Kills".

Gutachten

Brustkrebsfälle und Brustkrebscluster

Je besser die Menschen informiert werden, desto stärker werden sie nach einem Schutz vor EMF am Arbeitsplatz verlangen. Das Folgende ist ein Auszug aus einem Gutachten von Dr. Magda Havas, die als außerordentliche Professorin an der Trent University in Kanada tätig ist. Dr. Magda Havas ist frei von jeglichem Interessenkonflikt und setzt sich unermüdlich für den Schutz der Bevölkerung vor diesem ernsthaften Problem des öffentlichen Gesundheitswesens ein.

Havas hat ihr Gutachten mit dem Titel „Report to the Workplace Safety and Insurance Appeals Tribunal"* für die weiblichen Mitarbeiter des Telekommunikationsunternehmens Bell Canada im kanadischen Hamilton erstellt. Im Firmengebäude gab es einen Brustkrebscluster: Innerhalb kurzer Zeit waren fünf Fälle von Brustkrebs aufgetreten, obwohl die Fallzahl normalerweise nur 0,5 hätte betragen dürfen. Damit lag das Risiko um das Zehnfache höher als normal (die Risikozunahme betrug 900 Prozent). Diese Fallzahl übersteigt alle von Havas in ihrem Bericht angeführten Werte – mit Ausnahme der Milham-Studie, in der drei Fälle von Brustkrebs bei Männern an einer kleinen Arbeitsstätte in Albuquerque aufgelistet werden.

Von den fünf Frauen, die in dieser Firma an Brustkrebs erkrankten, glaubten drei, dass die Krankheit etwas mit ihrem Arbeits-

---

*   Das Workplace Safety and Insurance Appeals Tribunal ist eine Arbeitnehmer-Beschwerdestelle des Arbeitsministeriums von Ontario, Kanada (vgl. www.wsiat.on.ca). (Anm. d. Ü.)

platz zu tun habe. Havas zufolge waren diese drei Frauen jung, gesund und aktiv, hatten eine eigene junge Familie und keinerlei Fälle von Brustkrebs in der Familiengeschichte. Darüber hinaus wiesen sie keine Gewohnheiten oder Merkmale auf, die mit Brustkrebs assoziiert werden (Rauchen,Trinken, Ernährung, Gewicht, Menstruation, Zahl der Schwangerschaften, etc.). Alle drei Frauen arbeiteten am Computer und waren EMF ausgesetzt.

In dem Gutachten führte Havas die Aspekte an, die ihr bedenklich erschienen:

Bromierte Flammschutzmittel

Bromierte Flammschutzmittel kommen in Computern vor. Es ist bekannt, dass sie endokrine Disruptoren sind. Sie werden von Kunststoffen abgesondert, und bei Frauen, die am Computer arbeiten, sind erhöhte Konzentrationen in der Muttermilch nachgewiesen worden. Auch sind bromierte chemische Stoffe mit einem verstärkten Lymphom- und Brustkrebsrisiko in Zusammenhang gebracht worden (Siddiqui, 2003).

Kontaktströme

Kontaktströme gehen von der Computertastatur aus und fließen durch den Körper. Kontaktströme von 18 Mikroampere werden mit Krebs in Zusammenhang gebracht (Kavet, 2000). In Verbindung mit Magnetfeldern führen sie zu einem erhöhten Krebsrisiko (Wertheimer et al., 1995).

Schmutzige Elektrizität

Hochspannungsfrequenz-Transienten, gemessen in G/S-Einheiten

Magnetfelder

Magnetfelder, gemessen in der Einheit mG.

Havas wurde gefragt:

"Gibt es Beweise dafür, dass ein Magnetfeld von durchschnittlich 1,86 mG bei einer oder mehreren der drei Frauen zum Brustkrebs beigetragen haben könnte?"

Ihre Antwort lautete:

"Ja."

Dabei stützte sie sich: auf epidemiologische Studien, in denen eine berufsbedingte Exposition untersucht worden war; auf In-vivo-Studien an Ratten, in denen eine Krebs fördernde Wirkung nachgewiesen worden war; und auf In-vitro-Studien, in denen belegt worden war, dass eine „Genesung" nach Brustkrebs von einem stark durch Magnetfelder belasteten Umfeld beeinträchtigt werden kann.

In ihrem Gutachten verweist Havas darauf, dass die beiden Frauen, die an ihren Arbeitsplatz zurückkehrten, nicht überlebten. Hingegen überlebte die Frau, die nicht dorthin zurückkehrte.

In ihrem Gutachten „Breast Cancer and Occupational Exposure to Electromagnetic Fields" [Brustkrebs und berufsbedingte Exposition gegenüber elektromagnetischen Feldern] gibt Havas zudem an:

> Im Jahr 1998 stufte das NIEHS [National Institute of Environmental Health Science] niederfrequente elektromagnetische Felder (ELF-EMF) als 2b-Karzinogen ein. Bei dieser Entscheidung orientierte sich das Institut an epidemiologischen Studien, die sich mit Wohnumfeld-Exposition und Kinderleukämie sowie mit Arbeitsumfeld-Exposition und Leukämie bei Erwachsenen befassten. Zum damaligen Zeitpunkt existierten sechs Studien, in denen eine Verbindung zwischen Leukämie bei Kindern und der Exposition gegenüber Magnetfeldern zwischen zwei und vier mG aufgezeigt worden war. Inzwischen liegen 19 epidemiologische Studien vor, in denen Brustkrebs sowohl bei Männern als auch bei Frauen mit der Exposition gegenüber Magnetfeldern von 1,6 mG oder mehr in Zusammenhang gebracht worden sind.

Im Jahr 1998 lagen noch keine in vivo durchgeführten Studien auf diesem Gebiet vor – weder solche, die eine Verbindung zwischen Kinderleukämie und der Exposition gegenüber niederfrequenten EMF nachwiesen, noch welche, die eine solche Verbindung widerlegten. Allerdings gab es 1998 bereits sieben Studien, die belegten, dass Mammatumoren bei Versuchstieren durch niederfrequente magnetische Felder zwischen einem und 500 mG gefördert wurden. Mammatumoren bei Ratten reagieren auf Magnetfelder; Werte von unter 500 mG stimulieren ihr Wachstum, während Werte über 500 mG ihr Wachstum hemmen. Ebenfalls gab es im Jahr 1998 keine in vitro durchgeführten Studien auf diesem Gebiet – weder solche, die eine Verbindung zwischen Kinderleukämie und der Exposition gegenüber niederfrequenten EMF nachwiesen, noch welche, die eine solche Verbindung widerlegten. Gegenwärtig liegen mindestens sechs (unabhängig voneinander wiederholte) Studien vor, die bestätigen, dass Magnetfelder von zwölf mG das Wachstum von Östrogenrezeptor positivem Brustkrebs (MCF-7, eine Humanzelllinie) fördern. Diese Studien belegen ebenfalls, dass Magnetfelder die onkostatische Wirkung sowohl von Melatonin als auch von Tamoxifen mindern.

Noch immer ist kein Mechanismus bekannt, der die Beziehung zwischen ELF-EMF und Leukämie bei Kindern schlüssig begründet. Was hingegen vorliegt, ist eine plausible Erklärung für die Beziehung zwischen EMF, Melatonin, Östrogen und dem Wachstum von Brustkrebs. Meiner Ansicht nach gibt es wenige bis gar keine Beweise dafür, dass ELF-EMF Brustkrebs auslösen. Hingegen liegt eine Vielzahl an wissenschaftlichen Indizien vor, die untermauern, dass ELF-Magnetfelder das Wachstum von Brustkrebs und vor allem Östrogenrezeptor positivem Brustkrebs fördern, und dass bei diesem Vorgang die Hemmung der onkostatischen Wirkung von Melatonin und Tamoxifen eine Rolle spielt. Die wissenschaftlichen Beweise für Brustkrebs sind sehr viel stichhaltiger als die Beweislage für Leukämie, auf der die gegenwärtige Einstufung von Magnetfeldern als 2b-Karzinogen basiert.[4]

(**Anmerkung der Autorin:** Krebspromotoren wirken sich stark auf die Krebsrate aus, da sie die Zahl der evidenten Krebsfälle erhöhen. In uns bilden sich ständig kleinere Krebsherde, die vom Immunsystem erkannt und beseitigt werden. Jeder Faktor, der die Wachstumsrate dieser kleinen Krebsherde erhöht, verschafft ihnen einen Vorteil gegenüber dem Immunsystem. Als Folge daraus erkranken mehr Menschen an klinisch auffälligem Krebs, der behandelt werden muss. Die Förderung des Krebszellwachstums und die Zunahme der malignen Merkmale dieser Zellen führen gemeinsam zu einem vermehrten Auftreten von rascher als normal wachsendem Krebs.)

Das elektromagnetische Spektrum

Die Energie, die von der Sonne und anderen Objekten im Universum ausgeht, trifft in Wellen auf die Erde. Diese Wellen bezeichnen wir als elektromagnetische Wellen. Diese Wellen pflanzen sich mit derselben Geschwindigkeit fort, unterscheiden sich jedoch darin, dass sich die Wellenbewegung mal schneller (kurze Wellenlänge) und mal langsamer (lange Wellenlänge) vollzieht.

Diese Wellen unterschiedlicher Länge werden das elektromagnetische Spektrum genannt. Sichtbares Licht ist Teil des elektromagnetischen Spektrums und zudem die Energieform, die uns am geläufigsten ist, da wir sie sehen können. Der übrige Bereich ist für uns unsichtbar. Mit Ausnahme eines kleinen Abschnitts, der von Infrarot über sichtbares und ultraviolettes Licht bis hin zu kosmischer Strahlung reicht, ist der Rest des elektromagnetischen Spektrums künstlicher Natur (vom Menschen erzeugt) und stellt im Rahmen der menschlichen Entwicklung eine neue Erfahrung dar.

Nicht ionisierende Strahlung	Ionisierende Strahlung
ELF-EMF **Extrem niederfrequente** **elektromagnetische Felder**	
Starkstromleitungen Transformatorenstationen Elektrische Anlagen Elektrohaushaltsgeräte Leitungen in Gebäuden	Röntgenstrahlung Mammographien Computertomographien Atombomben Atomkraftwerke
HF-EMF **Hochfrequente** **elektromagnetische Felder**	
Mobiltelefone Mobilfunkmasten Fernsehen und Radio Rundfunkantennen Drahtlos-/Schnurlosgeräte	

„Lee (2002) führte eine eingebettete Fall-Kontroll-Studie durch, in der sie Magnetfeldexpositionen in Wohn- und persönlichem Umfeld und Fehlgeburten untersuchte. Sie berichtete, dass ‚bei Frauen, die zwischen dem zweiten und vierten Quartal EMF ausgesetzt waren, das Abortrisiko um 50 Prozent erhöht war (RR = 1,5)'."

David O. Carpenter und Cindy Sage: „Setting Prudent Public Health Policy for Electromagnetic Field Exposures", 2008[5]

Endnoten

1. Einige Richtlinien erlauben sogar noch höhere Werte.
2. Sämtliche Frequenzen und Felder zwischen null Hz und 300 GHz abzudecken, ist sehr aufwändig.
3. Es kann eine Vielzahl weiterer Variablen geben, z.B. die Art der vorhandenen Magnetfelder, die Analyse des Rohrleitungssystems, etc.
4. Die Informationen stammen aus dem Expertengutachten von Dr. Magda Havas.
5. vom 9. Februar 2009 mit dem Titel „ Report to the Workplace Safety and Insurance Appeals Tribunal. Breast Cancer and Occupational Ex-

posure to Electromagnetic Fields Response November 18 2008 and Response to Request from Heidi Evelyn, Tribunal Counsel Office, Workplace Safety and Insurance Appeals Tribunal, January 7 & 9, 2009".

6. Huss et al., 2007. Weitere Forschungsergebnisse in: Carpenter, D., Sage, C., „The BioInitiative Report".

Kapitel 10

Bereinigung der Elektrizität

Dieses Thema gemahnt an den Kampf, den die Sanierung der Tabakindustrie und die Bewältigung der Asbestkrise dargestellt haben. Auch ihm werden Behörden und Regierungen mit Tatenlosigkeit begegnen, denn wie die Erfahrung gezeigt hat, handeln sie nur zögerlich, wenn es um toxische Stoffe geht. Im Hinblick auf Tabak ist der Zug längst abgefahren. Asbest wurde bereits Anfang des 19. Jahrhunderts als Krankheitsursache identifiziert, jedoch erst 1936 als Berufsrisiko anerkannt. Und erst 1995 wurde ein verbindliches Verbot ausgesprochen, das Verwendung, Herstellung und Import untersagte.*

Nach Erscheinen meines Buches „Silent Fields" gelangte ich an weitere Informationen, die mich zum fehlenden Bindeglied führten. Dieses endlich erklärte, warum schmutzige Elektrizität maßgeblich an dem drastischen Anstieg zahlreicher Krankheiten und Krebsarten, insbesondere Brustkrebs, beteiligt war.

Sollten sich in Ihrem eigenen Wohnumfeld keine Elektrogeräte befinden, die schmutzige Elektrizität ausstrahlen, kann diese immer noch von anderen Gebäuden – Wohngebäuden, Arbeitsstätten, Krankenhäusern und Produktionsbetrieben – in Ihrer Umgebung ausgehen. Weitergeleitet wird sie über gemeinsame Transformatoren wie auch über das Stromnetz, das ja auch Sie mit Energie versorgt. Schmutzige Elektrizität sickert vornehmlich ins Gebäude, anstatt über das Stromnetz zurück zu Transformator und Umspannwerk zu fließen.

Besonders bedenklich ist, dass unsere Kinder diesen schädlichen Hochfrequenzfeldern viel zu häufig ausgesetzt sind, da sie oft

---

* In Deutschland bereits 1993 (vgl. http://de.wikipedia.org/wiki/Asbest). (Anm. d. Ü.)

stundenlang vor diversen Elektrogeräten sitzen, deren Zahl in Privathaushalten stetig zunimmt. Praktisch jeder von uns ist belastet.

Wir leben permanent mit diesem gefährlichen Gift im Körper. Wie immer unser Immunsystem geartet sein mag – eine durch künstliche Strahlung belastete Umwelt schwächt es, wodurch der Ablauf wichtiger Regenerierungsprozesse zur Krebsprävention gestört wird. Es wird angenommen, dass Hochfrequenzen vor allem am Knochenmark entlang durch den Körper fließen. Das Knochenmark gehört zum Immunsystem und produziert weiße Blutkörperchen und andere unerlässliche „Keimkiller".[1]

In jedem Gebäude – sei es Schule, Krankenhaus, Arbeitsstätte oder Privathaushalt – sollten die entsprechenden Filter installiert werden, um das elektrische Umfeld zu bereinigen und die Exposition gegenüber den schädlichen Auswirkungen schmutziger Elektrizität zu minimieren. Um das bestmögliche Resultat zu erzielen, sollten die Filter fachgerecht montiert werden.

Es ist überaus wichtig, unsere Schulen – vor allem solche, die von sehr jungen Kindern besucht werden – mit den richtigen Filtern auszustatten. Hoffnung besteht – so hat beispielsweise der kanadische Lehrerverband Ontario Secondary School Teachers' Federation die Existenz von schmutziger Elektrizität auf seiner Website anerkannt. Inzwischen werden zunehmend Trenntransformatoren installiert, sodass Operationsbereiche in Krankenhäusern vor den Transienten schmutziger Elektrizität geschützt sind. Diese Transienten können sich negativ auf viele heikle Operationen auswirken, z.B. solche an Herz oder Auge. Auch genesende Patienten – und die Klinikmitarbeiter – sollten sich in einem elektrisch sauberen Umfeld befinden.

Einzelberichte weisen darauf hin, dass sich bei Krebspatienten, die sich in Remission befinden, die Wahrscheinlichkeit auf einen Rückfall erhöht, wenn sie an ihren Arbeitsplatz zurückkehren oder in einem elektromagnetisch verschmutzen Umfeld leben. Zudem scheint malignes Gewebe unter Exposition besonders gut zu wuchern.

Man nimmt an, dass Krebs zum Wachsen ein saures Milieu benötigt, während ein basisches Milieu sein Wachstum hemmt. Nach Installation von G/S-Filtern ist der pH-Wert bei einigen Personen in relativ kurzer Zeit vom sauren in den basischen Bereich gesunken. Als ich endlich an ein G/S-Messgerät gelangte und mein Zuhause prüfte, lag der Wert in den meisten Räumen über 1.999 GS. Daraufhin montierte ich die entsprechende Zahl an Filtern, um den Wert auf unter 30 GS zu senken. Seitdem habe ich zahlreiche Haushalte mit dem Messgerät überprüft und in den meisten sehr hohe Werte nachgewiesen.

Idealerweise sollten Elektrogeräte heute mit einem sachgemäß eingebauten Filter (Kondensator) versehen werden, damit die vom Gerät ausgehende gefährliche elektromagnetische Strahlung keine Unbeteiligten trifft. Eine sachgemäße Filterung von Elektrogeräten würde die Hersteller nicht viel kosten. Hersteller weltweit sollten sämtliche Elektroartikel mit einem entsprechenden Filtersystem ausstatten, damit ihre Produkte nicht nur „grün", sondern auch elektrisch „sauber" sind.

Die Flitterwochenphase unserer Liaison mit allem Elektrischen haben wir eindeutig hinter uns. Durch jeden Kauf eines ungefilterten Elektroapparats oder eines energiesparenden Geräts oder Leuchtmittels tragen wir zu der Seuche bei, die schmutzige Elektrizität darstellt.

So wie Wasser durch ein kontaminiertes Umfeld verschmutzt werden kann, kann auch Elektrizität verschmutzt werden. Der Zulauf von sauberem Wasser in Gebäuden erfolgt ja auch über einen anderen Weg als der Ablauf des schmutzigen Wassers. Unsere Stromversorgung ist kontaminiert, sofern man überhaupt eine der heute verfügbaren Energieformen als sauber ansehen kann. Schmutzige Elektrizität stellt ein enormes Problem für die Energieindustrie dar und kostet sie jährlich Milliardensummen. Sind Geräte betroffen, spricht man von elektrischer Kontamination; sind hingegen Lebewesen belastet, spricht man von elektrischer Vergiftung bzw. Verseuchung.

Unsere Elektrizität zu filtern, stellt eine technische Lösung für ein technisches Problem dar. Es müssen neuere Technologien entwickelt werden, die nicht nur der Gesundheit des Planeten Rechnung tragen, sondern auch der Gesundheit der Bevölkerung nicht abträglich sind.

Solartechnik und Windenergieanlagen

Havas berichtet, dass viele Haushalte mit Photovoltaikzellen stark durch schmutzige Elektrizität belastet sind: Photovoltaikzellen wandeln Gleichstrom mittels eines Wechselrichters in Wechselstrom um. Durch einen solchen Wechselrichter gelangt ein hohes Maß an schmutziger Elektrizität in das Leitungs- und Stromnetz. Derzeit werden Formen von Photovoltaik getestet, die keine schmutzige Elektrizität generieren. Rundfunk- und Mobilfunkmasten verfügen über ein eigenes Schaltnetzteil bzw. einen Gleichrichter, der Wechselstrom in Gleichstrom umwandelt.

Windenergieanlagen wandeln für gewöhnlich Wechselstrom in Gleichstrom und den Gleichstrom wieder in Wechselstrom um. Sie verfügen über einen riesigen Frequenzumrichter, der enorme Probleme verursacht. Laut Havas besteht ein weiteres wesentliches Problem darin, dass diese Anlagen sowohl hörbare Schallwellen (Geräusche) als auch unhörbare Schallwellen (Infraschall) erzeugen. Der menschliche Körper spürt unhörbare Schallwellen und reagiert darauf. Es ist ausführlich belegt worden, dass diese Wellen aus dem unteren Bereich des Schallspektrums (unter 20 Hz) Übelkeit, Gelenkschmerzen, Schlaflosigkeit, Depression, Erregungszustände, hohen Blutdruck und möglicherweise auch Herzprobleme auslösen können. Auch sind sie eine der Hauptursachen für die Vibroakustische Krankheit, die mit Sehstörungen, Verdauungsproblemen, Herz-Kreislauf-Problemen und Durchblutungsstörungen einhergehen kann. Da sich Infraschall über lange Strecken hinweg fortpflanzen kann, ist Havas zufolge noch nicht geklärt, wie groß die Distanz zwischen Wohngebieten und industriellen Windenergieanlagen sein sollte. Havas führt die Richtlinien der französischen Académie Nationale de Médecine an, in denen ein minimaler Abstand von 1,5 Kilometern angeraten wird. Auch zitiert sie Dr. Nina Pierpont aus dem US-Bundesstaat New York, die mit Windenergieanlagen assoziierte Erkrankungen intensiv erforscht hat und einen Mindestabstand von zwei Kilometern fordert. Bei der Berechnung des adäquaten Abstands zu Windenergieanlagen im Hinblick auf hörbare Schallwellen sollte berücksichtigt werden, dass sich das Windprofil nachts verändert, dass die von den Anlagen verursachten Geräusche zyklischer Natur sind und dass sie zudem eine Niederfrequenz-Komponente aufweisen. Gelangt die von diesen Anlagen ausgehende schmutzige Elektrizität ins Stromnetz, kann sie gemessen werden. Auch im Boden kann sie nachgewiesen werden, und zwar in einem Radius von mehreren Kilometern zur Quelle. Sowohl schmutzige Elektrizität als auch Streuströme können durch eine entsprechende Konstruktion unterbunden werden.

Wegweiser

Mein Weg, der sich oft genug als Herausforderung erweist, ist voller Höhen und Tiefen. Was mir gegenwärtig jedoch Mut macht, ist das rasche Verständnis der Menschen, vor denen ich Vorträge halte. Einige private Grundschulen im australischen Bundesstaat Queensland haben schnell begriffen, wie wichtig Filter zur Bereinigung des elektrischen Umfelds ihrer Schule sind. In einer der Schulen habe ich eine Messung vorgenommen, und in zweien der 16 untersuchten Räume – die nicht einmal die Hälfte darstellten – wurden mehr als 1.999 GS nachgewiesen. In den älteren Gebäuden überstieg der Wert immer noch 1.400 GS. Inzwischen haben mehrere Arbeitsstätten Filter angefordert, und auch in vielen Privathaushalten werden sie installiert.

Eine der luxuriösesten „grünen" Ferienanlagen im Norden von Queensland, Australien, zieht ebenfalls in Erwägung, Filter zu montieren, damit die Gäste von einem elektrisch sauberen Umfeld profitieren.

In Kanada und den USA gibt es die Filter schon seit zwölf Jahren. In Europa sind sie seit Anfang 2009 auf dem Markt, in Australien seit November 2009. Ich hatte das Glück, über sechs Monate hinweg unabhängige Forschungen durchführen zu können, sodass ich die folgenden gesundheitlichen Veränderungen an Menschen bestätigen kann. Ein Elektriker im Ruhestand wusste zwar um schmutzige Elektrizität, nicht aber um den Einfluss, den diese auf den Menschen hat. Daher war er erstaunt, als er zehn Tage nach Installation der Filter wieder alles essen konnte, was er wollte, denn zuvor hatte er aufgrund von Nahrungsmittelallergien jahrelang unter Hautausschlag gelitten. Als er ohne die Filter in Urlaub fuhr, kehrte der Hautausschlag zurück. Wieder zu Hause und im Umfeld der Filter, klang der Hautausschlag nach zwei Wochen ab. Viele Menschen haben berichtet, dass sie erstmals seit Jahren nachts wieder träumen und besser schlafen. Ein Arzt, der die Filter montierte, hat beobachtet, wie sich der Zustand seiner autistischen Tochter innerhalb von zwei Wochen besserte. Zahlreiche an EHS Leidende erleben binnen weniger Stunden, dass ihre Lebensqualität spürbar steigt. EHS-Betroffene entstammen allen Gesellschaftsschichten.

Ich habe mit vielen elektrohypersensiblen Personen gesprochen und weiß daher, wie einschneidend eine Belastung durch künstliche elektromagnetische Felder die Qualität des Alltagslebens vieler Menschen beeinflussen kann. Stetzer hat beobachtet, dass Menschen mit Vielfacher Chemikalienunverträglichkeit (MCS, vom engl. „Multiple Chemical Sensitivity") nach Montage der Filter nicht länger von Beschwerden geplagt wurden. Frühere russische Forschungsarbeiten bestätigen dies. Stetzer riet dem australischen MS-Patienten Steve Hall, genügend Filter zu installieren, um die Messwerte im Wohnumfeld auf unter 30 GS zu senken. Sofern Halls Multiple Sklerose auf EHS zurückgehe, so Stetzer, werde er innerhalb von zwölf Monaten eine Remission erleben. Knapp zwölf Monate darauf trat dies tatsächlich ein.

Gesundheitsschädigende Wirkungen

Elektrohypersensibilität (EHS) ist ein Syndrom, das einen immer größer werdenden Teil der Bevölkerung enorm beeinträchtigt. Die Betroffenen reagieren heftig und mit offenkundigen Symptomen. Wenngleich ich selbst nicht elektrohypersensibel bin und die unsichtbare, lautlose Strahlung nicht spüre, wirkt sich diese auch auf die empfindlichen Prozesse in meinem Körper aus.

Dr. William Rae, ein ehemaliger Chirurg aus Texas, kam zu dem Schluss, dass seine allergischen und neurologischen Symptome durch die elektromagnetischen Felder im Operationssaal verursacht wurden. Rae gründete das Environmental Health Center in Dallas, wo er Patienten testete, während diese einem ganzen Spektrum an elektromagnetischen Feldern ausgesetzt waren. Der Test wurde ohne Wissen der Probanden durchgeführt, und so konnte bewiesen werden, dass EHS ein reales klinisches Krankheitsbild ist.

Es wurde festgestellt, dass das chronische Erschöpfungssyndrom in der Elektronikbranche und insbesondere unter IT-Angestellten in Silicon Valley geradezu grassiert. Ebenfalls beobachtet wurde, dass in Japan, wo chronisches Erschöpfungssyndrom und Depression eine Volksseuche darstellen, bereits junge Menschen von geistigem Verfall betroffen sind, ähnlich dem bei älteren Menschen. Viele junge Menschen ziehen sich aus dem sozialen Leben zurück und verbarrikadieren sich in ihrer Wohnung.

„Etwa 70 Prozent der zurückgezogen lebenden japanischen Kinder leiden am chronischen Erschöpfungssyndrom (CFS, vom engl. „Chronic Fatigue Syndrome"), das mit einer verminderten Durchblutung des Gehirns einhergeht", so Professor Teruhisa Miike von der Kumamoto University Medical School. Er untersuchte die Hirndurchblutung bei Kindern, die der Schule fernblieben, und stellte bei 75 Prozent der Fälle fest, dass die Durchblutung eingeschränkt war. Miike gibt an, dass das Fernbleiben vom Unterricht keineswegs ein „psychologisches Problem" darstelle, sondern auf eine ernst zu nehmende Erkrankung zurückgehe, die von Funktionsstörungen des zentralen Nervensystems und des Immunsystems begleitet werde.

Das chronische Erschöpfungssyndrom könnte durch elektromagnetische Wellen ausgelöst werden. Darauf jedenfalls deutet eine Studie des Physikers Ryoichi Ogawa aus Kobe hin, der die These aufgestellt hat, dass „eine verminderte Hirndurchblutung möglicherweise auf den Einfluss elektromagnetischer Wellen von IT-Geräten zurückgeht". Dr. Ogawa hat beobachtet, dass etwa 80 Prozent seiner CFS-Patienten täglich Mobiltelefone, Computer, Videospiele und andere IT-Technik verwendeten.

Die Symptome von EHS, chronischem Erschöpfungssyndrom, Fibromyalgie und Golfkriegssyndrom sind praktisch identisch mit denen der Radiowellen-Krankheit. Viele Symptome der Elektrohypersensibilität ähneln stark denen der Multiplen Sklerose.

Elektrohypersensible Personen sind die sprichwörtlichen „Kanarienvögel in der Kohlengrube", denn sie bekommen die Auswirkungen von Hochfrequenzen unmittelbar zu spüren. Doch anfällig für EMR sind wir alle, und ein jeder von uns ist von elektrischer Vergiftung betroffen. Führt eine Exposition nicht zu unmittelbaren Symptomen, kann immer noch ein kumulativer Schaden daraus erwachsen, der womöglich eine schwerwiegende Erkrankung nach sich zieht. Wenn also das nächste Mal jemand an Ihrem Arbeitsplatz über Gesundheitsbeschwerden klagt und ignoriert wird, gehen Sie gegen diese Ignoranz vor. Schenken Sie dem Betroffenen Beachtung, denn die Ursache seiner Beschwerden ist höchstwahrscheinlich ein durch schmutzige Elektrizität belastetes Umfeld, das lautlos und unbemerkt jedermann im Büro beeinflusst.

Bei meinen Vorträgen kommen mir immer wieder Geschichten zu Ohren. Sie stammen von Menschen, die in der Nähe von Radarsystemen, Bahn-Signalsystemen und Antennen von Rundfunk- oder Telekommunikationssystemen leben oder arbeiten oder in einem Büro mit einer großen Menge an elektronischen Geräten tätig sind. All diese Menschen berichten von unerfüllten Träumen, ob es sich dabei nun um Kinder, ein gesundes Leben oder die Heilung von Krebs handelt. Viele nehmen sich schließlich das Leben, weil sie keine andere Möglichkeit sehen, dem unablässigen EMF-Beschuss zu entkommen.

Inzwischen gibt es in Europa ein erstes „EHS White Zone Health Zone Eco-Village", eine Weiße Zone/Gesundheitszone in Südostfrankreich, in der sich ein EHS-freies Öko-Dorf befindet. Dort sollen Notunterkünfte eingerichtet werden, die EHS-Betroffene zur Erholung und Genesung nutzen können, und auch Hütten zum dauerhaften Wohnen sollen entstehen.

In Italien ist kürzlich die erste kostenlose Rückzugszone für EHS-Betroffene entstanden (ähnlich der in Frankreich). Sie liegt im Regionalpark Vena del Gesso nahe der Stadt Brisighella in der Provinz Ravenna. Sie ist – nach der Zone am Conservatoire Naturel des Espaces Naturels Rhône-Alpes in Frankreich – die zweite speziell für EHS-Betroffene konzipierte Rückzugszone Europas. Darüber hinaus gibt es in Schweden geschützte Wohngebiete, die EHS-Betroffenen vorbehalten sind.

Alles in der im Mai 2010 eröffneten Zone ist kostenlos, sogar das Bed & Breakfast namens „Eremo del Lupo" (Refugium des Wolfes). Es ist die erste Unterkunft in Italien speziell für EHS-Betroffene. Das Gebäude ist restauriert und mit einer Anti-EMF-Insolierung ausgestattet worden, unter besonderer Berücksichtigung der Schlafräume. Die Herberge bietet Platz für fünf EHS-Gäste. Das elektrosmogfreie B&B ist 2,5 Kilometer vom Bahnhof Brisighella entfernt (der an der nicht elektrifizierten Strecke Faenza – Florenz liegt). Sie befindet sich, inmitten unberührter Landschaft, in unmittelbarer Nähe der Rückzugszone. Für schwere Fälle steht inzwischen auch ein Faradaykäfig bereit, der nach Ankunft kurzzeitig genutzt werden kann.[2]

In der Kopenhagener Resolution vom 9. Oktober 2010 werden folgende Maßnahmen gefordert: die Einrichtung weiterer Weißer Zonen; die Senkung von Richtlinien-Grenzwerten; und offizielle Warnungen an die Bevölkerung sowie Schutzmaßnahmen gegen Mikrowellenstrahlung durch Drahtlostechnik.

Das Zeitalter der Elektrizität hat unser Leben drastisch verändert, sowohl auf industrieller als auch auf persönlicher Ebene. Es ermöglicht uns 24-Stunden-Tage und hat maßgeblich zu Tod und schweren Erkrankungen beigetragen. Damit einhergegangen ist ein Anstieg von Leukämie, Hirntumoren, Brustkrebs, Erkrankungen des zentralen Nervensystems, Unfruchtbarkeit, Prostatakrebs, Herzerkrankungen, Fehlgeburten, Depression und Selbstmord. Ebenfalls besorgniserregend sind die Veränderungen der Spermienqualität und -quantität und die daraus erwachsenden Auswirkungen auf künftige Generationen. Ein Großteil der Herz-Kreislauf-Erkrankungen der vergangenen 50 Jahre wird auf die schädliche Wirkung elektromagnetischer Strahlung zurückgeführt. Allgemein lässt sich sagen, dass das klinische Bild, das durch EMF-Exposition hervorgerufen wird, dem des vorzeitigen Alterns ähnelt.[3]

Ein neues Stromnetz

Die Gesetzmäßigkeiten der Elektrotechnik erfordern, dass von einem Umspannwerk-Trafo ausgehende Elektronen zu diesem Trafo zurückfließen müssen, um den Schaltkreis zu schließen. Dies geschieht über einen Neutralleiter in den Verteiler- und Übertragungssystemen. Bei mangelhafter Erdung allerdings entstehen Erdströme. Da diese Neutralleiter immer stärker belastet werden, schließt sich der Schaltkreis zunehmend über andere Wege, u.a. über die Erde und elektronische Geräte.

Ein Großteil des Anstiegs von Erdströmen in den letzten 30 Jahren geht auf veraltete Verteilersysteme, eine hohe Belastung der existierenden Systeme und das zunehmende Vertrauen darauf zurück, dass die Erde diese Energie schon ableiten werde. In vielen Gebieten kann das jeweilige Verteiler- und Übertragungssystem Hochspannungsimpulse nicht mehr allein über den Neutralleiter an das Umspannwerk zurückführen.

Leider ist der Weg des geringsten Widerstands nicht immer auch der direkteste. So kommt es vor, dass die Impulse über Erdboden, Wasserläufe, Rohrleitungen oder gar Mensch und Tier zum Umspannwerk zurückgelangen.

Ursprünglich ist das Stromnetz so konzipiert worden, dass die Elektrizität vollständig über den Neutralleiter zurückfließt. Als das Netz der zunehmenden Rückstrombelastung nicht länger gewachsen war, wurde den Energieversorgern gestattet, auch das Erdreich zur Rückführung des Stroms nutzen. Seit 20 Jahren nun fließen etwa 70 Prozent der Elektrizität über die Erde und nicht über neutrale Rückleitungen zum Umspannwerk zurück. Bei den einadrigen Rückleitungssystemen in abgelegenen, dünn besiedelten Gebieten wird der Strom komplett über die Erde zurückgeführt. Auch die recht neue Praktik der Unternehmen, neutrale Rückleitungen so zu verlegen, dass sie Erdkontakt haben, trägt zum Maß an schmutziger Elektrizität durch Erdströme bei.

Das Stromnetz sollte erneuert und mit Leitungen ausgestattet werden, die den Rückstrom ohne Zuhilfenahme des Erdbodens zum Umspannwerk zurückführen. Die Energieunternehmen sollten dafür sorgen, dass Strom nicht durchs Erdreich fließt, sondern in den Kabeln bleibt, *wo er hingehört*. Die gesetzgebende Versammlung des kanadischen Bundesstaats Ontario hat im Jahr 2006 ein Gesetz verabschiedet, welches das Erdstrom-Problem im Staat innerhalb von zehn Jahren beheben soll. Es sollte doch auch möglich sein, die Elektrizität, mit der Haushalte und Arbeitsstätten versorgt werden, durch technische Mittel von Transienten zu befreien. Dies ist von maßgeblicher Bedeutung.

Ermutigende Signale

Im Februar 2009 erhob das US-Justizministerium beim Bundesbezirksgericht in Kansas City Klage im Namen der US-Umweltschutzbehörde Environmental Protection Agency. Der Vorwurf der EPA lautete, dass das Kohlekraftwerk eines Energieunternehmens seit mehr als zehn Jahren gegen die Auflagen des Clean Air Act [US-Bundesimmissionsschutzgesetz] verstoße. Die Behörde führte an, dass die Emissionen von kohlebetriebenen Kraftwerken schädlich für Asthmakranke, Senioren und Kinder seien. Laut EPA tragen die Emissionen auch zu Luft-, Wasser- und Bodenverschmutzung bei.

Die US-Regierung geht davon aus, dass 70 Prozent der gesamten jährlichen Schwefeldioxid- und 20 Prozent der Stickstoffoxid-Emissionen aus Kohlekraftwerken stammen. Es liegt auf der Hand, dass die Erzeugung der von uns genutzten Energie von der Quelle bis zum Endverbraucher sauberer werden muss.

Bis wir eine Technologie eingeführt haben, die sowohl grün als auch sauber ist, werde ich weiterhin bis tief in die Nacht hinein arbeiten und ein offenes Ohr für den Aufschrei der Menschen haben. Immer mehr Menschen nämlich gelangen zu dem Bewusstsein und der Überzeugung, dass ihre Beschwerden womöglich teilweise auf die Seuche namens schmutzige Elektrizität zurückgehen oder durch diese erheblich verschlimmert werden. Wir filtern unser Wasser, um saubereres Wasser zu erhalten – und es steht außer Frage, dass wir heute auch unsere Elektrizität filtern müssen, um saubere Elektrizität zu erhalten. Transienten lassen den Stromverbrauch höher erscheinen, als er tatsächlich ist, und die Installation von Filtern zur Bereinigung von schmutziger Elektrizität dürfte daher auch die Stromrechnungen senken. Die Hochfrequenzen, die von der technischen Anlage in Mobilfunkantennen ins Stromnetz gelangen, können zudem zu einer fehlerhaften Zähler-Erfassung des Stromverbrauchs führen. Selbst die Warnleuchten (ohne Hochfrequenz-Drossel) an Mobilfunkmasten, die alle 1,5 Sekunden einen Energieimpuls aussenden, konnten noch mehr als fünf Kilometer entfernt am Boden und in Leitungen messtechnisch erfasst werden.

Im September 2003 fand in Kasachstan die International Conference on Electromagnetic Fields and Human Health statt. Im November desselben Jahres führte die Republik Kasachstan einen Hygienestandard für den Frequenzbereich zwischen einem und 400 kHz ein[4] – ein Schritt, der geschichtlich betrachtet eigentlich Jahrzehnte dauert. Inzwischen hat das Land einen gesetzlichen Grenzwert von 50 GS (für das Industriewesen) festgelegt. Wie bereits erwähnt, hat die Republik eingeräumt, dass es keine sicheren Expositionswerte gebe. Für die Bevölkerung sei ein Wert von unter 30 GS angemessener.

Kasachstan hat bereits vorhergesehen, welch spürbare Auswirkungen es für die Volksgesundheit haben wird, die Seuche namens schmutzige Elektrizität möglichst rasch anzugehen. Das weckt die Hoffnung, dass auch andere Länder so klug sein werden, sich dem immer dringlicher werdenden Gebot zu beugen und die Exposition einzudämmen, der die Bevölkerung ausgesetzt ist.

Übrigens wurden die russischen Weltraum- und Atomwaffenprogramme von kasachischen Wissenschaftlern durchgeführt. Sie durchschauen das Prinzip der elektromagnetischen Elektrizität und wissen um den Nutzen, den eine solch fortschrittliche Denkweise in Zukunft bringen wird. Weshalb schützen andere Nationen ihre Bevölkerung nicht? Das ist grobe Fahrlässigkeit. Wer die schädlichen Effekte von schmutziger Elektrizität nicht anerkennt, verschließt die Augen vor der Wahrheit.

Dr. Stephen J. Genuis von der Medizinischen Fakultät der kanadischen Universität Alberta betreibt für das britische Institute of Public Health unabhängige Forschungen auf dem Gebiet der elektromagnetischen Strahlung. Im Jahr 2006 sagte er:

„Die Geschichte der Medizin zeigt jedoch, dass Kontroversen die Regel sind, wenn es um Umweltthemen geht, die schwer wiegende Folgen für Wirtschaft und Gesundheit zu zeitigen drohen. Havas, eine Vorreiterin der EMR-Forschung, hat angemerkt, dass ‚Asbest, Blei, saurer Regen, Tabakrauch, DDT und PCB' trotz zahlreicher Beweise ‚umstrittene Aspekte waren und jahrzehntelang in wissenschaftlichen Publikationen und Massenmedien diskutiert wurden, ehe die gesundheitlichen Auswirkungen sowie die zu Grunde liegenden Mechanismen endlich erkannt wurden'. Wie sich schon an früheren Beispielen gezeigt hat, bestehen triftige politische und ökonomische Motive, denen negative Spätfolgen durch EMF-Exposition höchst ungelegen kämen."

Im Januar 1964 gab der Surgeon General, der Leiter des United States Public Health Service, schließlich in einem Bericht bekannt, dass Rauchen Risiken berge. Der „Wirkmechanismus" allerdings, der einer Entstehung von Lungenkrebs durch Rauchen zu Grunde liegt, wurde erst 1996 entdeckt.

Ferner äußerte Genuis, dass persönliche Interessen bei der Hinauszögerung einer restriktiven EMF-Gesetzgebung eine Rolle spielten. Es seien vorsätzlich Verwirrung und Zweifel in die wissenschaftliche Debatte eingestreut und Unklarheiten in den Vordergrund geschoben worden. Zudem habe man die allgemeine Aufmerksamkeit vom Schadenspotential abgelenkt. In der wissenschaftlichen Literatur werden zahllose Beispiele dafür angeführt, dass Umweltschäden von Wissenschaftlern verleugnet wurden, die es verabsäumen, ihre geheimen Bande zur Industrie offenzulegen. Der Einfluss, den wirtschaftliche Interessen auf medizinische Fachzeitschriften haben, ist in Publikationen jüngeren Datums ebenfalls ausgiebig erörtert worden. In diesem Zusammenhang wurden Fälle angeführt, in denen manche Herausgeber und Journal-Mitarbeiter Forschungsergebnisse vorsätzlich nicht veröffentlicht hatten, weil diese den Interessen der Industrie zuwiderliefen. So ist beispielsweise im Bereich EMF-Exposition und

Mobiltelefone behauptet worden, dass die Ergebnisse unabhängiger Forschungen in beträchtlichem Maße von den Ergebnissen abwichen, die von der Industrie gesponserte Studien hervorgebracht haben.[5]

Als erschwerender Faktor kommt hinzu, dass Wissenschaftler Probanden nicht vorsätzlich toxischen Verbindungen aussetzen dürfen, um zu sehen, welche Dosen Krebs verursachen. Das ist moralisch nicht vertretbar. Darüber hinaus sagt Dr. Carl Blackman, einer der führenden Experten auf dem Gebiet EMF/EMR, dass EMR als chemische Stoffe (Plural) anzusehen seien. Wir haben den Fehler begangen, EMR wie einen einzelnen chemischen Stoff zu behandeln und das gesamte Spektrum auf Einzeleffekte hin zu untersuchen. Dabei sind die Auswirkungen überaus spezifisch und treten jeweils nur bei bestimmten Kombinationen verschiedener Variablen auf – bei anderen, wenn auch ähnlichen Kombinationen hingegen nicht. Seine Arbeit hat zu mehreren Entdeckungen geführt, darunter zu der von diversen „Effektfenstern" im Gesamtspektrum nicht ionisierender Strahlung, die abhängig sind von Intensität und Frequenz.

David Michaels ist Professor und stellvertretender Vorsitzender des Fachbereichs für Umwelt- und Arbeitsmedizin der George Washington University School of Public Health and Health Services, USA. In seinem Buch „Doubt is their Product" legt er dar, wie die Industrie die Wissenschaft bedrängt, indem sie absichtlich Verunsicherung schürt, und dadurch die Gesundheit der Menschen gefährdet. Michaels ist Epidemiologe und war von 1998 bis 2001 stellvertretender Minister für den Bereich Umwelt, Sicherheit und Gesundheit im US-Energieministerium. Als zuständiger Beamter erhielt er Einblick in die Manipulation der US-Regierung durch mehrere Regierungsbehörden, in die Personen aus der Industrie berufen worden waren. Michaels erklärt, dass die Industrie die Regierung auf diesem Wege an der Regulierung eindeutig gefährlicher Aspekte habe hindern können. Auch geht er darauf ein, dass die Regierung selbst es so weit hat kommen lassen. In Australien verhält es sich genauso.

Aufgedeckt wurde die Seuche namens schmutzige Elektrizität in den 1990er Jahren, als Kühe plötzlich weniger Milch gaben. Dr.

Martin Graham trat vor Gericht als Sachverständiger für einige Milchbauern auf, die Klage gegen die Hersteller von Melkmaschinen erhoben hatten. Die Landwirte warfen den Herstellern vor, dass ihre Milchkühe weniger Milch gäben und Gesundheitsprobleme aufwiesen. Graham ließ sich 1995 ein Gerät patentieren, mit dem man den elektrischen Stromfluss in Kühen messen und beobachten kann. Auch Dave Stetzer fungierte vor Gericht als Gutachter für Landwirte, bei deren Kühen ähnliche Probleme aufgetreten waren. Stetzer zeigte sich darüber hinaus besorgt um die Familien der Landwirte, bei denen sich ebenfalls schädliche Auswirkungen zeigten. Schließlich kreuzten sich Grahams und Stetzers Wege. In seinem jüngst veröffentlichten Werk „Dirty Electricity: Electrification and the Diseases of Civilization" würdigt Milham sowohl Graham als auch Stetzer für die scharfsinnige Erkenntnis, dass schmutzige Elektrizität die Ursache der Probleme bei Kühen und Menschen ist. Später entwickelten Graham und Stetzer das G/S-Messgerät und die G/S-Filter.

Doch auch Milham muss gewürdigt werden für seine beharrlichen Bemühungen, den Auslöser des Krebsclusters an der La Quinta Middle School zu identifizieren, und für seinen Rat an das Lehrerkollegium, sich bei der California Occupational Safety and Health Administration zu beschweren. Die Beschwerde nämlich führte dazu, dass Dr. Raymond Neutra und das California Department of Health Services eingeschaltet wurden.

Es hat sich als glücklicher Umstand für die Welt erwiesen, dass Milham mit solcher Hartnäckigkeit darauf bestand, die Schule auf schmutzige Elektrizität zu überprüfen. Er gab auch dann nicht auf, als er auf zahlreiche verschlossene Türen stieß und auf Geheiß des neuen Schulbezirksvorstehers eine Unterlassungsaufforderung von der Anwaltskanzlei Miller, Brown aus Los Angeles erhielt.

Ebenfalls glücklich schätzen kann sich die Welt darüber, dass Neutra um die Integrität Grahams und dessen Arbeit wusste und daher das G/S-Messgerät einsetzte, um das Maß an schmutziger Elektrizität in der La Quinta Middle School letztlich doch zu erfassen. Ohne das Bestreben dieser Männer, zu denen auch Lloyd Morgan zählt, wäre nie ans Licht gekommen und nachgewiesen worden, welche unterschwellige Bedrohung dem allgemein hohen Krankheits- und Krebsaufkommen zu Grunde liegt. Das Institute of Electrical and Electronics Engineers (IEEE) ist der weltweit größte technische Berufsverband zur Förderung von Technologien zum Nutzen der Menschheit. Am 25. April 2011 verkündete der Verband, dass das Normungsgremium der IEEE Standards Association (IEEE-SA) zwei neue Projekte bewilligt habe, in denen die Einspeisung von Oberschwingungsfrequenzen (schmutzige Elektrizität) in das öffentliche elektrische Übertragungssystem durch Standards begrenzt werden solle. Durch seine viel zitierten Publikationen, seine Konferenzen, seine technischen Normen sowie seine Aktivitäten als Sachverständigen- und Bildungsinstanz gilt das IEEE als vertrauenswürdige Stimme in zahlreichen Bereichen – von Luft- und Raumfahrtwesen über Computer- und Telekommunikationswesen bis hin zu Biomedizintechnik, Elektrizitätswesen und Unterhaltungselektronik.

Es ist unerlässlich, dass die Arbeitsschutzbeauftragten aller Länder ein G/S-Messgerät erhalten, um Menschen am Arbeitsplatz vor der Seuche schützen zu können, die schmutzige Elektrizität darstellt. Bis dahin müssen wir uns in Wohn- und Arbeitsumfeld eigenhändig schützen und das Maß an schmutziger Elektrizität, dem wir ausgesetzt sind, selbst erfassen; bis dahin müssen wir eigenständig Maßnahmen ergreifen, um unser persönliches Umfeld von der Belastung durch schmutzige Elektrizität zu bereinigen. Da immer mehr Menschen diese Gefahr erkennen und sich zunehmend besser informieren, wird sich die Filterung unserer Elektrizität in Zukunft quasi automatisch ergeben.

Seit 2009 sind Filter für Privathaushalte und Arbeitsstätten flächendeckend erhältlich. Derzeit bildet sich ein weltweites Bündnis, das in der akademischen Welt wurzelt und sich an etwas orientiert, das von einem Land bereits als unanfechtbarer wissenschaftlicher Fakt anerkannt worden ist. Das Filtern von Elektrizität stellt keine Patentlösung dar, bedeutet für unsere Kultur jedoch einen enormen Schritt nach vorn.

Schmutzige Elektrizität spielt in der Krebsgeschichte eine maßgebende Rolle. Sie ist die größte Gesundheitsgefahr, mit der wir es je zu tun hatten, denn sie ist ein wesentlicher Bestandteil unseres

Kapitel 10: Bereinigung der Elektrizität

Alltags.Sie findet sich in Wohnungen,Arbeitsstätten,Schulen und Krankenhäusern. Sie ist überall. Die Seuche namens schmutzige Elektrizität ist uns über den Kopf gewachsen.

Endnoten

1. Havas, M., Rae, W., Tel Oren, A., Ecopolitan 2009, www.ecopolitan. com/health-resources/emfprotection/147-health-effects-radio.
2. Nähere Informationen: B&B „Eremo del Lupo", ASSOCIAZIONE ITALIANA ELETTROSENSIBILI (A.I.E.), Via Cadorna 5, 35123 Padova (PD), Tel. (0039) 02/6431425, www.elettrosensibili.it, presidente@elettrosensibili.it; Quelle: Next-Up Organisation, Next-Up News Nr. 1391: „Creation of the first free EHS zone in Italy", 21. Aug. 2010.
3. Valentina, N., S. 14.
4. Auf Anweisung des Gesundheitsbeauftragten der Republik Kasachstan, 28. Nov. 2003, Resolution Nr. 69.
5. Genuis, S., S. 6.

Nachwort

Im Jahr 1956 fand Dr. Alice Stewart heraus, dass schon eine einzige Exposition gegenüber diagnostischer Röntgenstrahlung kurz vor der Geburt das Risiko auf einen frühen Krebstod verdoppelt. Damit entfachte sie eine Kontroverse, die über Jahrzehnte hinweg anhielt.Heute ist es eine wissenschaftliche Tatsache,dass die Exposition gegenüber ionisierender Strahlung – auch in geringen Dosen – Krebs verursachen kann. Die Tatsache stützt sich auf Studien an japanischen Atombomben-Überlebenden, an denen nachgewiesen wurde, dass der drastische Anstieg von Brustkrebs und Leukämie auf ionisierende Strahlung zurückzuführen ist. Ebenfalls untermauert wurde der Fakt durch Studien an Föten, die in der Gebärmutter Strahlung ausgesetzt waren. Nicht nur Gammastrahlung zählt zur ionisierenden Strahlung, sondern auch Röntgenstrahlung sowie die Strahlung, die bei Computertomographien und Mammographien freigesetzt wird.

Abgesehen von nuklearem Fallout kann man eine Belastung durch diese Strahlung vermeiden. Die Röntgenstrahlung der Scanner am australischen Flughafen Sydney wird als Ursache für das vermeintlich verstärkte Auftreten von Brustkrebs unter Flughafenangestellten angesehen, das derzeit für Hysterie sorgt. Madan M. Rehani ist Strahlensicherheitsexperte der Internationalen Atomenergie-Organisation (IAEO, engl. IAEA). Er macht den alarmierenden Anstieg von Untersuchungsmethoden, die wie die Computertomographie mit hohen Strahlendosen einhergehen, verantwortlich für die wachsende Notwendigkeit, Röntgen- und Strahlenpässe für Patienten einzuführen – ähnlich denen, die bei medizinischem Personal schon seit Jahren üblich sind. Rehani sagt, dass das Krebsrisiko durch Strahlendosen, wie sie sich beispielsweise durch mehrere Computertomographien ergeben, nicht zu unterschätzen sei. Im Schnitt entspricht eine Computertomographie mit einer Wirkdosis von zehn mSv (Millisievert) 500 Röntgenaufnahmen der Brust von je 0,02 mSv. Die meisten Strahleneffekte (wie Hautschäden, um nur einen zu nennen) könnten laut Rehani recht wirkungsvoll verhindert werden, nicht jedoch das

Krebsrisiko. Rehani schätzt, dass sich in den nächsten zwei bis drei Jahrzehnten in den USA einige Millionen zusätzliche Krebsfälle manifestieren werden, die auf die jährlich etwa 60 Millionen Computertomographien zurückzuführen sind. Diese Situation, so Rehani, mache es erforderlich, dass jede einzelne Strahlendosis erfasst werde, die ein Patient im Laufe seines Lebens erhalte. In einigen Ländern gibt es bereits Chipkarten, auf denen alle Informationen über den Patienten und so auch die erhaltenen Strahlendosen gespeichert sind. Die erste Konferenz zum Chipkarten-Projekt fand am 27. April 2009 in Wien statt. Es wäre ein kluger Schachzug, die Erfassung der Strahlendosen auf einen größeren Personenkreis im medizinischen Bereich wie auch auf Angestellte anderer Berufszweige auszuweiten.[1]

Künstliche nicht ionisierende Strahlung birgt nicht nur für uns, sondern auch für zukünftige Generationen ein Risiko. Die Exposition gegenüber dieser Form von Strahlung trifft stets ahnungslose Empfänger. Inzwischen ist weithin anerkannt, dass nicht ionisierende Strahlung Leukämie bei Kindern auslösen kann – dass eine Krebsart verstärkt bei Kindern auftritt, ist der stichhaltigste aller Beweise. Überrascht es da noch, dass diese Strahlung auch Brustkrebs und andere Krebsarten verursachen kann?

Es ist überaus wichtig, dass wir immer erfahren, wann wir Strahlung ausgesetzt sind. Auch sollten wir selbst entscheiden können, in welchem Maße wir uns Strahlung aussetzen wollen. Wenn Sie einer Form von künstlicher Strahlung ausgesetzt werden, sollten Sie die Exposition in anderen Bereichen einschränken, um die Belastung auszugleichen – sofern Sie denn überhaupt bestrahlt werden wollen.

ELF-EMF und HF-EMF haben sehr ähnliche biologische Wirkungen auf den Körper und können folgende Bereiche beeinflussen bzw. Störungen bedingen:[2]

- Genetische Auswirkungen;
- Krebs;
- Zelluläre/molekulare Auswirkungen;
- Elektrophysiologie;
- Verhalten;
- Nervensystem;

- Blut-Hirn-Schranke;
- Kalzium;
- Herz-Kreislauf;
- Wärmegefühl;
- Hormone;
- Immunologie;
- Stoffwechselrate/-effekte;
- Fortpflanzung/Wachstum;
- Subjektive Symptome;
- Stress.

Transiente EMF aus dem Zwischenfrequenzbereich am unteren Ende des HF-Spektrums weisen neben eigenen Merkmalen auch Charakteristika von ELF- und HF-EMF auf. Transiente EMF sind wie ein Parasit, der das 50-/60-Hz-Stromnetz nutzt und auch den HF-EMF-Bereich durchsetzt. Sie verschärfen die schädlichen Auswirkungen, die mit ELF-EMF und HF-EMF einhergehen. Laut Milham ist es denkbar, dass einige der Auswirkungen, die elektrisch generierten Magnetfeldern zugeschrieben werden, in Wahrheit auf diese Transienten zurückzuführen sind. Interessant ist in diesem Zusammenhang die Geschichte von Helen Murphy, die an EHS leidet. Vor ihrem Haus stehen Strommasten, die nur 1,5 Meter vom Zaun ihres Vorgartens entfernt sind. Helen nahm Kontakt zu mir auf, nachdem sie „Silent Fields" gelesen und von den G/S-Filtern erfahren hatte. Obwohl ihr, wie sie mir mitteilte, starke Magnetfelder stets Probleme bereitet hätten, hätten ihre Symptome nach Installation der Filter in ihrem Haus erheblich nachgelassen. Helens Geschichte finden Sie in Kapitel 1. Transiente EMF könnten die drastische Zunahme von Brustkrebs ebenso erklären wie den Anstieg anderer Krebsarten und Erkrankungen.

Auch könnten sie das beträchtliche Ansteigen von Diabetes erklären, das plötzliche Auftauchen von CFS sowie den Umstand, dass zunehmend mehr Menschen an EHS erkranken.

Das Buch „Silent Fields" schrieb ich aus Bestürzung über die Unzulänglichkeit, die bei der Prüfung des elektrischen Umfelds des Fernsehsenders *ABC TV* im australischen Toowong an den Tag gelegt wurde, nachdem es dort zu einem Brustkrebscluster gekommen war. Professor Bruce Armstrong leitete die Untersuchung des Brustkrebsclusters bei *ABC TV*, von dem inzwischen 18 Frauen betroffen sind. Im australischen Fernsehen wurde Armstrong auf die Enttäuschung einiger der Frauen angesprochen. Diese nämlich hatten den Eindruck gewonnen, dass gründlichere Nachforschungen erst angestellt wurden, nachdem die gesamte technische Ausrüstung entfernt worden war. Hierzu sagte Armstrong:

„Es ist überaus wichtig, die Nachforschungen fachmännisch durchzuführen. Ja, tatsächlich hatten wir ein Problem mit ABC, denn der Sender hatte recht eilig Mitarbeiter aus dem Studio abgezogen. Das bedeutete, dass einige der vorgenommenen Messungen lückenhaft blieben. Ich kann daher nachvollziehen, was die Frauen in dieser Hinsicht empfinden – sie haben den Eindruck, dass die Untersuchung nicht zufrieden stellend durchgeführt wurde […]."³

Nicht adäquat gemessen wurden gerade die Areale, auf deren Prüfung die Frauen besonders drängten.

Der in Kapitel 1 erwähnte Brustkrebscluster in San Diego wurde von Leeka Kheifets untersucht, Professor-in-Residence am Institut für Epidemiologie der School of Public Health an der University of California, Los Angeles. Kheifets war während eines Großteils ihrer beruflichen Laufbahn mal direkt, mal indirekt für das Electric Power Research Institute tätig, das einen Arm der Energieversorgerbranche darstellt. Auch im Fall San Diego blieben die Messungen des elektrischen Umfelds lückenhaft.

Es ist längst überfällig, dass das elektrische Umfeld dieser Cluster sachgemäß untersucht wird. Transienten sind eindeutig Krebs verursachend, und es ist geradezu kriminell, die Menschen nicht davor zu schützen.

Neben Erbanlagen und Risikofaktoren gibt es für den Brustkrebscluster in San Diego eine klar umrissene Ursache, die auch dem Cluster beim australischen Sender ABC zu Grunde liegt: In Garlands Bericht finden sich hinreichend Beweise dafür, dass das Umfeld durch schmutzige Elektrizität belastet ist. Schmutzige Elektrizität trägt zur Entwicklung von Brustkrebs und anderen Krebsarten bei. Inzwischen wissen wir definitiv, dass schmutzige Elektrizität mit 1,7 kHz in den Körper eindringt, weshalb die Republik Kasachstan so rasch gehandelt hat.

Die Einführung von Computern und der Anstieg an schmutziger Elektrizität ist mit einer drastischen Zunahme an Brustkrebs einhergegangen. Auch wenn Sie selbst möglicherweise nicht am Computer sitzen, sorgt doch die Verwendung von Computern allgemein für ein höheres Maß an schmutziger Elektrizität im Leitungssystem. Sie erstreckt sich auf das gesamte Stromnetz. Und trotz Vorsorgeuntersuchungen und verbesserter Behandlungsmethoden nimmt die Zahl der Brustkrebsfälle stetig zu.

Für Millionen Frauen und Männer ist es bereits zu spät. Weltweit werden Millionensummen darauf verwandt, ein Heilmittel gegen Brustkrebs zu finden, aber wir müssen auch im Alltag einfache Maßnahmen treffen, um zu verhindern, dass unsere Brust Strahlung ausgesetzt wird. Dies mag uns und unserem Arbeitgeber bisweilen Umstände bereiten und unser Leben auf den Kopf stellen, weil wir eingefahrene Gewohnheiten ablegen und Veränderungen in unserem beruflichen Umfeld vornehmen müssen. Doch das sollte uns nicht davon abhalten, gemeinsam gegen diese Seuche namens schmutzige Elektrizität vorzugehen. Dr. Robert Beckers Überzeugung, dass diese stillen Felder maßgeblich zur Entstehung von Krebs beitragen, sollte keinesfalls in Zweifel gezogen werden.

> „Hätte Alice Stewart herausgefunden, dass Strahlung gesund ist, so hätte sie womöglich den Nobelpreis gewonnen, wie mehr als einer ihrer Anhänger angemerkt hat. Da sie jedoch eine Unglücksbotin war, hat man eher dazu geneigt, sie zu ignorieren."
>
> *Gayle Green: „The Woman Who Knew Too Much"*

Die wissenschaftliche Beweislage ist absolut überzeugend

Magnetfelder sorgen dafür, dass die Wachstumsrate menschlicher Krebszellen dauerhaft um bis zu 1.600 Prozent ansteigt und die Zellen mehr maligne Merkmale entwickeln!

Dr. Wendell Winters von der Universität Texas erhielt vom Gesundheitsministerium des US-Bundesstaats New York den Auftrag, die Auswirkungen von 60-Hz-Feldern auf die Zellen des Immunsystems zu untersuchen. Im Rahmen seiner Arbeit setzte er auch Kulturen menschlicher Krebszellen solchen Feldern aus, ohne dafür eine spezielle Genehmigung einzuholen.

Winters gab an, dass die Wachstumsrate der Krebszellen schon nach 24-stündiger Exposition um mehrere hundert Prozent gestiegen und danach beständig hoch geblieben sei. Das New Yorker Gesundheitsministerium schickte ein Forscherteam in Winters Labor, und dieses behauptete, Winters Arbeit sei nicht reproduzierbar und von fragwürdiger Aussagekraft. Zudem finanzierte das Ministerium einen weiteren Forscher und ließ ihn Winters Studie „wiederholen". Der Forscher berichtete, dass er Winters Ergebnisse nicht habe reproduzieren können; allerdings hatte er das Experiment auch nicht auf dieselbe Weise durchgeführt.

Winters und sein Kollege Dr. Jerry Phillips vom Cancer Research and Treatment Center in San Antonio, Texas, führten daraufhin eigene Arbeiten durch – außerhalb der Restriktionen, mit denen die Studie des Staates New York belegt worden war. Winters ursprüngliche Beobachtung wurde bestätigt, ausgeweitet und jüngst in mehreren renommierten, durch Experten geprüften Wissenschaftsjournalen veröffentlicht.

Inzwischen ist die wissenschaftliche Beweislage absolut überzeugend: Magnetfelder von 60 Hz sorgen dafür, dass die Wachstumsrate menschlicher Krebszellen dauerhaft um bis zu 1.600 Prozent ansteigt und die Zellen mehr maligne Merkmale entwickeln.

Die Ergebnisse weisen darauf hin, dass Netzfrequenz-Felder Krebspromotoren sind – das bedeutet, sie fördern das Krebswachstum beim Menschen. Durch den Fördereffekt wird der klinische Verlauf von vorhandenem Krebs beschleunigt, wodurch der Krebs weit schwieriger zu behandeln ist. Winters und Phillips arbeiteten mit menschlichen Zellen, die bereits kanzerös waren, weshalb sie keine Schlüsse hinsichtlich der Möglichkeit ziehen konnten, ob die Felder auch Krebs verursachen können. Allerdings kamen die Ärzte H. D. Brown und S. K. Chattopadhyay vom Institut für Biochemie der Rutgers University nach Sichtung der gesamten Literatur über die Beziehung zwischen elektromagnetischen Feldern und Krebs zu dem Ergebnis, dass „sowohl Studien zur Karzinogenese bei Tieren als auch humanepidemiologische Daten darauf hindeuten, dass nicht ionisierende Strahlung eine Rolle bei der Krebsentstehung spielen kann".

Quelle: Dr. Robert O. Becker: „Cross Currents: A Startling Look at the Effects of Electromagnetic Radiation on Your Health. The Perils of Electropollution – The Promise of Electromedicine", 1990, S. 206-207

Weiterführende Untersuchungen

Weiterführende Untersuchungen zur Studie von Winters und Phillips ergaben, dass aufgrund der geringen Distanz zwischen elektrischem Kabel und Zellkultur schmutzige Elektrizität vorhanden gewesen sein dürfte. Seit Erscheinen der Studie wurden neue Erkenntnisse über schmutzige Elektrizität gewonnen, und davon ausgehend lässt sich sagen, dass schmutzige Elektrizität die wahrscheinlichere Ursache dieser alarmierenden Ergebnisse darstellt. Schmutzige Elektrizität verursacht nicht nur Krebs, sondern beschleunigt auch noch dessen Verlauf.

Endnoten

1. Weitere Informationen: www.iaea.org/Publications/Magazines/Bulletin/Bull502/50205813137.html.
2. Zusammengestellt von Dr. L. Henry vom Institut für Biotechnik der Universität Washington, Seattle, USA. Henry ist Mitverfasser des „Bio-Initiative Report".
3. Aus der australischen Fernsehsendung „9am with David and Kim", 7. Aug. 2007.

Nicht invasive Behandlungsmethoden: der Weg der Zukunft

Nicht invasive elektromagnetische Energie

Das aussichtsreichste Gebiet der Medizin ist der Einsatz elektromagnetischer Energie zu Heilzwecken. Derzeit werden bei Millionen Menschen zahlreiche nicht invasive Therapieformen angewandt, um Schmerzen und Krankheiten zu lindern und Krebs zu behandeln.

Ursprünglich wurden unter dem Begriff „nicht invasiv" Behandlungsmethoden gefasst, bei denen die Haut nicht geöffnet und nicht in den Körper eingedrungen wird. Heute gelten auch viele Methoden als nicht invasiv, die sich keiner ionisierenden Strahlung bedienen. Im Gegensatz zu herkömmlichen Krebstherapien gehen nicht invasive Methoden allein gegen Krebszellen vor und schädigen keine gesunden Zellen. Die Vorteile sind: weniger Nebenwirkungen, eine höhere Lebensqualität, eine verminderte Morbidität und ein günstigeres funktionelles wie kosmetisches Ergebnis.

Bedingt durch die rasche Zunahme nicht invasiver Behandlungsmethoden, die sich elektromagnetischer Energie bedienen, wird die Notwendigkeit, sich „unters Messer zu legen", künftig immer mehr abnehmen.

Leiden/Krankheiten

Nikola Tesla

Im 19. Jahrhundert entwickelte Nikola Tesla eine „Blitzmaschine". Zudem arrangierte er seine Resonanzmaschinen in bizarren Formen und setzte sie zu therapeutischen Zwecken ein. Tesla schuf Apparate, die elektrische Ströme und starke Schwingungen durch den menschlichen Körper schickten. Dadurch sollte

Schmerz gelindert und Heilung gefördert werden. Angeblich wurde Tesla süchtig nach seinem „Elektrotherapie-Gerät" und behandelte sich selbst damit. Er behauptete, eine Therapiesitzung mit dieser Maschine wirke nach einer ausgedehnten Arbeitsphase ohne Essen und Schlaf belebend auf ihn. Was das Verständnis elektromagnetischer Energie angeht, nahm Nikola Tesla eine Vorreiterrolle ein.

Dr. Robert O. Becker

Der inzwischen verstorbene Dr. Becker war Professor für orthopädische Chirurgie an der University of New York sowie forschender Chirurg am Veteran's Administration Hospital. Seine bedeutsamen Forschungsarbeiten geben auf faszinierende Weise Aufschluss darüber, wie elektrische Ströme im Nervensystem die Heilung und Regeneration von Gewebe anstoßen.

Beckers bahnbrechende Arbeit auf dem Gebiet der „Bioelektronik" brachte ihn dazu, energetische Zellmechanismen zu untersuchen, die bei der Heilung und Regeneration eine Rolle spielen. Praktische Anwendung fand seine Forschungsarbeit vorwiegend in der Bestrahlung von Knochenbrüchen durch EMF, um den Heilungsprozess zu beschleunigen. Für seine wissenschaftliche Arbeit wurde Becker zweimal für den Nobelpreis nominiert.

Becker merkte im Jahr 1990 an, dass wir, was die Akzeptanz von Elektrostimulations-Geräten zur Behandlung zahlreicher Beschwerden angeht, wieder beim Ausgangspunkt angelangt seien: Inzwischen würden solche Geräte einmal mehr weithin gutgeheißen, nachdem sie anfangs großenteils unkontrolliert angewandt und ihre elektrischen Effekte später allgemein diskreditiert worden seien. Einige dieser Apparate sorgen jedoch nur für eine kurzfristige Besserung, langfristig hingegen für eine verstärkte Degeneration.

Warnung

TENS-Geräte und elektrische Diathermie

Ebenfalls im Jahr 1990 warnte Becker vor TENS-Geräten. Er war der Ansicht, dass die potentiellen Nebenwirkungen hoher Impulsstrom-Dosen noch nicht hinreichend untersucht worden seien. Becker selbst stellte die Verwendung der Geräte ein und riet, erst auf sie zurückzugreifen, wenn alle anderen Methoden ausgereizt worden seien.[1]

Seit bei italienischen Fußballern und US-amerikanischen Football-Spielern verstärkt Fälle von ALS (Amyothrope Lateralsklerose) aufgetreten sind, geht Milham davon aus, dass ALS durch elektrische Ströme ausgelöst werde, wie sie von TENS-Geräten ausgestrahlt bzw. in den Körper eingeleitet würden. Milham stützt seine Annahme auf den Umstand, dass wiederholt von einer Verbindung zwischen ALS und Elektroschocks bzw. einem elektrischen Umfeld berichtet wurde.

Elektrische Diathermie-Geräte – die in den USA seit 1930 auf dem Markt sind – senden Kurzwellenfrequenzstrahlung und Mikrowellen aus und erwärmen so tiefer liegendes Gewebe. TENS-Apparate sind seit 1974 erhältlich. TENS steht für „Transkutane Elektrische Nervenstimulation". Bei dieser Methode wird elektrischer Strom zur Schmerzbekämpfung auf die Haut übertragen. Milham hat die Hypothese aufgestellt, dass sporadische ALS – die in 90 Prozent aller Fälle vorliegt – durch exogene elektrische Ströme verursacht werde, die in den Körper eingeleitet oder äußerlich angewandt würden.

ALS wird auch Lou-Gehrig-Syndrom genannt, nach dem berühmten Baseball-Spieler der New York Yankees. Die Krankheit zeichnet sich durch eine Degeneration der ersten und zweiten Motoneuronen aus. Vieles weist darauf hin, dass der an ALS verstorbene Lou Gehrig diathermisch behandelt wurde. Bob Waters war eines der drei Mitglieder des Profi-Football-Teams San Francisco 49ers von 1964, die an ALS starben. Waters gab an, im Trainingsraum des Teams über Stunden hinweg mit einem Diathermie-Gerät behandelt worden zu sein. Mindestens ein Dutzend

US-amerikanischer und kanadischer Profi-Footballer leidet an ALS, einige von ihnen sind bereits daran gestorben.

Im August 2007 berichteten die Medien in Seattle, Washington, über Melissa Jo Ericson, eine 28-jährige Frau, bei der kurz zuvor ALS diagnostiziert worden war. Ericson war früher Basketball-Spielerin an der University of Washington und hatte als solche anschließend eine Profi-Karriere in Europa eingeschlagen. Sie war viel jünger, als für eine ALS-Diagnose eigentlich üblich ist. Milham nahm Kontakt zu ihr auf und fragte sie, ob sie sich einer TENS-Schmerzbehandlung unterzogen habe. Ericson gab an, dass sie selbst ebenso wie ihre Kolleginnen im Highschool-, College und Profi-Team ausgiebig Gebrauch gemacht hätten von TENS-Geräten, die ihnen von Schule und Profi-Team zur Verfügung gestellt worden seien.[2]

Jedes TENS-Gerät setzt eine große Gewebefläche des Patienten einem beträchtlichen Maß an elektrischen Strömen mit einer Frequenz aus, die im elektromagnetischen Feld der Erde so nicht vorkommen.

Verbesserte Lösungen

SCENAR-Technologie

Vor 30 Jahren entwarf eine Gruppe aus russischen Wissenschaftlern, Ingenieuren und Medizinern ein Gerät, das auf dem SCENAR-Konzept von Alexander Karasev beruhte. SCENAR steht für „Self-Controlled Energo Neuro Adaptive Regulator" [Selbstgesteuerte Energo-Neuro-Adaptive Regulation]. Diese Technik stellt die neue Generation der TENS-Geräte dar. Die SCENAR-Technologie ist ein aus Russland stammendes medizinisches Verfahren der nicht invasiven, nicht toxischen, computermodulierten, therapeutischen Elektrostimulation. Die Impulse wirken auf der und durch die Haut und regen die körpereigenen Heilkräfte an.

Ein SCENAR-Apparat ist ein medizinisches, elektrotherapeutisches Gerät, das in den Händen gehalten wird und ein Echtzeit-Biofeedback liefert. Mittels der SCENAR-Therapie lassen sich effektiv Schmerzen, Schwellungen, Entzündungen und Muskelkrämpfe lindern. Das Ergebnis ist eine verbesserte Funktionalität und Flexibilität sowie eine verkürzte Heildauer.

Der Therapeut setzt das SCENAR-Gerät ein, um den Körper des Patienten bei der Reaktivierung seines Selbstregulierungsmechanismus zu unterstützen, wenn dieser durch Unfall oder Krankheit aus dem Gleichgewicht geraten ist. Die SCENAR-Technologie versucht ein lebendes System nachzubilden, das im Dialog mit einem anderen lebenden System die notwendigen Prozesse anstößt, um den Körper dazu zu bewegen, sich selbst wieder in einen ausgewogenen, gesunden Zustand zu bringen. Die Impulse ahmen die elektrischen Signale nach, die das Nervensystem des Patienten generiert, und regen den Organismus dadurch an, sich selbst zu heilen. Im Rahmen einer randomisierten kontrollierten Studie der Macquarie University in Sydney wurde ein SCENAR-Gerät mit einem herkömmlichen TENS-Gerät verglichen. Die Untersuchung ergab, dass das SCENAR-Gerät „drastische und anhaltende Ergebnisse" im Hinblick auf Schmerzlinderung, eine verbesserte Funktionalität und eine allgemeine Regenerierung der Gesundheit erbrachte.

Weil SCENAR-Geräte sehr wirkungsvoll gegen Schmerzen vorgehen, werden sie manchmal fälschlich mit TENS-Geräten verwechselt, die den Schmerz lediglich unterdrücken. Die SCENAR-Technologie hat sich zwar aus der TENS-Technologie heraus entwickelt, regt den Körper jedoch an, die Schmerzursache selbst zu beheben.

Die Nicht Invasive (Magnet-) Induktions-Therapie (NIIT)

Bei der Entstehung von Krebs und anderen Krankheiten spielen Störungen im bioelektrischen Netzwerk des Körpers eine Rolle. Die Verwendung von elektromagnetischer Energie zu therapeutischen Zwecken nimmt immer mehr zu. Von wesentlicher Bedeutung für eine erfolgreiche Therapie ist die Frequenz der zur Behandlung verwendeten Energie – die Frequenz der gepulsten elektromagnetischen Felder stellt einen Schlüsselfaktor dar.

Der menschliche Körper funktioniert auf Grundlage elektromagnetischer Wellen. Die Nicht Invasive Induktions-Therapie agiert als Katalysator und sorgt für einen verbesserten Ablauf der chemischen Reaktionen, indem sie die Elektronenübertragungsrate steigert. Die Elektronenübertragung ist das grundlegende Element sämtlicher chemischer Prozesse im Körper. Wirkt man auf die elektrischen Eigenschaften ein, zeitigt dies eine entsprechende chemische Reaktion. Die NIIT bedient sich Energiewellen, die die Zellen durchdringen. Hierbei ist die Impulsgeschwindigkeit von maßgeblicher Bedeutung. Bei dieser Therapie erfolgen die Impulse sehr schnell und plötzlich. Langsame Impulse sind Mikrowellen. NIIT-Geräte jedoch verwenden schnelle Impulse: Bei einem zu langen Zeitraum würde Hitze entstehen.

Diese Therapieform kann eine ganze Bandbreite von wichtigen Körperfunktionen positiv beeinflussen: Sauerstoffbindungsfähigkeit; Nährstoffaufnahme; Enzymproduktion; Beseitigung von Stoffwechsel-Abfallprodukten; Verringerung der freien Radikalen; Geweberegeneration; Normalisierung des Membranpotentials kranker Zellen;Veränderungen in der intra- und extrazellulären Ionen-Konzentration; gesteigerte Kollagen- und Glykosaminoglykan-Synthese; sowie Heilprozesse und Schmerzlinderung.

Die Geräte „Theracell 100" und „PER 2000" (NIIT)

Dr. Andreas Marzini von der Marzini Clinic in Australien verwendet in seiner Klinik das Gerät „Theracell 100". Auf seiner Website erklärt Marzini, dass das aus Deutschland stammende Gerät zur Behandlung folgender Beschwerden eingesetzt werden könne:

- Muskelschmerzen;
- Bänderdehnungen;
- Knorpelverschleiß;
- Gelenk- und Nervenentzündungen;
- Muskelzerrungen;
- Rückenschmerzen;
- Tennisarm;
- Golferarm;
- Bandscheibenvorfälle;

- Vorderer Kreuzbandriss;
- Schleudertrauma;
- Schienbeinkantensyndrom;
- Plantarfasziitis;
- Alzheimer;
- Arthritis;
- Zerebralparese;
- Chronisches Erschöpfungssyndrom;
- Chronische Fibromyalgie;
- Chronische Schmerzen;
- Hirnnervenstörungen;
- Degenerative Bandscheibenerkrankungen;
- Multiple Sklerose;
- Parkinson;
- Periphere Neuropathie;
- Sportverletzungen;
- Durch Schlaganfall bedingte Schäden;
- Kiefergelenkserkrankung.

Joshua Silver, der Vorsitzende des Unternehmens Pulsed Energy Technologies mit Sitz in Kalifornien, gibt an, dass sich die oben aufgelisteten Beschwerden auch mittels des in den USA konzipierten PER-Geräts behandeln lassen. PER steht für „Pulsed Energy Replenisher Machine" [Impulsenergie-Regenerationsgerät]. Beide Apparate fallen unter die NIIT. Im Gegensatz zu TENS-Geräten verwenden sie keinen elektrischen Strom.

Dr. Andreas Manzini empfiehlt, die Behandlung – vor allem die Schmerzbehandlung – mit dem Theracell 100 abzubrechen, wenn sich nicht innerhalb einer Minute eine Besserung einstellt.

Anmerkung: Diese Therapie wird nicht bei Personen mit medizinischem Implantat angewandt, z.B. Aneurysmen-Clip im Gehirn, Herzschrittmacher oder Cochlea-Implantat (Innenohr-Implantat). Auch bei Schwangerschaft, Epilepsie und Gelenkprothesen ist die NIIT nicht angeraten.

BIOPTRON-Lichttherapie

Wir haben viel über elektromagnetische Felder gelernt. Alles Licht in der Welt – vom strahlenden Sonnenblumengelb bis hin zu den flammend roten Farbtönen des Sonnenuntergangs – besteht aus elektromagnetischen Wellen: aus Elektrizität, Magnetismus und Licht im Zusammenspiel. Licht ist der Teil des Spektrums elektromagnetischer Strahlung, der mit dem menschlichen Auge zu sehen ist. Es ist ein Nährstoff, der von der Sonne ausgestrahlt wird, durch die Augen in den Körper gelangt und die Hormonproduktion ankurbelt. Licht wirkt sich auf das gesamte komplexe Biosystem aus, das wiederum unser ganzes Wesen beeinflusst. Demnach ist es das Feld der Lichttherapie, das im Hinblick auf die Krebsbehandlung besonders vielversprechend ist.

Begründet wurde die moderne Lichttherapie vor über 100 Jahren vom dänischen Arzt Niels Ryberg Finsen. Für seine Errungenschaften auf dem Gebiet der Lichttherapie erhielt er 1903 den Medizinnobelpreis. Finsen entwickelte das erste Gerät zur künstlichen Erzeugung von Sonnenlicht und erzielte damit hervorragende Ergebnisse bei der Behandlung von Patienten, die an einem besonderen Typus von Hauttuberkulose litten.

Die Entdeckung, dass die saisonal-affektive Störung (SAD) durch einen Mangel an Sonnenlicht ausgelöst wird, half Lichttherapie-Technologien, sich zu etablieren. SAD tritt in den meisten Ländern der Welt auf, in denen die Tage im Winter kurz und die Abende umso länger und dunkler sind. Die so genannte Phototherapie, eine Form der Lichttherapie, wird inzwischen weltweit flächendeckend in psychiatrischen Einrichtungen und Kliniken eingesetzt.

Heute ist bekannt, dass der menschliche Organismus Licht in elektrochemische Energie umwandelt. Diese aktiviert eine ganze Reihe von biochemischen Reaktionen in den Zellen, regt den Stoffwechsel an und sorgt für eine effektive Immunantwort des gesamten menschlichen Körpers. Ohne Lichtenergie können wir nicht leben.

Sonnenlicht setzt sich aus einer Vielzahl von Energien zusammen, die in Form von elektromagnetischen Wellen zur Erde gelangen. Es wird angenommen, dass nur ein verschwindend geringer

Prozentsatz des elektromagnetischen Spektrums vom menschlichen Auge erfasst werden kann. Der sichtbare Teil des elektromagnetischen Spektrums – der vom schönsten Violett bis hin zu Tiefrot reicht – ist für das menschliche Leben von wesentlicher Bedeutung. Die Wellenlängen von Violett, Indigo, Blau, Grün, Gelb, Orange und Rot reichen von Längstwellen bis hin zu sehr kurzwelliger Strahlung. Ein jeder Regenbogen vereint diese Farben in sich, wobei sich die Anordnung nie ändert, da das Universum einer bestimmten Ordnung folgt. Deshalb ist es so entscheidend, dass unser Körper seinen harmonischen Rhythmus nicht einbüßt und durch künstliche EMF nicht aus dem inneren Takt gebracht wird.

In der Anfangsphase der Photomedizin wurden vorrangig der Infrarot- und der Ultraviolettbereich des Spektrums genutzt. Zu Beginn der 1980er Jahre konzipierte ein Forscherteam aus ungarischen Biophysikern und Ärzten eine Lichtquelle, die auf der Softlasertherapie basiert, jedoch fast den gesamten Bereich des sichtbaren Lichts sowie einen Teil des Infrarotbereichs nutzt.

Dr. Marta Fenyo, die einen PhD in Biophysik besitzt, ist Erfinderin des Polychromatischen Lichtsystems und der Lichttherapie mit polarisiertem Licht zur Biostimulation. Auf der World Exhibition of Young Inventors 1985 gewann sie den Hauptpreis; im Jahr 1996 gewann sie darüber hinaus eine Goldmedaille in Brüssel. (Eine polychromatische Emission ist eine Emission, die aus mehreren Wellenlängen oder Farben besteht.) In ihrer bahnbrechenden Forschung ermittelte Fenyo bestimmte physikalische Merkmale, die maßgeblich für eine erfolgreiche Anwendung der Lichttherapie sind. Die Verfahrenstechnik kommt heute im BIOPTRON-Lichttherapiegerät zum Einsatz.

Der wichtigste Aspekt eines BIOPTRON-Geräts ist, dass es polarisiertes Licht aussendet. Fenyo hat zweifelsfrei bewiesen, dass polarisiertes Licht sowohl bio- als auch immunstimulierend wirkt. *Polarisiertes Licht zeitigt auf zellulärer Ebene einen unmittelbaren und nachweisbaren Effekt*. Die Biostimulation wirkt sich auf die Membran aus, die jede Zelle unseres Körpers umgibt. Die Folge ist eine *beschleunigte Heilung*.

Das Unternehmen BIOPTRON gibt an, dass der menschliche Organismus das BIOPTRON-Licht in elektrochemische Energie umwandelt, die eine Reihe von biochemischen und enzymatischen Reaktionen anstößt. Das Gerät für die BIOPTRON-Lichttherapie ist mit einem optischen Element ausgestattet, dessen Licht dem Bereich des elektromagnetischen Spektrums ähnelt, der auf natürliche Weise von der Sonne produziert wird – jedoch *ohne UV-Strahlung*. Im Gewebe wirkt die Lichtenergie biostimulierend, d.h. sie regt diverse biologische Prozesse in Organismen auf positive Weise an und unterstützt so die Körperfunktionen.

BIOPTRON-Licht hat nichts mit dem Licht einer Infrarotlampe gemeinsam. Zwar birgt das BIOPTRON-Spektrum auch einen geringen Teil des Nahinfrarotbereichs, umfasst jedoch eine wesentlich größere Bandbreite, die auch das sichtbare Spektrum zwischen 480 und 3.400 Nanometern (nm) einschließt. Eine Gefährdung durch Hitze ist beim BIOPTRON-Lichttherapie-System ausgeschlossen.

Die BIOPTRON-Lichttherapie wird eingesetzt:

- bei Verbrennungen;
- bei Druckgeschwüren;
- bei diabetischen Geschwüren;
- zur Wundheilung;
- bei Zahnfleischerkrankungen;
- zur Kollagenstärkung und Glättung von Falten;
- zur Verbesserung des Sehvermögens und zur Gesunderhaltung der Augen;
- bei Asthma; durch das Licht wird Gewebe mit Sauerstoff angereichert und die Lungengesundheit erhalten;
- bei Akne, Ekzemen, bestimmten Arten von Schuppenflechte und chronischen Hauterkrankungen bei Kindern;
- zur Behandlung von Haar- und Kopfhautproblemen (Haarausfall, Schuppen, Juckreiz oder blutende Stellen);
- zur Schmerzlinderung, z.B. bei Gicht, Osteoarthritis, Myositis, Bursitis, rheumatoider Arthritis, schmerzhaften Sportverletzungen, Verstauchungen, Bänderrissen, verspannten oder ver-

härteten Muskeln, Hämorrhoiden, Migräne, Rückenschmerzen, Mittelohrentzündung, Tinnitus oder entzündetem Fußballen;
- bei akuten Gelenkschmerzen (z.B. Tennisarm, Nackenschmerzen, Schulterschmerzen, Knieschmerzen etc.);
- bei chronisch-rheumatischen Beschwerden (rheumatoide Arthritis);
- bei Milchsäure-Überschuss;
- bei Schlafstörungen;
- bei SAD und allen Formen von Depression.

Ebenfalls angewandt wird diese schmerzfreie Methode zur Behandlung von Verbrennungen, wie sie durch Bestrahlung oder Bomben hervorgerufen werden. In Europa wird das BIOPTRON-Lichttherapie-Gerät als medizinisches Gerät gehandelt. Nebenwirkungen sind nicht bekannt.

Fenyo hat den Nutzen dieser Therapie in der Krebsbehandlung erprobt. Ihr Traum ist es, Krebspatienten zu mehr Lebensqualität zu verhelfen, denn die Lichttherapie ist harmlos und schmerzfrei.

Eine effektiv angewandte Lichttherapie kann die Leistung des Immunsystems um bis zu 50 Prozent steigern. Da das Verfahren die Produktion intakter Zellen durch das Immunsystem fördern und diese Zellen im Rahmen der Therapie stärken kann, ist es von erheblicher Bedeutung für die Krebsbehandlung.

Die Behandlung von Rückenmarksverletzungen und motorischen Schäden durch elektrische Energie

Im Mai 2011 führte ein Team von Forschern der University of California in Los Angeles (UCLA), des Caltech und der University of Louisville etwas durch, das Millionen Gelähmter zumindest verhalten Hoffnung machen dürfte. Die Wissenschaftler ermöglichten es einem von der Brust abwärts Gelähmten, nach vier Jahren erstmals wieder zu stehen und einige zaghafte Schritte zu tun. Der Mann war 2006 bei einem Unfall mit Fahrerflucht verletzt worden. Die Neurowissenschaftler pflanzten ihm 16 Elektroden in die Wirbelsäule ein, die elektrische Impulse an das untere

Rückenmark übertrugen. Die Impulse glichen den Signalen, die normalerweise vom Gehirn ausgesendet werden, um Bewegung zu initiieren.

Die Forscher hegen die Hoffnung, dass sie eines Tages durch ihre Arbeit so manchen Rückenmarksverletzten in die Lage versetzen können, wieder ohne Hilfe zu stehen, das Gleichgewicht zu halten und mittels einer tragbaren Stimulations-Einheit und eines Rollators zu gehen. Zudem glauben die Wissenschaftler, dass dieser Ansatz eventuell auch bei der Behandlung von Schlaganfall, Parkinson und anderen die motorischen Funktionen betreffenden Schädigungen helfen könnte.

Finanziert wurde die Arbeit von den National Institutes of Health und der Christopher & Dana Reeve Foundation.

Quelle: www.foxnews.com/scitech/2011/05/20/electrical-stimulation-spinal-cord-paralyzed-man-walks

Artikel: „With Electrical Stimulation to the Spinal Cord, Paralyzed Man Walks Again"

Krebs

Hochfrequenz-Therapie

Über Krebs ist eine Menge bekannt, unbekannt ist jedoch der ihm zu Grunde liegende Mechanismus. Allerdings weiß die Wissenschaft, dass elektrische Energie gegen Krebszellen vorgehen kann. In einem faszinierenden Fall, der sich im irischen Cork ereignete, „verschwand" bei einer Frau, die vom Blitz getroffen worden war, der Brustkrebs:

> „In der Brust der Frau hatte sich ein Krebs des harten Scirrhus-Typs gebildet, der auf keine Behandlung ansprach (Eason, 1776). Als die Frau während eines schweren Gewitters am Fenster stand, wurde sie vom Blitz getroffen. Der Blitz ‚setzte das Reetdach in Brand, sprengte den Kaminsims von der Wand, riss den Teppich vom Boden hoch und traf die Patientin an der linken Schulter. Er lief quer über die erkrankte Brust und den Rücken hinab und hinterließ leichte Brandspuren am Nachthemd. Die Frau war stundenlang gelähmt, erholte sich jedoch. Im Laufe von zwei Tagen wurde der Brusttumor weicher und schrumpfte. Kurz darauf verschwand er.' Daraufhin sagte der Autor: ‚Sollte uns dies, da Blitze und Elektrizität vom Wesen her gleich sind, nicht dazu animieren, mittels Elektroschocks gegen verhärtete geschwollene Drüsen vorzugehen? Und sollte man diese in hartnäckigen Fällen nicht wenigstens unterstützend neben anderen Mitteln anwenden?'"[3]

In meinem ersten Buch „Silent Fields" zeige ich das Paradox auf, das mit diesen Feldern einhergeht, denn diese sind sowohl schädlich als auch eine mögliche Heilmethode. Zum Zeitpunkt, da ich dies hier schreibe, sind überzeugende Forschungsergebnisse zur Effizienz von Präzisions-Hochfrequenzenergie ans Licht gekommen. In einem früheren Bericht wurden bereits alle Arbeiten bis 1999 berücksichtigt, doch Behandlungsmethoden und Technologie werden permanent verbessert.

Die drei Verfahren, die gegenwärtig zur Krebsbehandlung zum Einsatz kommen, sind: Chirurgie, (ionisierende) Strahlung und Chemotherapie. Da der allgemeine Beitrag der Chemotherapie (kurative wie auch adjuvante Zytotoxika) zur Fünf-Jahres-Überlebensrate bei Erwachsenen Schätzungen zufolge in Australien gerade einmal 2,3 und in den USA 2,1 Prozent beträgt,[4] ist nun ein viertes unterstützendes Verfahren im Gespräch. Der wissenschaftliche Begriff für dieses Verfahren lautet Hyperthermie, und diese bedient sich Ultrahochfrequenzwellen (UHF). Da bei diesem Verfahren Präzisions-Hochfrequenzenergie verwendet wird, entsteht kein Schaden am umliegenden gesunden Gewebe.

Diese Hochfrequenz-Therapie bekämpft alle Krebsarten. Unwiderlegbare Beweise für den Erfolg der Hyperthermie-Behandlung liegen für die folgenden Tumorbereiche/-arten vor:

- Kopf und Hals;
- Glomeruläre Basalmembran;
- Brust;
- Rektum;
- Melanome;
- Blase;
- Speiseröhre;
- Gebärmutterhals;
- Sarkome.

Durchführbar und gut verträglich ist die Hyperthermie auch bei fortgeschrittenem Hochrisiko-Prostatakrebs.[5]

Die Situation außerhalb Australiens

In Europa wird die Therapie als sicher betrachtet und seit 20 Jahren an der Heinrich-Heine-Universität Düsseldorf angewandt. Dr. Rüdiger Wessalowski behandelt dort seit 20 Jahren Kinder. An der Düsseldorfer Universitätsklinik werden Hyperthermie und Chemotherapie kombiniert, unter Einbindung eines Magnetresonanztomographen zur Erfassung des Tumors.

Die Ärztin Dr. Jacobi van der Zee vom Daniel den Hoed Cancer Centre in Rotterdam hat gemeinsam mit Ärzten aus den USA und Japan klinische Studien durchgeführt. Van der Zee hat nachgewiesen, dass der Einsatz von UHF in Verbindung mit niedrigen Strahlendosen einen erheblichen Fortschritt gegenüber konventionellen Therapieformen darstellt, ohne die oft schwerwiegenden Nebenwirkungen.[6] Dr. Jacobi van der Zee arbeitet seit fast 30 Jahren auf diesem Gebiet. Ihre Arbeit wird von der niederländischen Regierung und vom Niederländischen Krebsrat gefördert.

Seit Anfang 2009 erstattet die niederländische Regierung ihren Bürgern die Kosten für eine Hyperthermie-Therapie, so wie es die australische Bundesregierung über das staatliche Krankenversicherungsprogramm Medicare tut. Dieser Prozess, der 20 Jahre gedauert hat, trägt der Arbeit von Dr. van der Zee und ihren Kollegen Rechnung.

In Italien bemüht sich Dr. Sergio Maluta, Leiter der Strahlentherapie-Abteilung am Azienda Ospedaliera Istituti Ospitalieri Di Verona, durch Gespräche mit der Regierung eine entsprechende Kostenerstattung für die italienische Bevölkerung zu erwirken.

Gegenwärtig führt die European Society for Hyperthermic Oncology (ESHO) eine klinische Studie durch, in die drei Länder mit einbezogen sind. In dieser Studie soll ermittelt werden, wie sich dieses vierte Verfahren bestmöglich mit anderen kombinieren lässt. Durchgeführt wird die Studie an Kliniken in: Verona, Italien; München, Berlin und Erlangen; sowie Rotterdam, Niederlande. Das 25. Jahrestreffen der ESHO fand im Juni 2009 im italienischen Verona statt.

Dr. Nisar Syed, Direktor der Strahlentherapie-Abteilung am Long Beach Memorial Hospital in Los Angeles, und Dr. Ajmel Puthawala, der an derselben Klinik beschäftigt ist, blicken auf eine fast 30 Jahre lange Erfahrung in der Anwendung dieser Therapie zurück.

Dr. John Holt

Dr. John Holt stammt aus Großbritannien, hat im australischen Bundesstaat Western Australia praktiziert und ist über 30 Jahre lang sowohl als Forscher als auch als Therapeut tätig gewesen. Sein Interesse an der Hyperthermie war geweckt, nachdem sein Vater, damals in den Dreißigern, mittels dieser Therapieform erfolgreich gegen Augenkrebs behandelt worden war. Die Behandlung erfolgte in Paris durch Dr. Andre Denier. Der befallene Augapfel war Holts Vater bereits im Jugendalter entfernt worden, aber der Krebs war weiterhin gewachsen. Dank Deniers Therapie wurde Holts Vater über 80 Jahre alt.

Dies animierte Holt, auf seiner Suche nach einem Krebsheilmittel die Behandlung mit elektrischer Energie weiter auszuloten. Holt arbeitete mit einer Ultrahochfrequenz von 434 MHz, wobei er zusätzlich einen Glukosehemmer verwendete, der derzeit in Irland und Indien erforscht wird.

Holt hat sich mit der Arbeit von Dr. Otto Warburg befasst, der 1920 herausfand, dass in einem Tumor kaum Sauerstoff vorhanden ist. Im Jahr 1931 erhielt Warburg den Nobelpreis für Physiologie oder Medizin. Warburg entdeckte, dass sich der Stoffwechsel von Krebszellen grundlegend von dem gesunder Zellen unterscheidet.

In jüngerer Zeit wird den Theorien Warburgs wieder verstärkt Aufmerksamkeit gewidmet, da man herausgefunden hat, dass eine Schädigung der Mitochondrien mit einer Störung der normalen zellinternen apoptotischen Prozesse sowie mit dem Wachstum von Tumoren in Zusammenhang steht. (Als Apoptose wird der Mechanismus bezeichnet, durch den Zellen sich selbst zerstören, wenn sie den entsprechenden Auslöseimpuls erhalten.)

Besonders interessant: Holt hat beobachtet, dass sich *das Leistungsspektrum des Hochfrequenz-Kurvenverlaufs, das vom Körper des Krebspatienten ausgestrahlt wird, von dem gesunder Menschen unterscheidet.*

Holt hat behauptet, dass Hochfrequenzwellen von genau 434 MHz einen nicht thermischen (biologischen) Effekt auf die Physiologie von Krebszellen hätten. Dieser Effekt, so Holt, bestehe in einer verstärkten Zellteilung sowie einigen Veränderungen in der Elektrochemie der Zellen, was anhand der mesomeren Effekte nachgewiesen werden könne. Ebenfalls hat er postuliert, dass Hochfrequenzen von 434 MHz die Zellteilungsrate erhöhten. Dies habe zur Folge, dass mehr Krebszellen nach der Gabe von Glykolysehemmern von der Energiezufuhr abgeschnitten würden – Glykolysehemmer (GMI, von engl. „Glycolytic Metabolic Inhibitors") werden vor der HF-Bestrahlung injiziert, um den Stoffwechsel von Krebszellen zu stören.

Anmerkung: Eine Frequenz von 434 MHz meint eine Anzahl von 434 Millionen Wellen pro Sekunde.

Australische Kliniken

Seit Holt in den Ruhestand gegangen ist, hat das gemeinnützige, privat finanzierte Radiowave Therapy Research Institute (RTRI) im australischen Claremont seine Behandlungsmethoden übernommen. Dort behandelt man nun Patienten und trägt Forschungsarbeiten zusammen.[7] Am 23. September 2009 haben das RTRI und die Johns Hopkins School of Medicine in Baltimore, USA, vereinbart, gemeinsame Forschungen zu betreiben.

Die Australierin Jenny Barlow setzt sich seit Jahren unermüdlich dafür ein, dass die Hyperthermie-Behandlung in Australien flächendeckender angeboten wird. Nachdem sie vier Jahre lang auf einen Termin bei der Regierung gewartet hatte, traf sie sich Ende 2010 schließlich mit der australischen Gesundheitsministerin und dem leitenden Medizinalbeamten. Barlow will die Therapie für die gesamte Bevölkerung zugänglich machen und erreichen, dass sie letztlich über das nationale Medicare-System angeboten wird.

Das Prince of Wales Hospital in Sydney wird hoffentlich noch vor Ende 2012 eine weitere Klinik eröffnen, wobei der Zeitpunkt abhängig ist von Spenden aus privaten Quellen. In einem Raum soll ein Apparat zur Behandlung von Oberflächentumoren bereitstehen. In einem anderen Raum soll ein Gerät für tiefer liegende Tumoren untergebracht werden. Dieser Raum soll so ausgekleidet werden, dass er zu einem Faradaykäfig wird, damit das Gerät keine anderen technischen Apparate im näheren Umfeld stört. Eine der Maschinen soll aus den USA kommen, die andere aus den Niederlanden.

Barlow hat auf die Notwendigkeit einer weltweiten Studie im Hinblick auf Bauchspeicheldrüsenkrebs und Hirnkrebs gepocht, da die Hyperthermie bei diesen beiden Krebsarten herausragende Ergebnisse im Vergleich zu anderen Behandlungsmethoden erzielt hat.

Hirnkrebs

Bahnbrechende neue, nicht invasive Behandlung bei Hirnkrebs

TTF-Therapie

Seit Jahrzehnten behandeln Ärzte Krebs mittels dreier Methoden: Medikamente, Bestrahlung oder Chirurgie. Im Mai 2011 hat die amerikanische Zulassungsbehörde FDA das Gerät NovoTTF der Firma Novocure genehmigt. Bei diesem Gerät handelt es sich um den Prototyp eines therapeutischen Apparats zur speziellen Behandlung eines Hirntumor-Typs namens Glioblastom. Das Glioblastom ist die aggressivste Form von Hirnkrebs. Diese vierte Methode bekämpft Hirntumoren mittels elektrischer Energiefelder.

Das NovoTTF-100A ist ein nicht invasives, tragbares Gerät zur ständigen Nutzung während des Tages. Es besteht aus vier isolierten Elektrodensätzen, die mit einer Elektronikbox verbunden sind. Von der Box aus wird elektrischer Strom an die Elektroden geschickt, die auf dem kahl rasierten Kopf des Patienten befestigt werden. Der Patient trägt das drei Kilogramm schwere Gerät in einer kleinen Tasche bei sich. Novocure verwendet elektrische Felder von 100 bis 200 kHz – das Unternehmen bezeichnet diese Felder als Tumor-Therapie-Felder (TTF). Mittels dieser Felder wird das Wachstum von Krebszellen gehemmt, indem entweder die Zellteilung verlangsamt wird oder die Zellen gleich vollständig abgetötet werden. Das Gerät erzeugt ein schwaches elektrisches Wechselfeld im Tumor, das physikalische Kräfte auf elektrisch geladene Zellkomponenten ausübt. Dadurch wird der normale Ablauf der Mitose unterbunden; die Krebszellen sterben ab, bevor sie sich teilen können. Krebszellen teilen und vermehren sich im Gehirn sehr schnell. Sie besitzen spezifische elektrisch geladene Elemente, die eine Rolle beim Zellteilungsprozess spielen.

Krebszellen haben eine charakteristische Form. Wirken bei der Zellvermehrung TT-Felder auf die Krebszellen ein, setzen sich die einzelnen Bausteine so zusammen, dass die Zellen auseinanderbrechen. Darüber hinaus enthalten Krebszellen Miniaturbausteine, die während der Zellteilung wichtige Zellbestandteile transportieren. TT-Felder sorgen dafür, dass diese Bausteine zerfallen, denn auch ihnen ist eine spezifische elektrische Ladung eigen. Auf diesen beiden Effekten basieren die Daten von Vorstudien, aus denen hervorgeht, dass das Krebstumorwachstum durch die kontinuierliche Exposition gegenüber TT-Feldern verlangsamt wird und sogar ein Rückgang des Tumors herbeigeführt werden könnte.

Die FDA-Zulassung beruht auf den Daten einer randomisierten klinischen Zulassungsstudie, die an 237 Patienten mit Glioblastom-Tumor durchgeführt wurde. Bei allen Probanden war das Glioblastom trotz chirurgischem Eingriff, Bestrahlung und Chemotherapie wieder aufgetreten oder weitergewachsen. Patienten, die ausschließlich mit dem NovoTTF behandelt wurden, erzielten eine vergleichbare Gesamtüberlebensdauer wie Patienten, die allein mit der von ihrem Arzt gewählten Form von Chemotherapie behandelt wurden. Dabei traten bei den NovoTTF-Patienten allerdings weniger Nebenwirkungen auf, und sie berichteten über eine spürbar verbesserte Lebensqualität. Die Ergebnisse einer Pilotstudie zu dem Gerät deuten darauf hin, dass die Prüftherapie das Fortschreiten der Erkrankung hinauszögern und die durchschnittliche Gesamtüberlebensdauer bei Patienten erhöhen könnte, die gerade die Diagnose Glioblastoma multiforme (GBM) erhalten haben. Novocure sponsert eine laufende Zulassungsstudie mit dem NovoTTF an Patienten, bei denen jüngst ein Glioblastom diagnostiziert worden ist.

Im Gegensatz zu Chemo- oder Strahlentherapie und ausgehend von den derzeit noch begrenzten klinischen Daten, scheint das

NovoTTF-100A keine schwerwiegenden Nebenwirkungen zu zeitigen. Die meisten Patienten litten an Hautreizungen unter den Elektroden. Behandlungsschäden, die auf das Gerät zurückzuführen waren, wurden jedoch während der gesamten Behandlungsdauer von mehr als 400 Patientenmonaten nicht beobachtet.

Erfunden wurde das NovoTTF-100A von Yoram Palti, MD und emeritierter Professor am Technion. Das Technion ist die technische Universität Israels und zugleich die führende biomedizinische Forschungseinrichtung des Landes. Inzwischen hält Novocure in den USA und Europa die Marktzulassung für das NovoTTF-100A.

Quelle: www.novocure.com

Brustkrebs

Nicht invasive Chirurgie bei Brustkrebs

Lichttherapie bei Brustkrebs

Im Juni 2009 wurde berichtet, dass der britische Arzt und berühmte Krebschirurg Mo Keshtgar eine Form der Lichttherapie für die Behandlung von Brustkrebs einsetzt, die zuvor nur bei Hautkrebs angewandt wurde. Bei der Photodynamischen Therapie (PDT) werden Medikamente oder Lösungen auf Pflanzenbasis verwendet, die den Tumor abtöten. Diese heften sich an die Tumor-/Krebszellen und werden von außen durch Laser- oder LED-Licht aktiviert. Das Verfahren setzt auf nicht invasive Chirurgie und lässt die gesunden Zellen um den Tumor herum unbeschädigt. Auch bei Krebs im Mundraum und einigen anderen Krebs-arten kommt es zum Einsatz. Im Londoner Royal Free Hospital werden diesbezüglich Versuche an Prostata-, Gallenwegs- und Bauchspeicheldrüsenkrebs durchgeführt.

Keshtgar setzt auch noch eine weitere neuartige Methode ein – die Schlüsselloch-Mastektomie. Keshtgar entfernt die Brust seiner Patientinnen durch ein kleines Loch neben der Brustwarze, durch das auch ein Implantat eingesetzt wird. Bei der herkömmlichen Mastektomie wird stets die gesamte Brust entfernt.

Weniger invasive Chirurgie bei Brustkrebs

Die Gammasonde

Bis vor Kurzem bedeutete die Diagnose Brustkrebs, dass der Tumor, ein Großteil des Brustgewebes und die meisten Lymphknoten in der Achselhöhle operativ entfernt wurden, um die vollständige Beseitigung des Krebses zu gewährleisten. Zwar ist es unerlässlich, die Lymphknoten zu entfernen, damit der Krebs nicht streut. Aber dies kann dauerhafte körperliche Schäden nach sich ziehen, die sich teilweise erst lange nach der Operation zeigen, manchmal gar fünf oder zehn Jahre später. Dazu zählen eine eingeschränkte Beweglichkeit der Schulter, ein taubes Gefühl an der Innenseite des Arms sowie Schwellungen am Arm.

Anstatt „auf Verdacht" zehn oder zwanzig Lymphknoten zu entfernen, können Chirurgen heute mittels einer neuen Methode den einen Lymphknoten ausfindig machen, der am anfälligsten für Krebs ist – den Sentinel- oder auch Wächterlymphknoten. Um verdächtige Lymphknoten aufzuspüren, haben Professor Roger Uren und Kollegen ein Verfahren namens „Lymphszintigraphie" entwickelt. Bei diesem Verfahren wird eine radioaktive Lösung injiziert, durch welche die vom Tumor wegführenden Lymphkanäle für die Chirurgen sichtbar werden. Mitte der 1990er Jahre konzipierte Dr. Carl Munoz-Ferrada vom Gammasonics Institute in Sydney eine Miniaturversion von Professor Urens Lymphszintigraphie-Gerät. Seine Version nennt sich „Gammasonde", und mit ihr lässt sich ein kanzeröser Knoten in der Brust relativ einfach entfernen. Die Gammasonde orientiert sich an der injizierten radioaktiven Lösung, die sich im Sentinel-Lymphknoten konzentrieren sollte. Dieser wird sicher entfernt, indem er – vereinfacht ausgedrückt – „herausgesogen" statt „herausgeschnitten" wird. Anschließend wird der Sentinel-Lymphknoten untersucht, und wenn kein Tumor nachgewiesen wird, wird die Operation abgeschlossen, ohne dass unnötig gesundes Gewebe entfernt wird. Umfangreiche Studien haben bewiesen, dass dieses Verfahren zu 98 Prozent zuverlässig ist. Gammasonden kommen in Australien sowie in Kliniken weltweit zum Einsatz. Auch die EU hat die Gammasonde genehmigt.

Professor David Gillette, einer von Australiens führenden Brustkrebs-Chirurgen, war der Erste, der die Gammasonde erprobt hat. „Inzwischen kann ich mir gar nicht mehr vorstellen, Brustkrebspatientinnen ohne Gammasonde und Sentinel-Lymphknoten-Methode zu operieren", gab er an.

Heute müssen Frauen durch Brustkrebs keine Brust mehr verlieren. Dank der neuen Methode haben sich tausende betroffener Frauen einem chirurgischen Eingriff unterziehen können, der weit weniger radikal als frühere Operationen ist und weniger Nebenwirkungen mit sich bringt. Die Methode, die ursprünglich für die Behandlung von Brustkrebs entwickelt wurde, wird nun auch flächendeckend bei Melanomen, in der Gynäkologie, bei Eingriffen an Rektum und Darm sowie bei anderen Prozeduren eingesetzt.[8]

Verbesserte Früherkennung von Brustkrebs

Medical Tactile Imaging

Das SureTouch Visual Mapping System ist:
- schmerzfrei;
- nicht invasiv;
- strahlungsfrei;
- ultraschallfrei;
- in jedem Alter anwendbar;
- bei Brustimplantaten anwendbar;
- bei dichtem Brustgewebe anwendbar;
- sowohl bei Frauen als auch bei Männern jeden Alters anwendbar;
- bei Schwangeren und Stillenden anwendbar.

Erfunden wurde SureTouch von Dr. Jae Son, PhD, der seinen Abschluss im Bereich Ingenieurwissenschaften an der Harvard University gemacht hat. Immer mehr Länder weltweit übernehmen das System, und die rasch voranschreitende Akzeptanz ist nicht nur dem Umstand geschuldet, dass SureTouch sogar Knoten aufspürt, die nur fünf Millimeter groß sind. Was dieses Verfahren so einzigartig macht, ist seine Fähigkeit, Knoten präziser und ohne ionisierende Strahlung aufzuspüren. Zudem gibt es die Bilder in „Echtzeit" wieder. Dadurch kann der Untersuchende in „Echtzeit" beobachten, was er untersucht. Die Ergebnisse werden umgehend sowohl in 2D als auch in 3D dargestellt. Der positive Vorhersagewert (PPV, von engl. „Positive Predictive Value") beträgt 94 Prozent.

Beim SureTouch Visual Mapping System kommt eine Handsonde zum Einsatz, in der sich ein patentrechtlich geschütztes Tastsensoren-Array befindet. Der Untersuchende lässt die Sonde über die Brust gleiten, und die Sensoren erfassen Form, Härte und Größe einer jeden entdeckten Brustläsion. Die Sensoren der SureTouch-Sonde sind etwa viermal so sensibel wie der menschliche Tastsinn.

Im Folgenden werden Mammographie und Tactile-Imaging-Methode miteinander verglichen; der Vergleich stammt aus einer PowerPoint-Präsentation der Professoren Dr. G. UmaDevi und Dr. G. Shailaja, Fachbereich für Geburtskunde und Gynäkologie, Government Maternity Hospital (GMH), Sultan Bazaar, Osmania Medical College, Hyderabad, Andhra Pradesh, Indien:

Mammographie	Tactile Imaging (SureTouch)
Hohe Anschaffungs- und Betriebskosten	Niedrige Anschaffungs- und Betriebskosten
Kostspielig	Kostengünstig
Strahlung	Strahlungsfrei
Wenig akkurat	Sehr akkurat
Schmerzhaft – invasiv	Schmerzfrei – nicht invasiv
Hohe Fehlerquote von über zehn Prozent	Reproduzierbar
Wenig effektiv beim Aufspüren von Läsionen	Erfasst nicht ertastbare Läsionen von nur fünf Millimetern Durchmesser
Dichtes Brustgewebe senkt die Effektivität	Geeignet für Frauen jeden Alters, unabhängig von der Dichte des Brustgewebes
Dichtes Brustgewebe und Tumor sehen auf Abbildung gleich aus	Effizient bei der Untersuchung des oberen äußeren Brustbereichs, der am anfälligsten für Krebs ist

Mammographie	Tactile Imaging (SureTouch)
Keine Echtzeit-Bildgebung	Echtzeit-Bildgebung
Spezielle Einrichtungen erforderlich	Tragbar, kann überall verwendet werden

Wie bei allen Erkennungstechnologien, hängt die Diagnose letztlich von der Fähigkeit der Person ab, die das Gerät bedient. Die SureTouch-Technologie ist kein Diagnosegerät.

Früherkennung von Veränderungen in der gesunden Brust

MEM-Bildgebung

Die Institution Safe Breast Imaging verwendet das einzigartige MEM-Bildgebungsverfahren. Das Wirkprinzip des Multi-Frequency Electrical Impedance Mammograph (MEM) basiert auf der Methode der Elektrischen Impedanztomographie (EIT). Mit dem MEM-Verfahren und der dabei verwendeten nicht invasiven elektrischen Impedanz-Technik lassen sich die elektrischen Eigenschaften des Brustgewebes bis zu einer Tiefe von 46 Millimetern erfassen. Das MEM-Gerät besitzt 256 kleine Sensoren, die auf einer Platte angeordnet sind. Über diese wird die Bruststruktur bis hinab zur siebten Schicht erfasst und bildlich dargestellt. Dabei wird die Verteilung der elektrischen Eigenschaften in der Brust abgebildet, um Bereiche auszumachen, in denen die elektrische Leitfähigkeit vom Normalwert abweicht. Durch diese Messtechnik spürt Safe Breast Imaging frühe Anzeichen von Veränderungen auf, die sich erst Jahre später auf einem Mammogramm zeigen würden.

Joanne Firth, die Geschäftsführerin von Safe Breast Imaging, arbeitet mit russischen Wissenschaftlern zusammen – mit Physikern vom Institut für Funktechnik an der Russischen Akademie der Wissenschaften, einer der weltweit führenden Instanzen auf dem Gebiet der EIT.

Nachwort

Die Methode von Safe Breast Imaging ist:
- nicht invasiv;
- strahlungsfrei;
- ultraschallfrei;
- in jedem Alter anwendbar;
- bei Brustimplantaten anwendbar;
- bei dichtem Brustgewebe anwendbar;
- sowohl bei Frauen als auch bei Männern jeden Alters anwendbar;
- bei Schwangeren und Stillenden anwendbar.

Die verschiedenen Organe und Gewebearten im menschlichen Körper besitzen unterschiedliche elektrische Eigenschaften. Bei vielen Tumoren, vor allem bei malignen Brusttumoren, weicht die elektrische Leitfähigkeit von der des umliegenden gesunden Gewebes ab. Die elektrische Leitfähigkeit variiert je nach Gewebeart und ist abhängig von: Fett-, Drüsen- und Bindegewebe; Alter; der jeweiligen Phase im Menstruationszyklus; und veränderten Bedingungen durch Schwangerschaft oder Stillen.

Das MEM-Gerät liegt auf der Brust auf und misst die elektrischen Eigenschaften der Zellen. Dadurch erfasst es Verhärtungen und Bruststruktur und liefert Informationen, die Aufschluss über den aktuellen Gesundheitszustand der Brust geben. Das MEM-Verfahren unterscheidet zwischen normalen Gewebearten und -zuständen, hormonell bedingten Veränderungen und verdächtigen Veränderungen. Dabei werden Asymmetrien, Drüsengewebe, hormonelle Unausgewogenheiten und andere Faktoren aufgezeigt, die das Brustkrebsrisiko in Zukunft steigern könnten. Durch Befunde ist belegt, dass Frauen, bei denen durch das MEM-Verfahren Anomalien aufgedeckt wurden, ein erhöhtes Risiko auf Hormonerkrankungen aufweisen.

Das MEM-Verfahren kann:
- Aufschluss über die Ursache von Verhärtungen geben;
- Aufschluss über die Ursache von Druckempfindlichkeit geben;
- Symptome einer Brusterkrankung aufzeigen;
- verdächtiges Gewebe nachweisen;

- ein hormonelles Ungleichgewicht aufzeigen;
- Zysten nachweisen, die zum Zeitpunkt der bildlichen Erfassung vorliegen;
- Fibroadenome (gutartige Tumoren) nachweisen;
- eine Mastopathie (fibrozystische Veränderungen) nachweisen;
- einen (absoluten oder auch relativen) Östrogenüberschuss nachweisen.

Die MEM-Bildgebung fällt nicht unter die Thermographie. Wie die mammographische Vorsorgeuntersuchung, stellt auch das bildgebende Verfahren von Safe Breast Imaging keine endgültige Brustkrebs-Diagnose dar. Es kann Frauen und Therapeuten jedoch helfen, Gesundheitsmaßnahmen zu ergreifen, um das Krebsrisiko zu mindern und die Brustgesundheit zu verbessern.

Keine Brust-Bildgebung – und das gilt auch für die Mammographie – ist zu 100 Prozent verlässlich.

Die Zukunft

Wir haben verändernd in die Lebensweise eingegriffen, welche die Natur uns zugedacht hat. Jeden Tag geht die Sonne auf und unter und gibt uns damit das Stichwort zum Arbeiten und zum Ruhen und Schlafen. Sonnenlicht ist ein natürliches, nicht invasives Medium und die Grundkomponente, aus der heraus Leben entsteht, sich entwickelt, sich regeneriert und voranschreitet.

Zahlreiche Menschen leiden heute an Vitamin-D-Mangel, da viele seit Einführung der Elektrizität den Tag im Innern von Gebäuden verbringen, obgleich unser Körper tagsüber natürliches Sonnenlicht aufnehmen sollte, um Vitamin D bilden zu können. Nehmen wir nicht genügend Sonnenlicht auf, schwächt dies den Körper, wobei es natürlich zu bedenken gilt, dass zu viel Sonne die Haut verbrennt.

Kunstlicht und Schichtarbeit sind krankheitsfördernde Faktoren, weil sie sich nachteilig auf den Melatoninspiegel auswirken und die natürlichen Zyklen stören, nach denen sich unser Körper richtet. Im Rahmen einer kürzlich durchgeführten Studie wurden die Satellitenaufnahmen von 147 Gemeinden untersucht. Dabei wurde die Verteilung von Licht in der Nacht (in engl. „Light at Night", kurz LAN) mit der Krebsrate in den Gemeinden verglichen. Festgestellt werden konnte eine signifikant positive Beziehung zwischen nächtlicher Lichtintensität und Brustkrebs, wohingegen zwischen nächtlicher Lichtintensität und Lungenkrebs keine solche Beziehung ausgemacht werden konnte.[9]

Unser Körper benutzt Gleichstrom, der vom Gehirn generiert wird. Mit der Elektrizität wurde Wechselstrom eingeführt, der diese Signale stört. Elektromagnetische Felder wirken sich auf den Melatoninspiegel und die Wirkweise dieses Hormons aus, wodurch Östrogen die Oberhand gewinnt – denn Melatonin und Östrogen stehen im Wettstreit um Rezeptoren. Ein niedriger Melatoninspiegel bedingt einen hohen Östrogenspiegel – und ein hoher Östrogenspiegel fördert östrogenabhängigen Brustkrebs. Das während der Nacht gebildete Melatonin ist ein Krebs hemmender Botenstoff, der besonders im Hinblick auf Brustkrebs beim Menschen eine Rolle spielt, denn 90 Prozent aller Brustkrebsformen beim Menschen weisen spezifische Rezeptoren für diesen Botenstoff auf.[10]

Beim Mann treten pathologische Anomalien verstärkt in der Prostatadrüse auf. Wie bei Brustkrebs, scheinen Risiko-Gene auch hier nur in wenigen Fällen die Ursache zu sein. Parallelen zwischen Brust- und Prostatakrebs lassen auf ähnliche ätiologische Risikofaktoren und die Beteiligung derselben Auslöser schließen.

Brustkrebs und Prostatakrebs stehen in Wechselbeziehung zueinander. Milham betrachtet Brustkrebs beim Mann als einen Hinweis auf EMF-Belastung, so wie ein Mesotheliom auf Asbest-Belastung verweist. Daher ist es angeraten, eine EMF-Exposition zu vermeiden. Elektromagnetische Felder beeinflussen den Melatoninspiegel, und eine verminderte Melatoninproduktion ist nicht nur mit Brustkrebs, sondern auch mit Prostatakrebs in Zusammenhang gebracht worden. Charles et al. (2003) berichten, dass Arbeiter, die zu den zehn Prozent der Kategorie mit der höchsten

EMF-Exposition gehören, ein doppelt so hohes Risiko wie weniger belastete Arbeiter aufweisen, an Prostatakrebs zu sterben. Im Rahmen seiner Kinderleukämie-Studie im Jahr 2000 entdeckte Milham zufällig anhand von US-Statistiken, dass 80 Prozent aller Brustkrebsfälle bei Frauen im Jahr 1930 mit der Elektrifizierung von Wohngebieten in Zusammenhang standen. Dies habe ihn, wie er sagt, so sehr verblüfft, dass er weiterforschte und schließlich mithilfe von Statistiken die Seuche namens schmutzige Elektrizität aufdeckte. Obwohl in den vergangenen 15 Jahren in den Industriestaaten ein Rückgang der Todesfälle durch diese Seuche zu verzeichnen ist, wird bei immer mehr Frauen – und Männern – weltweit Brustkrebs diagnostiziert. Die weibliche Brust ist entscheidend für das Überleben der menschlichen Spezies, und die unglaublich hohe Brustkrebsrate in vielen Ländern zeigt, dass wir etwas grundlegend falsch machen.

Um schwerwiegende Erkrankungen und Krebs zu verhindern, ist es von wesentlicher Bedeutung, in einem dunklen, elektromagnetisch unbedenklichen Umfeld zu schlafen. Indem wir vermeiden, dass krank machende äußere Faktoren in unseren Körper eindringen, und indem wir bei der Behandlung von Erkrankungen auf nicht invasive Technologien zurückgreifen, dürfen wir auf eine gesündere Zivilisation hoffen.

Endnoten

1. Becker, R. O., S. 140.
2. Milham, S., S. 1, Artikel in Vorbereitung, *Medical Hypotheses*, Artikel im Druck, doi:10.1016/j.mehy.2010.01.033, Elsevier.
3. Overgaard, J. (Hrsg.): „Hyperthermic Oncology 1984, Review Lectures, Symposium Summaries & Workshop Summaries", Bd. 2 (London & Philadelphia: Taylor & Francis, 1985), S. 199-209. Protokoll des 4. International Symposium on Hyperthermic Oncology, 2. bis 6. Juli 1984, Aarhus, Dänemark.
4. Die Professoren Graeme Morgan (Royal North Shore Hospital), Robyn Ward (Prince of Wales Hospital) und Michael Barton (Liverpool Hospital) führten 2004 zusammen mit Onkologen und Radiotherapeuten aus Sydney eine Studie zur Debatte um die Finanzierung und Verfügbarkeit von zytotoxischen Medikamenten durch. Ziel der Studie war

es, eine Antwort auf die Frage zu finden, welchen Beitrag die kurative wie auch die adjuvante zytotoxische Chemotherapie zum Überleben erwachsener Krebspatienten leistet.

5. Die Vorzüge der lokalen Hyperthermie in Verbindung mit einer konformalen Strahlentherapie sollten durch eine randomisierte Phase-III-Studie belegt werden, bei der ein Vergleich gezogen wird zwischen der Anwendung von Bestrahlung und Androgensuppressions-Therapie mit und ohne Hyperthermie. *International Journal of Hyperthermia 2007*, 148, Jahrgang 23, Nr. 5, S. 451-456, PMID: 17701536.

6. Dr. Jacobi van der Zees Abhandlung mit dem Titel „Part 1: Clinical Hyperthermia" wurde im International Journal of Hyperthermia vom März 2008 besprochen und auf der Kadota Fund International Conference vorgestellt.

7. RTRI: 261 Stirling Highway, Claremont, Western Australia 6010, Tel.: (0061) 8 9285 4000.

8. Die Informationen stammen teils aus der Sendung „Cancer Probe" vom 31. August 2000 aus der Serie „Quantum" des australischen Fernsehsenders *ABC* und teils aus der PowerPoint-Präsentation „15 years since the development of the Australian Gamma Surgical Probe for applications in Lymphoscintigraphy and Lymphobiopsy" von Carl Munoz-Ferrada, Professor für Strahlentherapie vom Gammasonics Institute for Medical Research Pty. Ltd; Konferenz der Australian Radiation Protection Society 2009, Professor Carl Munoz-Ferrada, Professor David Gillette, Professor Roger Uren, Professor Robert Sillar, Professor John Thompson, Dr. Howard Peach, Kelvin Wong, Faculty of Health and Behavioural Science, University of Wollongong, Gammasonics Institute for Medical Research, Concord & Strathfield Hospital, Royal Prince Alfred Hospital, Newcastle Private Hospital, Sydney Melanoma Unit, University of Wollongong; www.leishman-associates.com.au/arps2009/.

9. Gray, J., 2010, S. 60, unter Bezugnahme auf: Kloog, I., Haim, A., Stevens, R. G., Barchana, M., Portnov, B. A., *Chronobiol. Int. 2008, 25:65-81.*

10. David Blask, American Association for Cancer Research, 2003.

Anhang A
Rechtsauskunft an die Energieindustrie

Watson & Renner
Vertrauliche Klientenmitteilung

14. Juni 2002

An: Die Mitglieder der Utility Health Sciences Group (UHSG)
Betreff: EMF-Forschungsberichte

Im Anhang senden wir Ihnen eine Liste an EMF-Forschungsberichten zu, die von wissenschaftlichen Gremien, Organisationen des öffentlichen Gesundheitswesens und Regierungsinstanzen stammen. Seit 1977 wurden 113 solcher Berichte erstellt. Das angehängte Gutachten umfasst neben der Liste auch die jeweils maßgeblichen Schlussfolgerungen der einzelnen Berichte. Jeder Bericht gelangt zu mehreren Schlüssen; die Zitate geben das Gesamtfazit des jeweiligen Berichts wieder.

Unserer Meinung nach stellen diese Liste an Forschungsberichten und deren wesentliche Schlussfolgerungen eine nützliche Informationsgrundlage dar, um die Entwicklung der EMF-Problematik bewerten und öffentliche Bekanntmachungen sowie Informationsmaterialien erstellen zu können.

In der Vergangenheit war es möglich, der Liste die folgende Aussage voranzustellen:

> „Keiner der Forschungsberichte ist zu dem Schluss gekommen, dass die Exposition gegenüber Netzfrequenz-EMF Krebs oder eine andere Erkrankung verursacht."

Wir sind allerdings der Ansicht, dass eine solche Stellungnahme aufgrund des „vierten und endgültigen Entwurfs" des vom California Department of Health (CDHS) verfassten EMF-Berichts nicht länger empfehlenswert ist (siehe Nr. 111 in der angehängten

Liste). Der Berichtsentwurf des CDHS kommt unter anderem zu folgendem Schluss:

„Alle drei Wissenschaftler des Gesundheitsministeriums sind mehr oder weniger der Ansicht, dass EMF bis zu einem gewissen Grad das Risiko auf Leukämie bei Kindern, Hirnkrebs bei Erwachsenen, ALS und Fehlgeburten steigern kann."
(Hervorhebung hinzugefügt.)

Es ist zu erwarten, dass der abschließende CDHS-Bericht dieselbe Aussage enthalten wird.

Natürlich lässt sich einwenden, dass die Schlussfolgerung des CDHS nicht ausdrücklich lautet, es bestehe eine UrsacheWirkung-Beziehung zwischen elektromagnetischen Feldern und irgendwelchen Erkrankungen. Dennoch legt die CDHS-Folgerung einen kausalen Zusammenhang unserer Ansicht nach so weit nahe, dass eine pauschale Stellungnahme mit dem Inhalt, keiner der Forschungsberichte schlussfolgere eine solche Kausalität, juristisch nicht ratsam ist.

1919 M Street, NW, Washington, DC
20036 202 737 6302
CRENNER@W-R.COM
Fax: 202 737 7611

Anhang B

Schmutzige Elektrizität – eine Vertiefung

Schmutzige Elektrizität kommt durch eine mangelhafte Spannungsqualität zustande und bezeichnet elektrische Signale, die von der normalen 50/60-Hz-Sinuskurve abweichen. Der Fachbegriff für schmutzige Elektrizität – eine unerwünschte Modulation, die unsere Energieversorgung verschmutzt – lautet „Hochfrequenzspannungs-Transienten". Diese Transienten pflanzen sich über elektrische Leitungen fort. Schmutzige Elektrizität kann in die Stromleitungen gelangen, die den Strom vom Elektrizitätswerk zu den Haushalten liefern. Unfachmännisch verlegte Kabel, eine schlechte Stromqualität, unausgewogene elektrische Lasten sowie Unterbrechungen im elektrischen Stromfluss erzeugen permanent Impulsspitzen (Transienten). Diese Spitzen reichen in den höheren, gefährlicheren Frequenzbereich der Hochfrequenzstrahlung hinein. Die Stromindustrie bezeichnet diese Transienten als „Dirty Power" bzw. „schmutzigen Strom".

Schmutzige Elektrizität – EMF-Transienten – pflanzt sich an Leitungen entlang fort und vereint in sich Merkmale von ELF-EMF (extrem niederfrequenten elektromagnetischen Feldern) und HFEMF (hochfrequenten elektromagnetischen Feldern). Schmutzige Elektrizität kann bis in den Hochfrequenzbereich von mehreren MHz, nicht selten gar bis in den Mikrowellenbereich des elektromagnetischen Spektrums vorstoßen:

Transiente EMF

ELF-EMF, Längstwellen, Niederfrequenz, HF-EMF/Mikrowellen

Praktisch alle heutigen energiesparenden Elektrogeräte werden mit intermittierendem Strom betrieben. Die Folge sind hochfrequente Harmonische und Verzerrungen im elektrischen Leitungssystem von Gebäuden, wodurch schmutzige Elektrizität entsteht. Immer mehr Geräte verwenden gepulsten Strom und diverse Formen von Schaltnetzteilen mit integriertem Transformator. Dieser wandelt Wechselstrom in Niederspannungs-Gleichstrom um, wie ihn all unsere Elektrogeräte inzwischen nutzen. Durch solche Netzteile wird also der ankommende Wechselstrom in Gleichstrom umgewandelt, mit dem das jeweilige Gerät dann betrieben wird. Auf diese Weise wird Strom gespart. Bei dem Prozess entstehen Hochfrequenzen, die in den Stromkreis gelangen und als elektromagnetische Hochfrequenzwellen wieder abgestrahlt werden.

Ein Teil der entstehenden Hochfrequenzen und Mikrowellen verbreiten ihre Energie über die Luft statt über den Stromkreis. Schmutzige Elektrizität entsteht ebenfalls, wenn der Stromfluss in elektrischen Haushaltsgeräten und Apparaturen unterbrochen wird und es zu Spannungsspitzen kommt. Um Strom zu sparen, „zerhacken" solch energieeffiziente Gleichstrom-Geräte die 50/60-Hz-Sinuskurven des konventionellen Wechselstroms und erzeugen elektrische Transienten.

Transienten sind hohe, sehr kurze Spannungsspitzen – Verzerrungen der Sinuskurve, die auftreten, wenn ein Elektrogerät an- oder ausgeschaltet und der Stromfluss unterbrochen wird. Transienten erzeugen ein Hochfrequenzsignal, welches das 50/60-Hz-Signal überdeckt. Dadurch entstehen „wilde Schwingungen", die den 50/60-Hz-Strom überlagern.

Heutige technische Apparate werden mit intermittierendem Strom betrieben, d.h. der Strom wird regelmäßig unterbrochen, was zur Bildung von Spannungsspitzen führt. Unsere Elektrizitäts- und Energiesysteme sind ursprünglich nicht für den intermittierenden Betrieb von Geräten ausgelegt worden. Daher können sie die wachsenden Anforderungen nicht erfüllen, die moderne Haushaltsgeräte und technische Apparaturen an sie stellen, weil diese höhere Frequenzen benötigen.

Beispiele für moderne, mit intermittierendem Strom betriebene Geräte sind: Dimmerschalter, die den Stromfluss zweimal pro Zyklus bzw. 120-mal pro Sekunde unterbrechen (Licht zu dimmen, erfordert enorm viel elektrische Energie, und das „überschüssige Licht" wird in Hochfrequenzen umgewandelt); energieeffiziente Kompaktleuchtstofflampen (hier erfolgt die Unterbrechung des Stromflusses 20.000-mal pro Sekunde); Halogenlampen; und alle Geräte, die seit den 1980er Jahren hergestellt wurden und Schaltnetzteile besitzen.

Je stärker die 50/60-Hz-Sinuskurve verzerrt wird, desto mangelhafter ist die Spannungsqualität und desto schmutziger ist die Elektrizität. Schmutzige elektrische Hochfrequenzen, wie sie von Elektrogeräten in Gebäuden erzeugt werden, pflanzen sich über das elektrische Verteilungssystem in und zwischen Gebäuden sowie über den Boden fort. Außerhalb von Gebäuden generierte schmutzige Elektrizität tritt über elektrische Leitungen, Staberder und leitfähige Rohre ins Gebäudeinnere ein. Menschen und leitfähige Objekte mit Bodenkontakt werden Teil des Stromkreises.

Die Nutzung von Computern hat das Auftreten von Spannungsspitzen mit sich gebracht. Computer besitzen einen Überspannungsschutz, der verhindert, dass sie abstürzen. Computer erzeugen höhere Frequenzen, und diese verschmutzen das 50/60-Hz-Stromnetz und generieren Spannungsspitzen. Inzwischen ist bekannt, dass zwischen unserem Körper und den elektrischen Leitungen in Gebäudewänden eine kapazitive Kopplung besteht, über die auch die vom Computer ausgehende Energie mit unserem Organismus gekoppelt ist. Die elektrische Kapazität beschreibt die Fähigkeit eines Kondensators, Ladung zu speichern. Der Körper nutzt Gleichstrom, während über elektrische Leiter Wechselstrom in unser System gelangt und unsere natürlichen Körpersignale stört.

Solch höhere Frequenzen besitzen mehr Energie als ELF-EMF im 50/60-Hz-Bereich und können lebende Organismen daher leichter durchdringen. Die Energie verhält sich proportional zur Frequenz: Die Energie von 60 kHz entspricht dem 1.000-Fachen der Energie, die mit 60 Hz einhergeht. Durch Hochfrequenzenergie generierte Spannungsspitzen können bis zu 2.500-mal mehr Energie mit sich bringen als 50/60 Hz.

Der in Russland und anderen Ostblockstaaten geltende Expositionsgrenzwert gibt vor, dass bei Frequenzen unterhalb von zwei kHz eine elektrische Feldstärke von 25 Volt pro Meter nicht überschritten werden darf. Bei zwei kHz und mehr sind nur 2,5 Volt pro Meter erlaubt. Obwohl mit 2,1 kHz nicht das Zehnfache der Energiemenge von 1,9 kHz einhergeht, gilt für Frequenzen ab zwei kHz ein zehnfach niedriger Expositionsstandard. Der Grund dafür ist, dass sich die Energie von Frequenzen ab zwei kHz im menschlichen Körper ausbreitet.

Das Prinzip der schmutzigen Elektrizität hilft, die Widersprüche zu erklären, die zwischen praxisorientierten Studien und Laborversuchen mit unverzerrten 50/60-Hz-Sinuskurven bestehen.

Das G/S-Messgerät

Präzise gesagt, erfasst dieses Messgerät den Mittelwert der sich ständig verändernden Spannung in Abhängigkeit von der Zeit (dU/dt), wobei Transienten und andere sich rasch wandelnde Hochfrequenz-Phänomene deutlich gemacht werden. Die Erfassung der Spannungsanstiegszeit dU/dt durch das Messgerät erfolgt in der Einheit GS. Die Einheit GS ist somit die Messgröße für „schädliche Energie". Dargestellt wird diese in Form einer Frequenzfunktion oder, allgemeiner gesprochen, als Änderung der Spannung pro Zeiteinheit bzw. als Spannungsanstiegszeit dU/dt. Das Messgerät wird in die Steckdose eingesteckt und erfasst den elektrischen Strom über einen 800-Picofarad-Kondensator.

Eine GS-Einheit entspricht 0,02 Mikroampere. Ein Messwert von 50 GS kommt somit einer Stromstärke von einem Mikroampere gleich. Bei geringer Impedanz gegenüber einer der Steckdosenbuchsen (dem Schutzleiter) und bei einer kapazitiven Koppelung von 800 Picofarad zur anderen Buchse (dem Außenleiter) fließt ein Strom durch den Menschen, der vom Messgerät erfasst wird. 800 Picofarad entsprechen der elektrischen Kapazität zweier Metallplatten von je einem Quadratmeter Größe, die im Abstand von einem Zentimeter parallel zueinander ausgerichtet sind. Die Kapazität zwischen Mensch und der Außenleiterbuchse einer Steckdose liegt für gewöhnlich unterhalb von 800 Picofarad, und entsprechend schwach ist der elektrische Strom, der durch den Menschen fließt. Ebenfalls abhängig ist der Stromfluss durch den Menschen davon, wie die Kapazität, die zwischen Mensch und Leiter wirkt, im Menschen verteilt ist. Dies ist wichtig, denn hierbei geht es um den Strom, der durch den Körper fließt. Welchen Weg der Strom nimmt, entscheidet darüber, welche Wirkung er auf den Menschen hat. Messgerät und Oszilloskop sind aufeinander abgestimmt.

Anhang C

Wie sauber ist unsere Beleuchtung?[1]

Im Jahr 1879 erfand Thomas Edison die elektrische Glühlampe. Seither hat sich unser Beleuchtungssystem tief greifend verändert. Gegenwärtige Forschungsarbeiten wollen unser Verständnis dafür vertiefen, inwiefern ungeeignete und zeitlich inadäquate Beleuchtung eine Rolle in der Krebsgeschichte spielt. Dabei soll festgestellt werden, ob die steigende Krebsrate mit der in manchen Ländern besonders hohen Exposition gegenüber nächtlichem Kunstlicht zusammenhängt.

Die Zunahme an Melanomen, die seit den 1950er Jahren zu beobachten ist, lässt sich nicht hinreichend durch eine umweltbedingte Exposition gegenüber Ultraviolettstrahlung erklären. Der Anstieg der Melanomrate hat schon vor der Ozon-Abnahme eingesetzt. (Durch das Schwinden der Ozonschicht gelangt mehr UV-Strahlung zur Erde.) Wir sollten gründlicher ermitteln, wie sich eine verminderte Exposition gegenüber natürlichem Sonnenlicht und eine übermäßige Exposition gegenüber Kunstlicht auf uns auswirken. Letzten Endes werden die Risiken der Elektrizität und ihrer Nebenprodukte – künstlicher elektromagnetischer Felder und Kunstlicht – als Kapitel der Krebsgeschichte anerkannt werden.

In ihrem Bestreben, als „grün" angesehen zu werden, stürzen sich Regierungen auf jedwede Technologie, die den Verbrauch fossiler Brennstoffe und die Emission von Treibhausgasen zu senken verspricht. Der Schritt in Richtung Kompaktleuchtstofflampe zeugt davon, dass nicht zur Kenntnis genommen wurde, in welch enormem Maße diese Form von Leuchtmittel zur schmutzigen Elektrizität beiträgt. Kompaktleuchtstofflampen sind überaus gefährlich für die Gesundheit: Eine typische Kompaktleuchtstofflampe mit elektronischem Vorschaltgerät operiert im Frequenzbereich zwischen 24 und 100 kHz – im Bereich der schmutzigen Elektrizität.

Einige Epileptiker berichten über Beeinträchtigungen durch diese neuartige Form von Leuchtmittel. Bewiesen ist auch, dass der Blutzuckerspiegel von Diabetikern steigt, wenn sie sich über mehrere Stunden hinweg in der Nähe einer Kompaktleuchtstofflampe aufhalten.

Lösung

Inzwischen stehen CLED-Lampen zur Verfügung, um Kompaktleuchtstofflampen und Glühlampen zu ersetzen.

CLED-Lampen Wechselstrom-LED-Leuchtstoffröhren mit Gleichspannungseingang

Gesundheitsaspekte:

- CLED-Lampen geben im Allgemeinen von allen Elektronikbauteilen, darunter auch Glühlampen, das schwächste Magnetfeld ab; ihre Emissionen sind mit denen von Glühlampen vergleichbar.
- Sie senden weder Strahlung im UV- noch im Infrarot-Wellenlängenbereich aus. Sie können so konzipiert werden, dass sie entweder nur eine einzige Wellenlänge oder das komplette Wellenlängenspektrum des sichtbaren Lichts ausstrahlen.
- Sie erzeugen keinen schmutzigen Strom.

Umweltaspekte:

- Diese Lampen benötigen für den Betrieb kein Vorschaltgerät, keinen Transformator und keinen Regler. Das ist deshalb von Vorteil, weil all diese elektronischen Komponenten schädliche elektromagnetische/hochfrequente Felder erzeugen. CLED-Lampen benötigen keinen Transformator, der Wechselstrom in Gleichstrom umwandelt.
- Sie besitzen eine 50-mal höhere Lebensdauer als Glühlampen. Daher werden bei der Herstellung sowohl Ressourcen als auch Energie eingespart.
- LED-Lampen sind um 90 Prozent energieeffizienter als Glühlampen und produzieren weniger Treibhausgase.

- Zwar sind sie teurer in der Anschaffung als andere Leuchtmittel, aber alles in allem sind sie kostengünstiger, da sie über eine längere Lebensdauer verfügen.
- Sie enthalten keine schädlichen Materialien und sind vollständig biologisch abbaubar und recycelbar.
- Sie erzeugen keinen schmutzigen Strom.

Regierungen sollten darauf pochen, dass Hersteller nur Leuchtmittel produzieren, die keine giftigen chemischen Stoffe enthalten und elektromagnetisch sauber sind (weder HF- noch UV-Strahlung erzeugen); mit anderen Worten: Leuchtmittel, die weder für die Umwelt noch für die Gesundheit des Menschen ein Risiko darstellen.

Glühlampen

Herkömmliche Glühlampen erzeugen Hitze in Form von Infrarotstrahlung, was der Energieeffizienz abträglich ist.

Gesundheitsaspekte:

- Glühlampen geben im Allgemeinen von allen Leuchtmitteln das schwächste Magnetfeld ab.

Umweltaspekte:

- Glühlampen enthalten keine schädlichen Materialien.
- Sie verbrauchen mehr Energie als Kompaktleuchtstofflampen, und ihre Lebensdauer ist gemeinhin nicht so hoch.
- Sie können über den Hausmüll entsorgt oder aber recycelt werden.

Warnung

Leuchtstofflampen

Diese Lampen senden ein Magnetfeld von etwa 20 bis 100 mG aus, das weit stärker ist als das Magnetfeld von Glühlampen.

Gesundheitsaspekte:

- Leuchtstofflampen enthalten giftige PCB.
- Sie geben UV-Strahlung ab.
- Sie sind mit malignen Melanomen in Zusammenhang gebracht worden.
- Personen, die empfindlich auf elektromagnetische Felder reagieren, geben an, dass sie im Umfeld von Leuchtstofflampen Beschwerden haben oder mit Intoleranzen reagieren.
- Flimmernde Leuchtstofflampen können epileptische Anfälle auslösen.
- Leuchtstofflampen sind mit Hyperaktivität, Reizbarkeit, Erschöpfungszuständen und Aufmerksamkeitsstörungen in Zusammenhang gebracht worden.

Umweltaspekte:

- Sie enthalten etwa 30 Milligramm Quecksilber.
- Sie dürfen nicht in den Hausmüll gegeben, sondern müssen gesondert entsorgt werden.

Halogenlampen

Von Halogenlampen geht im Allgemeinen ein stärkeres Magnetfeld als von herkömmlichen Glühlampen aus, da sie einen Transformator enthalten.

Gesundheitsaspekte:

- Sie geben UV-Strahlung ab.

Umweltaspekte:

- Halogenlampen zählen zu den Leuchtmitteln mit dem höchsten Energieverbrauch.

Kompaktleuchtstofflampen

Diese Lampen strahlen für gewöhnlich ein stärkeres Magnetfeld als Glühbirnen ab.

Gesundheitsaspekte:

- Personen, die empfindlich auf elektromagnetische Felder reagieren, geben an, dass sie im Umfeld dieser Lampen Beschwerden haben oder mit Intoleranzen reagieren.
- Sie produzieren schmutzige Elektrizität in Leitungen, und sie erzeugen Hochfrequenzen (HF), deren Strahlung sich über die Luft ausbreitet. Zudem geben sie UV-Strahlung ab. In zahlreichen wissenschaftlichen Studien, die das Peer-Review-Verfahren durchlaufen haben, wurde nachgewiesen, dass HF- und UV-Strahlung gesundheitsschädlich sind. Immer mehr Menschen berichten, dass diese Leuchtmittel sie krank machen.

Umweltaspekte:

- Kompaktleuchtstofflampen enthalten durchschnittlich fünf Milligramm Quecksilber.
- Diese Lampen sind um 80 Prozent energieeffizienter als Glühlampen und erzeugen weniger Treibhausgase.
- Sie besitzen eine 15-mal höhere Lebensdauer als Glühlampen. Daher werden bei der Herstellung sowohl Ressourcen als auch Energie eingespart.
- Sie dürfen nicht in den Hausmüll gegeben, sondern müssen gesondert entsorgt werden.

Es gibt verschiedene Arten von Energiesparlampen. Einige erzeugen weder schmutzige Elektrizität noch Hochfrequenzen. Testen Sie die jeweilige Lampe mit einem tragbaren Radiogerät. Wenn das Radio in der Nähe der Lampe zu rauschen beginnt, sollten Sie diese nicht verwenden.

Vollspektrum-Leuchtstofflampen

Das Licht dieser Lampen ähnelt natürlichem Sonnenlicht und umfasst das volle Spektrum der Sonnenlicht-Frequenzen. Daher gelten sie als natürlich und gut für die Gesundheit.

Gesundheitsaspekte:

- Studien haben nachgewiesen, dass Vollspektrumlampen sich tatsächlich positiv auf Gesundheit und Verhalten auswirken.
- Einige erzeugen Hochfrequenzen, die Menschen mit EHS beeinträchtigen.

Umweltaspekte:

- Diese Lampen enthalten Quecksilber.
- Sie dürfen nicht in den Hausmüll gegeben, sondern müssen gesondert entsorgt werden.

Anmerkung: Quecksilber ist das giftigste aller Schwermetalle. Es ist eine der giftigsten Substanzen überhaupt – giftiger gar als Arsen. Quecksilber ist in Kompaktleuchtstofflampen und allen anderen Arten von Leuchtstofflampen enthalten. Auch bei der Stromerzeugung in Elektrizitätswerken fällt es an. Ein Gramm Quecksilber kann eine Milliarde Liter Wasser verseuchen.[2]

Endnoten

1. Für weitere Informationen zum Thema Beleuchtung und Gesundheit siehe www.electricalpollution.com/documents/08_Havas_CFL_SCENIHR.pdf.
2. Aus: „How green is our lighting?", *EMR and Health*, Juli – Sept. 2007, Jahrgang 3, Ausgabe 3, S. 9.

Glossar

- **DECT:** „Digital Enhanced Cordless Telecommunications", zu Deutsch: Digitale verbesserte schnurlose Telekommunikation.
- **Elektrohypersensibilität (EHS):** Beschwerden, die durch die Nutzung oder die unmittelbare Nähe von Geräten verursacht werden, von denen elektrische, magnetische oder elektromagnetische Felder (EMF) ausgehen. Was immer die Ursache dieser Beschwerden ist, fest steht, dass EHS ein reales Krankheitsbild darstellt und die Betroffenen stark beeinträchtigen kann, und zwar auch dann, wenn ihre Wohngegend nicht stärker durch EMF belastet ist als herkömmliche Wohnumfelder.
- **Elektromagnetisches Spektrum:** Eine Gruppe von bestimmten Energieformen, die von diversen Quellen ausgestrahlt werden. Die von diesen Quellen freigesetzten Energien werden als elektromagnetische Strahlung (EMR) bezeichnet.
- **ELF:** „Extremely Low Frequency", manchmal auch „Extra Low Frequency", zu Deutsch: Extrem Niedrige Frequenz bzw. Niederfrequenzbereich. Eine neuere Bezeichnung lautet „Weak Low Intensity EMF", zu Deutsch: EMF von geringer Intensität.
- **ELF-EMF:** Frequenzbereich zwischen drei und 300 Hz.
- **EME:** Elektromagnetische Energie (wird oft synonym zu EMR/EMF verwendet).
- **EMF:** Elektrische, magnetische und elektromagnetische Felder, die mit Elektrizität einhergehen. Sie können durch künstliche (von Menschenhand geschaffene) Quellen – zum Beispiel bei der Energieerzeugung – oder im Rahmen natürlicher Prozesse in tierischen und pflanzlichen Zellen entstehen.
- **Epidemiologie:** Die Epidemiologie untersucht die verschiedenen Faktoren, die Einfluss nehmen auf Auftreten, Verbreitung, Prävention und Eindämmung von Erkrankungen, Gesundheitsschäden oder anderen gesundheitsbezogenen Ereignissen innerhalb einer fest umrissenen menschlichen Population. Epidemiologische Studien beinhalten auch eine Analyse statistischer Zusammenhänge zwischen Exposition und Erkrankung. Eine statistische Verbin-

dung bedeutet jedoch nicht zwangsläufig, dass die jeweilige Exposition die jeweilige Erkrankung bedingt.

- **Femtozelle:** Eine Femtozelle ist eine kleine Heimbasisstation, die in privaten Haushalten oder räumlich begrenzten Arbeitsumfeldern eingesetzt wird. Die Basisstation ist über Breitband (DSL bzw. Kabel) an das Netz des Anbieters angebunden. Für gewöhnlich werden zwei bis fünf Schnurlostelefone von einer solchen Basisstation unterstützt.
- **Frequenz:** Anzahl der Zyklen, die eine elektromagnetische Welle pro Sekunde vollendet. Einheit: Hertz, Abkürzung: Hz. 1Hz=1Zyklus pro Sekunde.
- **Genotoxisch:** Alles, was Genschäden, Zelltod oder neoplastische Veränderungen bedingt, ist genotoxisch. Jeder Stoff also, der DNS oder Chromosomen schädigt. Ein genotoxischer Stoff ist mutagen, karzinogen und teratogen. Solche Stoffe können Krebs verursachen, die Fortpflanzung beeinträchtigen und neurologische Schäden hervorrufen.
- **Glioblastom:** Ein Glioblastom ist ein äußerst aggressiver, tödlicher Hirntumor.
- **Harmonische:** Harmonische sind Vielfache einer Grundfrequenz.
- **Hochfrequenzstrahlung (HF-Strahlung):** Strahlung höherer Frequenzen, wie sie von Kommunikationssystemen genutzt werden. Technologien wie Mobilfunkkommunikation, Radio- und Fernsehübertragung, Funkrufantennen und Computer operieren im Hochfrequenzbereich. Die Leistungsdichte von Hochfrequenzstrahlung (HF-Strahlung) wird in Volt pro Meter oder in Mikrowatt pro Quadratzentimeter erfasst. 0,614 V/m entsprechen 0,1 µW/cm^2. In den USA und Kanada beispielsweise beträgt der zulässige HF-Wert für bestimmte Mobilfunkfrequenzen im Umfeld von Sendemasten 1.000 Mikrowatt pro Quadratzentimeter (1.000 µW/cm^2).
- **Ionisierende Strahlung:** Elektromagnetische Strahlung, deren Photonenenergie intensiv genug ist, um Molekülbindungen zu zerstören und genetisches Material zu schädigen. Gamma- und Röntgenstrahlung zählen zur ionisierenden Strahlung.

- **Kapazitive Kopplung:** Energieübertragung von einem Schaltkreis zu einem anderen mittels eines Kondensators.
- **Karzinogen:** Krebs erregend oder potentiell Krebs erregend.
- **Krebscluster:** Um einen Krebscluster handelt es sich, wenn eine bestimmte Krebserkrankung innerhalb eines bestimmten geographischen Raums oder eines bestimmten Zeitraums häufiger als erwartet auftritt.
- **Mikrowellen, MW:** Zu den Technologien, die innerhalb dieses Frequenzbereichs operieren, zählen Mobiltelefone, Mikrowellenherde, Telekommunikationsverbindungen, Radar, Satellitenverbindungen, Geräte zur Wetterbeobachtung und medizinische Diathermiegeräte. Da Mikrowellen auch zu Kommunikationszwecken verwendet werden, kommt es zu beträchtlichen Überlagerungen von HF- und MW-Emissionen. Mikrowellenenergie liegt innerhalb des Hochfrequenzbereichs des elektromagnetischen Spektrums und reicht von 300 MHz bis 300 GHz.
- **Milligauss, mGauss, mG:** Maßeinheit für Magnetfelder. In Milligauss wird die ELF-Intensität erfasst. Die Einheit wird verwendet, um die Stärke elektromagnetischer Felder von Elektrogeräten, Stromleitungen, elektrischen Leitungen in Gebäuden etc. zu messen.
- **Millisievert, mSv:** Mit der Einheit Sievert werden die biologischen im Gegensatz zu den physikalischen Auswirkungen von Strahlung erfasst. Ein Millisievert entspricht 0,001 Sievert.
- **Mutagen:** Alles, was Mutationen bedingt oder fördert, ist mutagen.
- **Nicht ionisierende Strahlung:** Nicht ionisierende Strahlung ist der Teil des elektromagnetischen Spektrums zwischen 0 Hz und den Frequenzen des sichtbaren Lichts.
- **Rad (von engl. „Radiation Absorbed Dose"):** Die Einheit Rad gibt die Menge der vom Körpergewebe aufgenommenen Strahlung an.
- **Radar:** Ein Radarsystem übermittelt durch einen Sender Mikro- oder Radiowellen, die vom Zielobjekt zurückgeworfen und vom Empfänger erfasst werden.

- **Resonanz:** Die Ausrichtung einer biologischen Reaktion an einem äußeren Signal. Sowohl Organe und Gewebearten als auch andere Körperteile können in Resonanz zu einem äußeren Einfluss treten.
- **Schmutziger Strom:** Von der Energieindustrie verwendeter Begriff. Wissenschaftler benutzen alternativ den Ausdruck „schmutzige Elektrizität".
- **Spezifische Absorptionsrate, SAR:** Die Spezifische Absorptionsrate erfasst die pro Zeiteinheit vom Körper absorbierte elektromagnetische Energie.
- **Strahlung:** Von Wellen übermittelte Energie, die sich fortpflanzt und dabei ausbreitet.
- **Teratogen:** Alles, was Fehlbildungen und Schäden bei Embryo bzw. Fötus hervorruft oder damit zusammenhängt, ist teratogen.
- **Vorsorgeprinzip:** Das Vorsorgeprinzip besagt, dass das Nichthandeln angesichts potentiell schädlicher Auswirkungen, auch wenn diese nicht eindeutig nachgewiesen sind, mit einem weit höheren Risiko einhergehen kann als das Bemühen, die Belastung einzuschränken. Das Vorsorgeprinzip bedingt, dass nicht diejenigen in der Beweispflicht sind, die ein Risiko vermuten, sondern diejenigen, die ein solches Risiko dementieren.

Literaturverzeichnis

Publikationen

- Becker, R.: „Cross Currents: A Startling Look at the Effects of Electromagnetic Radiation on Your Health: The Perils of Electropollution – The Promise of Electromedicine" (USA: Tarcher Putnam, 1990).
- Davies, J.: „There are risks as well as benefits – so get the facts, then decide", *The Scotsman*, Schottland, 2009.
- Elwardt, H. A.: „Let's Stop the No. 1 Killer of Americans Today. A Natural Approach to Preventing & Reversing Heart Disease" (USA: Lightning Source Inc., 2006).
- Eisenstein, M., Miller, N. Z.: „Make an Informed Vaccine Decision for the Health of Your Child. A Parent's Guide to Childhood Shots" (Santa Fe, New Mexico, USA: New Atlantean Press, 2010).
- Epstein, S. D., Bertell, R., Seaman, B.: „Dangers and unreliability of mammography: Breast examination is a safe, effective, and practical alternative", International Journal of Health Services 2001, 31(3):605-615.
- Evans, N. (Hrsg.): „State of the Evidence: What is the Connection Between the Environment and Breast Cancer?" (USA: The Breast Cancer Fund, 2004).
- Genuis, S. J.; „Fielding a current idea: Exploring the public health impact of electromagnetic radiation", *Public Health* 2007, doi: 10.1016/j.puhe.2007.04.008.
- Gofman, J.: „Preventing Breast Cancer: The Story of a Major, Proven, Preventable Cause of This Disease" (USA: Committee for Nuclear Responsibility Inc., CNR Book Division, 1996).
- Gray, J.: „State of the Evidence: The Connection Between Breast Cancer and the Environment" (USA: The Breast Cancer Fund, 2008).

- Gray, J.: „State of the Evidence: The Connection Between Breast Cancer and the Environment" (USA: The Breast Cancer Fund, 2010).
- Havas, M.: „Dirty electricity: An invisible pollutant in schools", Environmental Resource Studies, Trent University, Ontario, Kanada, 2006.
- Havas, M.: Präsentation vor der Electrical Pollution Taskforce, Markham, Environmental Resource Studies, Trend University, Ontario, Kanada, 2005.
- Havas, M.: „Power quality affects teacher wellbeing and student behavior in three Minnesota schools", ScienceDirect 2008, Elsevier.
- Henshaw, D. L.: „What about the effects of EMFs on melatonin and breast cancer? A set of frequently asked questions specifically about melatonin" (Großbritannien: Bristol University, 2006).
- Johansson, O.: „The Effects of Radiation in the Cause of Cancer", Icon, Ausgabe 4, 2005.
- Kane, R. C.: „Cellphone Telephone Russian Roulette" (USA: Vantage Press, 2001).
- Labi, S.: „Unlocking the riddles of a condition that prefers to keep secrets". Der Artikel wurde im Online-Journal *Nature* veröffentlicht; über ihn berichtet wurde in der Zeitung *The Sunday Telegraph*, 3. Mai 2009.
- Lantz, S.: „Chemical Free Kids: Raising Children in a Toxic World" (Australien: Joshua Books, 2009).
- Lister, S.: „NHS accused over women's breast cancer screening risks", *The Times*, Großbritannien, 2009.
- McLean, L.: „EMR and health: How green is your lighting?", *EMR and Health*, Jahrgang 3, Ausgabe 3, Australien, 2007.
- Maret, K.: „Electromagnetic fields and human health", International Conference on Electromagnetic Fields and Human Health, Kasachstan, September 2003.
- Maret, K.: „Sickness rate of workers in electrolysis sections of titanic-magnesium and zinc industries of the Republic of Kazakhstan",

International Conference on Electromagnetic Fields and Human Health, Kasachstan, September 2003.

- „Digital breast exam breakthrough: New Technology for the early detection of breast cancer" (USA: Medical Tactile Imaging, Sure-Touch Visual Mapping System, 2002).
- Milham, S.: „Dirty Electricity: Electrification and the Diseases of Civilization" (USA: iUniverse, 2010).
- Morgan, G., Ward, R., Barton, M.: „The contribution of cytotoxic chemotherapy to survival in adult malignancies" (New South Wales, Australien: Department of Radiation Oncology, Northern Sydney Cancer Centre, Royal North Shore Hospital, 2004).
- Rees, C., Havas, M.: „Public Health SOS: The Shadow Side of the Wireless Revolution", Abschnitt IV: „110 Questions on Electromagnetic Pollution", basierend auf einer Diskussionsrunde des Commonwealth Club of California (USA: Wide Angel Health LLC, 2008).
- Slesin, L.: „Faulty DNS repair may explain EMF role in childhood leukemia", *Microwave News*, Jahrgang XXVIII, Ausgabe 10, Dezember 2008.
- Stevens, R. G., Wilson, B. W., Anderson, L. E. (Hrsg.): „The Melatonin Hypothesis: Breast Cancer and the Use of Electric Power" (USA: Columbus Battelle Press, 1997).
- „The health effects of electrical pollution" (USA: The National Foundation for Alternative Medicine),
- Valentina, N.: „Occupational and population health risks of radio frequency electromagnetic fields", Kongressbericht, International Conference on Electromagnetic Fields and Human Health, Kasachstan, September 2003.
- Zharkinov, E.: „Sickness rate of workers in electrolysis sections of titanic-magnesium and zinc industries of the Republic of Kazakhstan", International Conference on Electromagnetic Fields and Human Health, Kasachstan, September 2003.

Websites

- www.komen.org/ExternalNewsArchive.aspx
- www.abc.net.au/news/stories/2008/11/25/2429401.htm
- www.businessinsurance.com/apps/pbcs.dll/article?AID
- www.buergerwelle.de/pdf/la_quinta_cancer_cluster.pdf
- www.canceractive.com page.php?n=967
- www.dirtyelectricity.ca/images/08_HavasOlstad_schools1.pdf
- www.ecopolitan.com/health-resources/emfprotection/147-health-effects-radio
- www.emfacts.com
- www.electricalpollution.com.documents/08_Havas_UFL_SCENIHR.pdf
- www.electricpollution.com/Lloyd_Morganexcerpts.htm
- www.emfsolutions.ca/compact_fluorescent_bulbs_are_dangerous.htm
- www.emrpolicy.org/public_policy/schools/magda_havas_hsn_presentation.pdf
- www.europarl.europa.eu/sides/getDoc.do?pubRef
- www.icems.eu
- www.jerseymastconcern.co.uk
- www.latitudes.org/articles/electrical_sensitivity_articles.html#A Possible Association
- www.mercola.com
- www.nextup.org
- www.stop-emf.ca/stopinfo/HavasPresentationTaskForce.pdf
- www.timesonline.co.uk/tol/life_and_style/health/article5762516.ece
- www.timesonline.co.uk/tol/comment/letters/article5761650.ece

Über die Autorin

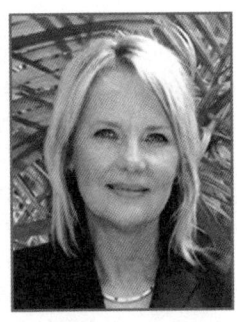

Donna Fisher liebt die Herausforderung, und die erste stand ihr schon früh bevor. So wie Millionen Kinder weltweit, wurde auch sie im zarten Alter von vier Jahren eingeschult. Da sie, seit sie sprechen konnte, bei jedem Buchstaben ins Stottern geriet, war es eine Qual für sie, in der Schule vorlesen zu müssen. Stottern kann so schwerwiegend werden, dass selbst ein begabter Mensch zu einem Berufsversager wird, doch bei Donna war dies nicht der Fall. Durch jahrelange Bemühungen hat sie ihre Sprachstörung überwunden, und heute zeigt sich diese nur noch selten und in stark abgeschwächter Form. Sie ist entschlossen, das Stottern in Zukunft gänzlich abzulegen.

Nach der Schule war sie an mehreren, einer guten Sache dienenden Unternehmungen und erfolgreichen Geschäften beteiligt, doch nichts davon füllte die tatendurstige, energiegeladene und rastlose Donna zu ihrer Zufriedenheit aus. Sie studierte Transpersonale Psychologie, nahm anschließend an einem Intensivlehrgang zum Thema Führungsqualitäten teil und verfasste eine Abschlussarbeit, in der die Rolle der Frau bei der Schaffung einer besseren Welt im Vordergrund stand.

Im Jahr 1999 wurde sie durch ein Schreiben eines Energiekonzerns erstmals auf das Besorgnis erregende Thema unsichtbarer elektromagnetischer Felder aufmerksam. Donnas wachsende Willensstärke, die gut zu ihrem geduldigen Wesen passte, trieb sie dazu, sich mit den verschiedenen Aspekten des „Kriegspfads" vertraut zu machen und nach Möglichkeiten zu suchen, um durch friedliche Mittel Veränderungen zu erwirken. Kurz darauf verpflichtete sie sich freiwillig zu einer 18-monatigen Mitarbeit bei einer gemeinnützigen Gesellschaft gegen Kindesmissbrauch.

Als Donna schließlich den Kampf gegen den Energiekonzern aufnahm, hatte sie längst begriffen, dass der Weg nach vorn für jeden von uns darin besteht, gemeinsam und auf kreative Weise an der Wirklichkeit teilzuhaben, und dass der Weg nach vorn für sie persönlich darin bestand, durch positives Handeln auf Dinge einzuwirken, die ihr besonders am Herzen lagen. Sie ist überzeugt davon, dass die Menschen, wenn sie nur einen freien Willen für sich beanspruchen und diesen auch umsetzen, auf intelligente Weise und aus dem Herzen heraus leben können – zu wenig Wissen kann gefährlich sein, doch zu viel Wissen macht das Herz blind.

Donna Fisher kam in Australien zur Welt und hat eine internationale Anhängerschaft. Die energiegeladene Donna hat etwas von einem Kreuzritter an sich, drängt sich dabei jedoch nie in die Privatsphäre der Menschen, sondern ruft stattdessen jeden – wenn auch höchst leidenschaftlich – dazu auf, sich selbst und die Angehörigen vor der Seuche zu schützen, die schmutzige Elektrizität darstellt.

www.mosquito-verlag.de Tel. 0049(0)8323-968-10-14

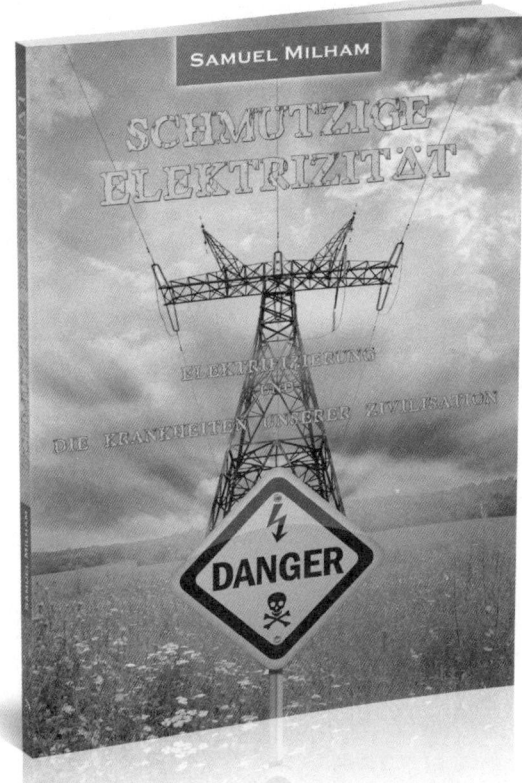

130 Seiten
€ 11,90

Der Epidemiologe Dr. Milham warnt, dass die rasante Verbreitung von Frequenz-Strahlung aus Handys und Sendeantennen, Wi-Fi- und WiMAX-Systemen, Breitband-Internet-Übertragungswegen in Stromleitungen und den verschiedenen Geräten der Konsumer-Elektronik eine ungeahnte Epidemie vielfältiger Erkrankungen, oftmals mit Todesfolge, auslösen wird. Zum Glück ist es jedoch leicht, sich davor zu schützen.

Im alten Rom waren es die Bleigefäße, die den Wein besonders süß machten und eine ganze Zivilistion unbemert vergifeten. Heute macht uns die Elektkronik das Leben „süß" – doch auch hier zahlen die Unwissenden dafür mit ihrer Gesundheit.